Fleur de Lait

L'allaitement : un bon départ

Collection « Santé Naturelle »

Collection dirigée par Jean-Luc DARRIGOL

Anna ROUSSEAUX-DE LÉO

Fleur de Lait

L'allaitement : un bon départ

Ouvrage publié sous la direction de Jean-Luc DARRIGOL

Dangles
DEPUIS 1926
EDITIONS
18 rue Lavoisier
BP 30039
45801 SAINT JEAN DE BRAYE cedex

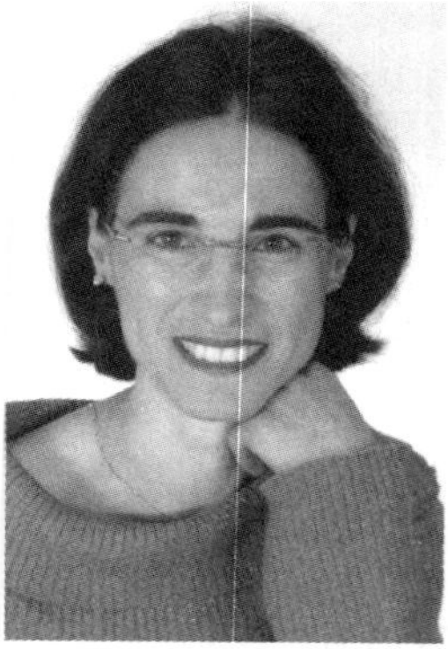

L'AUTEUR :

Anna ROUSSEAUX – DE LEO est née en 1962 à Seraing, en Belgique. Après des études de langues et une formation à l'enseignement supérieur pédagogique, elle suit l'enseignement « Nutrition, rythme du nouveau-né, prématurité et accompagnement à l'allaitement maternel » avec le Dr Coussement (Co-naitre, Belgique, Institut de Formation, de Recherche et d'Echange autour de la Naissance) puis, une formation à l'accompagnement à l'allaitement maternel à la Leche League (Association internationale d'information et de soutien à l'allaitement).

D'abord assistante médicale, elle fut ensuite secrétaire de l'Association pour la Promotion de l'Education pour la Santé, centre collaborateur de l'Ecole de Santé Publique de l'Université de Liège et assure actuellement des consultations et une aide téléphonique pré- et post-natales en allaitement maternel dans un cabinet de kinésithérapie.

Mais Anna est surtout mère de 4 filles, dont des jumelles, qu'elle a toutes allaitées longtemps et le but de son livre est de partager son expérience et le bonheur d'allaiter avec d'autres mères, en leur apportant une information et un soutien.

ISSN : 0180-8818
ISBN : 2-7033-0573-7

AVERTISSEMENT

La contribution des professionnels de santé à l'élaboration de cet ouvrage ainsi que les témoignages qui ont été introduits ne suivent pas forcément les connaissances actuelles en matière d'allaitement. Ils reflètent exactement le vécu et le récit de la personne qui témoigne.

I. INTRODUCTION

CE LIVRE POUR QUI, POURQUOI ?

C'est mon histoire personnelle, maman de 4 filles dont des jumelles, toutes allaitées longtemps, qui m'a donné l'inspiration d'écrire cet ouvrage. Nous avons éprouvé, ma famille et moi-même, une satisfaction profonde aussi bien du point de vue santé que du point de vue émotionnel, avec des périodes faciles et difficiles, qu'il m'est agréable de partager. Lors de ma première grossesse, j'ai eu la possibilité de participer à une séance d'information sur l'allaitement maternel dans le cadre de séances de gymnastique prénatale, dans un cabinet de kinésithérapie. Cette séance fut pour moi une révélation. Non seulement, elle m'apprenait comment m'y prendre pour allaiter mon bébé mais l'envie d'aider les mères dans cette optique est née en moi. Lors de ma troisième grossesse, alors que j'étais enceinte de jumelles, la place d'animatrice pour les séances d'information (auxquelles j'avais participé 4 ans plus tôt) s'est retrouvée vacante. Hasard ou destinée ? J'ai proposé mes services et ai instauré, en plus de la séance théorique pour les futures mères, une séance d'information postnatale 1 fois par mois où les mères se rencontrent et échangent leurs interrogations, leurs inquiétudes mais également leur enthousiasme, leur expérience. Un numéro d'appel téléphonique est disponible pour les mères qui ont une question, un problème immédiat à résoudre ou pour celles qui ne peuvent se déplacer, … Le but de ces réunions, est d'aider les mères à allaiter leur(s) bébé(s), les soutenir et leur donner confiance en elles pour qu'elles soient satisfaites de leur rôle de mère et que leur(s) enfant(s) soi(en)t pleinement heureux et en bonne santé. Il est en effet scientifiquement prouvé depuis une vingtaine d'années que le lait maternel est le meilleur aliment pour le nouveau-né.

Pour animer ces séances et pour construire ce livre, je me suis documentée, j'ai suivi des formations, ai participé à des séminaires et conférences, … mais c'est surtout à travers le contact avec les mères que j'ai acquis mes connaissances les plus profondes : que demande une mère qui désire allaiter, quelle sorte de soutien souhaite-t-elle, quelles sont les questions au fil de son allaitement, … ?

Les témoignages recueillis dans cet ouvrage proviennent pour la majorité de mères qui ont participé aux séances prénatales et postnatales d'information sur l'allaitement, de mères qui ont été enthousiasmées par le projet de ce livre, de connaissances éloignées ou personnelles. Elles ont été convoquées par téléphone et puis par un courrier expliquant l'objectif du livre. Parmi les 250 mères sollicitées, une seule a refusé catégoriquement de témoigner. Les autres mères étaient toutes d'accord de témoigner par écrit, par téléphone ou par interview à domicile, chez moi ou sur le lieu des réunions. En tout, une cinquantaine de mères et pères ont témoigné par écrit, une quinzaine ont été interviewés et enregistrés. Les récits des mères ont été groupés par thème et répartis à travers les chapitres du livre. Parfois, ils semblent aller dans le sens de mes propos, parfois ils les contrarient, car la parole de la mère qui témoigne est restée intacte. C'est exactement son ressenti, son vécu, sa réalité. L'éventuel sacrifice que l'allaitement demande vaut bien la peine d'être fait lorsqu'on connaît les avantages et les bienfaits que cela procure. C'est surtout à travers les témoignages que cette réalité est éclairée avec, dans la majorité des cas, une satisfaction indéniable.

Les textes des professionnels de la santé ont été spécialement rédigés pour le présent ouvrage, mis à part ceux de James Akré et de Françoise Moyersoen qui avaient déjà été édités dans des revues spécialisées en allaitement.

L'objectif de ce livre est de promouvoir l'allaitement maternel, à une époque où il a été mis de côté. Je souhaite donc que le livre puisse faire en sorte que les mères allaitent, car je considère que c'est ce qu'il y a de meilleur pour l'enfant et pour la mère. Ce livre se fixe également comme objectif d'être un guide pratique qui envisage les principales interrogations des mamans, un guide qu'elles puissent consulter en fonction du besoin ou de la demande du moment.

Le public ciblé est bien entendu la future maman qui désire allaiter mais également celle qui s'interroge sur la façon de nourrir son bébé. Ou encore celle qui allaite déjà et qui désire être encouragée dans la voie qu'elle s'est choisie. Celle qui a besoin d'aide et qui cherche des conseils pratiques. Ou encore celle qui se sentirait un peu isolée et qui rechercherait dans les témoignages un soutien et un partage d'expérience, de vécu. Ce livre s'adresse aussi aux papas désireux de soutenir leur femme dans l'allaitement.

Pour résumer, je souhaite simplement que chaque mère désireuse d'allaiter trouve une réponse à ses questions et qu'elle se sente soutenue dans sa démarche. Un peu extrémistes sur les bords, les pages qui suivent peuvent être perçues, par certains, comme culpabilisantes. Loin de moi cet état d'esprit, car je considère que chaque femme est libre et doit le rester dans sa vie, dans ses choix et surtout dans ses émotions et sensations nouvelles au niveau de sa maternité. Aider une mère qui désire allaiter et qui est à la recherche d'informations est devenu pour moi une mission, une deuxième nature.

L'ALLAITEMENT MATERNEL, SOURCE NATURELLE, ET POURTANT...

Quoi de plus naturel que l'allaitement maternel ? N'est-ce pas la suite logique de la grossesse ? Le cordon lacté ne remplace-t-il pas le cordon ombilical qui a nourri le bébé du matin jusqu'au soir et du soir au matin ? L'allaitement a assuré la survie de l'espèce en tout temps et en tout lieu. Et pourtant, actuellement, les mères ont plus de difficultés en début d'allaitement. La majorité de ces difficultés viennent d'une information insuffisante. Soit elles sont mal conseillées, soit elles ne sont pas assez soutenues dans leur démarche. Même celles qui détiennent une bonne information se laissent souvent influencer par l'entourage proche ou éloigné. Les mères reçoivent des conseils qui partent dans tous les sens et qui sont contradictoires parfois. Elles se sentent alors perdues et trouvent l'allaitement non naturel et bien difficile. Si elles paniquent lorsqu'elles éprouvent des difficultés, elles ont souvent tendance à abandonner. Après l'accouchement, période de grande fragilité, les mères se confient généralement au personnel soignant pour répondre à leurs questions. Si celui-ci est convaincu de l'importance de l'allaitement maternel, en connaît les avantages et les conduites à suivre, il pourra encourager les mères avec des conseils sûrs et cohérents. Ces personnes ont un rôle clé pour augmenter le nombre de mères qui allaitent et allonger cette période.

DU LAIT DE NOS GRANDS-MÈRES A CELUI DE NOS JOURS

Depuis des millénaires, en Occident, l'allaitement maternel ne répond pas automatiquement au choix des mères mais bien à celui de la société. Vers la fin de la 2ème guerre mondiale, en Europe, par exemple, un grand nombre de femmes se retrouvent obligées de travailler dans les industries, afin de remplacer les hommes disparus à la guerre. On a besoin de nourrir une famille, des enfants, de se vêtir. La pauvreté fait des ravages. Il est normal d'aller gagner un peu d'argent pour survivre. Des crèches sont créées et répondent efficacement aux besoins des mères de famille qui ont un emploi. Le lait de vache a été conditionné afin de permettre aux bébés de se nourrir. Il s'agit du « lait maternisé », grâce auquel la mortalité infantile n'augmente pas. Les médecins commencent à avoir confiance en cette poudre magique et la préconisent. Des biberons de plus en plus pratiques et sophistiqués apparaissent sur le marché. Le nombre de femmes qui allaitent baisse de moitié. Le biberon prend le dessus et connaît la faveur populaire.

Depuis 1950, la plupart des femmes accouchent en milieu hospitalier. L'assistance médicale est omniprésente pour la mère et l'enfant. Le père lui, mis de côté, vient contempler sa progéniture à travers la vitre de la pouponnière. Des horaires stricts sont mis en place pour manger, dormir, et pour les soins. L'éducation est précoce et rigide. Allaiter toutes les 3-4 heures pour permettre au bébé de bien digérer et laisser le lait remplir les seins, afin de préparer la prochaine tétée. Voici les quelques règles à observer à l'époque.

Ma première grossesse s'est déroulée pendant l'année 1981, j'avais 20 ans. J'ai accouché par césarienne. J'ai laissé le personnel soignant s'occuper de notre petite fille. Je me fiais aux « Reposez-vous, on s'en occupe ! » qui étaient parmi les phrases clé en vigueur dans les maternités à l'époque. Quand j'ai commencé à allaiter, j'étais en pleine «montée de lait», je trouvais ça épatant, mes seins gonflés, le lait qui déborde... Mais, nouveau conseil, on me recommanda de ne pas lui donner le sein à moins de trois heures d'intervalle, pas plus de cinq minutes pour éviter les crevasses. Et forte de ces bons (mauvais) conseils, je suis rentrée à la maison. En fait, ma fille ne pleurait pas, ne réclamait pas le sein, des tétées toutes les 4 heures et à la pesée hebdomadaire, la courbe a commencé à s'infléchir. J'ai commencé à lui donner le biberon. En octobre 1983, nouvel accouchement, toujours par césarienne, même philosophie à la maternité, même consignes pour le retour. Mais, à la maison, j'ai très vite rencontré un bébé pleureur, j'étais perdue. Je croyais que je n'avais pas assez de lait, et que c'est ce qui causait son chagrin. J'ai commencé à sevrer ma petite fille… Quelle galère ! Elle ne supportait pas le lait artificiel, on a joué aux apprentis sorciers, le pédiatre et moi, … avant qu'enfin (comme pour les pleurs), elle ne se résigne à accepter le mode de vie qu'on lui imposait. Il eut été si simple de m'installer dans le rocking-chair, de nous laisser vivre, elle et moi, simplement, l'un tout près de l'autre, de me relaxer en sa compagnie et de laisser monter le lait, mon lait, le seul qu'elle voulait, le seul qui lui convenait.

Nancy

Comment la mère et le bébé peuvent-ils dans ces conditions établir un lien et comment la sécrétion lactée peut-elle prendre place facilement, quand on sait qu'un sein trop peu stimulé donne moins de lait ? Le corps médical, très attentif aux besoins nutritionnels du bébé, donne vite des compléments de lait industriel sans se soucier de l'importance d'une mise au sein précoce, efficace et fréquente du bébé pour un démarrage adéquat de la lactation. Le processus de l'allaitement artificiel est en place. Et la mère, qu'en pense-t-elle ? N'aimerait-elle pas prendre son bébé dans les bras et le mettre plus souvent au sein ? A son envie, s'oppose souvent la crainte des crevasses et celle de gâter trop son enfant. On ne parle même plus de l'allaitement maternel. Seules, les mères motivées et enthousiastes persévèrent presque en cachette. Gare à celles qui montreraient un sein nourricier en public. Et pourtant, sur les plages, la nudité est banalisée.

L'ALLAITEMENT MATERNEL : PRIME DE FIDÉLITÉ À NOUS-MÊMES

James AKRE, Département de la nutrition pour la santé et le développement, O.M.S.*, Genève. (Exposé effectué dans le cadre de la journée « Le Rhône bouge pour l'allaitement maternel » organisée par l'Association départementale d'éducation pour la santé et le conseil général du Rhône le 4 décembre 1999, au Centre international de séjour, Lyon)

C'est ainsi que nous pouvons, que nous devrions, remonter dans la nuit des temps en nous rappelant :

- *Que l'allaitement maternel est pratiqué chez les mammifères depuis déjà une bonne centaine de millions d'années. Cela n'est pas le cas des préparations pour nourrissons (les produits de substitution que l'on appelle familièrement « laits en poudre ») que nous connaissons depuis environ 130 ans.*
- *Qu'il y a plus de 4600 espèces de mammifères, y compris nous-mêmes, et que chaque espèce produit un lait qui lui est propre.*
- *Qu'on ne peut avec impunité donner à un nouveau-né un produit basé sur le lait d'une autre espèce comme substitut du lait humain.*

UN ALIMENT UNIVERSEL

Lorsque l'histoire de l'alimentation infantile du XXème siècle aura été écrite, je pense que l'on devrait y voir figurer trois constatations fondamentales :

- *Notre méconnaissance collective est infiniment plus grande que notre acquis collectif.*
- *Si un système alimentaire de survie tel que l'allaitement existe et est pratiqué chez les mammifères depuis aussi longtemps, il nous incombe d'en comprendre la signification.*
- *Si nous avons de la peine à « prouver » que le mode d'alimentation propre (et unique) à notre espèce est inégalable et le restera toujours, il faut nous rendre à l'évidence : c'est encore et toujours à cause de cette même méconnaissance collective. Et il faut continuer à creuser.*

Opter pour l'allaitement artificiel c'est s'écarter sérieusement de la norme biologique de notre espèce. Pour bon nombre de scientifiques, nourrir des bébés avec un substitut du lait maternel constitue l'expérimentation dans le domaine de l'alimentation en dehors de tout contrôle la plus importante, la plus longue et la plus osée de tous les temps. Dans un monde si vaste, si varié et si différent, où l'alimentation en général est d'abord une affaire de géographie conjuguée à la culture, il est vraiment surprenant qu'il n'y ait qu'un seul aliment universel : le lait maternel ! Vivre à bord d'un engin spatial, passer son temps dans un sous-marin ou même rester quelques mois sous une sorte de serre artificiellement contrôlée dans le désert, tout ça nous pouvons le faire et nous l'avons fait. Mais ces pratiques-là ne risquent pas de devenir la norme de sitôt, sinon pour une toute petite minorité d'êtres humains. En revanche, selon certains, l'allaitement maternel ne serait plus une exigence pourvu qu'on soit « bien équipé » en produits basés sur un lait autre que le lait de femme, et que l'eau soit saine. Mais mesurent-ils réellement, même à court terme, les conséquences de ces prouesses technico-nutritionnelles ?

« Est-ce que tu penses allaiter ? » m'a-t-on demandé à plusieurs reprises pendant ma grossesse. La première fois que j'ai entendu cette question, elle m'a semblé drôle. Pour moi, c'était une évidence. Je faisais aveuglément confiance à la « Mère Nature ». Si elle a prévu les choses ainsi, c'est que c'était la meilleure chose à faire. Ignorante ? Peut-être. Je n'avais jamais eu de contact suffisamment proche avec d'autres jeunes mamans pour savoir que tout ce qui est naturel ne roule pas nécessairement sur des roulettes. Ainsi, j'étais toujours étonnée d'entendre les défenseurs de l'allaitement inciter les jeunes mamans à « s'accrocher », à « se faire épauler » et à « ne pas se décourager ». Jusqu'au jour où j'ai mis ma fille au monde.

Effi

> *Il y a 37 ans d'ici, maman s'est vue contrainte d'arrêter l'allaitement de son premier enfant pour cause d'abcès. Elle n'a pas essayé d'allaiter les suivants dont moi-même. Elle me raconte d'ailleurs que, par manque de temps avec quatre autres enfants, elle m'installait seule dans le divan, coincée par des coussins, avec mon biberon. Depuis, chez mes proches, j'ai vu des mamans allaiter. Pour moi, c'était une évidence puisque la nature l'a prévu ainsi !*
>
> Kallima

Fort heureusement, depuis une vingtaine d'années, des études approfondies sur la constitution du lait maternel ont été réalisées et démontrent aisément les qualités inimitables de celui-ci. Les femmes s'instruisent et décident d'allaiter en connaissance de cause. Entre autres et surtout depuis que l'U.N.I.C.E.F.* a lancé l'initiative « Hôpital Ami des bébés » en 1989, les cliniques ont pris conscience de l'importance de l'allaitement et des conditions nécessaires pour le bon déroulement de celui-ci. Le personnel soignant reçoit des formations adéquates afin d'aider les mères qui vivent des difficultés d'allaitement. Des efforts considérables sont faits au sein des maternités. Tous les professionnels de la santé ne vont malheureusement pas dans ce sens, des erreurs sont parfois commises et sont défavorables à la poursuite de l'allaitement. Actuellement, il semble que l'allaitement se réintègre dans la société. Les hôpitaux offrent la cohabitation qui facilite les premières mises au sein et la relation mère-bébé. Des congés d'allaitement sont octroyés. Des séances d'information sur l'allaitement existent.

L'allaitement, ça s'apprend ! Il semble évident pour tout le monde que chacun doit apprendre à marcher, à parler, à manger seul, à rouler en patins, à conduire une automobile, etc. Mais allaiter, devrait «couler de source » et être d'emblée évident puisque naturel. Si on est douée, tant mieux, sinon, où est le recours ? Cette idée reste encore fort répandue. Pour Théo, j'avais décidé de m'informer. D'ailleurs, même toi, tu me l'avais dit un jour lors de notre premier entretien téléphonique : « L'allaitement, ça doit être naturel... ». Ce jour-là, j'ai failli raccrocher le téléphone. J'avoue que lorsque je suis venue à la séance théorique, enceinte de 7 mois, j'étais décidée à te dire combien ce « doit être naturel » me mettait hors de moi. Heureusement, j'ai vite compris que tu ne parlais pas d'un « naturel » inné (bonne fortune pour certaines et cruel manque pour d'autres), mais bien, qu'il y avait quelque chose à apprendre, à comprendre (comprendre : prendre en soi) et à « métaboliser » pour qu'un jour, comme après 50 chutes à ski, ça coule de source comme un skieur sur la neige. Et encore, même après ces chutes, il y a encore des bosses inconnues à apprivoiser. Cette notion d'apprentissage a réveillé en moi un instinct batailleur et tenace. Je pouvais me permettre les tâtonnements, l'erreur, l'appel à l'aide, la demande d'un regard encourageant et chaleureux sur moi, allaitant mon bébé.

Claire

La séance sur l'allaitement m'a permis de me rendre compte de comment l'allaitement pouvait se passer. De voir des enfants plus âgés qui étaient encore au sein (car dans ma tête, je pensais n'allaiter que 3, 4 mois) m'a permis d'allaiter Ugo pendant 13 mois, ce qui n'est pas encore énorme, mais c'est plus que ce que je ne croyais. Un tabou sur l'allaitement est également tombé lors de ces séances, car on entend souvent parler de problèmes tels qu'engorgements et surtout crevasses. Ce genre de cours permet de mieux s'en tirer avec l'allaitement surtout quand c'est le premier enfant.

Anne

Avant le 7ème mois de grossesse, l'allaitement ne signifiait pas grand chose pour moi. Je ne m'étais pas vraiment posé de question à ce sujet. Tout doucement, comme beaucoup de femmes, j'ai lu des articles. Mais cela ne me suffisait pas car un élément « perturbateur » était apparu. J'attendais des jumeaux. Et allaiter des jumeaux, dans les livres, cela relève de l'exploit héroïque, voire de la folie. Je parle ici d'allaitement exclusif. J'ai été renseignée sur l'existence de réunions d'information et j'y suis allée comme attirée par un aimant, ignorante, pleine d'inquiétude et d'appréhension. Des mamans qui étaient présentes, j'étais la moins emballée. La réunion m'a permis de comprendre comment «fonctionne» l'allaitement, ce qui en cas de problèmes tels que la « montée de lait » ou la congestion, est très utile. J'ai appris qu'il était tout à fait possible d'allaiter des jumeaux et même si je ne suis pas ressortie complètement convaincue d'allaiter, j'étais prête à essayer, je savais que c'était réalisable.

Sylvie

Pour moi, l'allaitement était une chose primordiale pour le bon développement de mon bébé. Je savais qu'il n'y avait rien de meilleur. Mais comment y arriver ? Comment le réussir ? Je me suis posé beaucoup de questions pour essayer d'y répondre, je me suis documentée, j'ai interrogé mon entourage et à force d'en parler, j'ai enfin atterri à des séances d'information sur l'allaitement, vivement conseillées par mon haptonome. J'ai été rassurée pour débuter mon allaitement. Mes angoisses étaient les suivantes : peur d'allaiter en public, les crevasses, ne pas avoir assez de lait, à quelle fréquence allaiter ?

Nathalie

LES BÉBÉS, MAIS D'OÙ VIENNENT-ILS VRAIMENT ? ET L'ALLAITEMENT MATERNEL DANS TOUT ÇA ?

James AKRE, Nutrition, santé et développement, OMS, Genève, (Extrait du : Dossiers de l'Allaitement Hors série, mars 1997, La Leche League France, association pour l'allaitement maternel, voir page 219*)*

(…) Faire l'éloge de l'allaitement maternel et combattre les marchands de rêves synthétiques, c'est bien ; faire comprendre que l'allaitement maternel n'est pas une quelconque idéologie à défendre mais un signe de notre fidélité à nous-mêmes, et clarifier l'enjeu du choix de la méthode alimentaire aussi bien pour les plus petits parmi nous que pour leurs mères, c'est encore mieux. On se croit capable d'échapper, avec impunité, au plan préétabli pour notre espèce, plan qui évolue d'ailleurs depuis une centaine de millions d'années !

Il est urgent de détrôner une notion, malheureusement aussi répandue en Occident qu'ailleurs, selon laquelle modernisation rime avec érosion de l'allaitement maternel ; de se rappeler que « l'inévitabilité » d'un tel désintérêt tient d'abord de l'ignorance collective et, par conséquent, de l'absence d'une prise de conscience chez les mères, chez les femmes, et chez les filles ; et de se rendre à l'évidence que, si changement il doit y avoir dans cet aspect du comportement humain, il viendra d'abord de ces mêmes mères, femmes et filles, et non d'une quelconque autorité dite supérieure. Les intérêts commerciaux l'ont compris depuis fort longtemps : ce sont les consommatrices qui décident et il s'agit alors de convaincre celles-ci !

Le but est plutôt de rappeler le rôle à la fois traditionnel et universel que jouent les mères, qui est si évident… qu'on a trop souvent tendance à l'oublier. Non seulement ce sont elles qui mettent les bébés au monde, elles qui les nourrissent et elles qui les forment, mais ce sont elles qui transmettent, en premier, les valeurs de base d'un peuple, d'une société. N'est-ce pas la meilleure manière de répondre à la question telle qu'elle était posée au départ : **D'où viennent vraiment les bébés ?**

Voici quelques interrogations et réflexions qui nous sont apparues à mon entourage et à moi : aurais-je assez de lait, le lait maternel suffit-il pour le bébé, combien de temps allaiter ? Le bébé est bien souvent au sein, tu vas en faire une gâtée (j'ai deux filles), si elle ne passe pas encore ses nuits, c'est parce que tu allaites, etc. Ces questions me tournaient dans la tête, au début de l'allaitement. Après en avoir discuté avec d'autres mamans, j'ai relativisé : il suffit d'observer son bébé évoluer parfaitement, de le voir et le sentir bien dans sa peau, de sentir sa force, son énergie, pour se convaincre que le choix que l'on a fait est le bon.

Emmanuelle

A l'âge de 20-25 ans, je ne pensais pas allaiter. Je trouvais l'allaitement très beau pour les autres, mais pour moi-même ? J'avais surtout peur d'avoir mal aux seins car j'avais connu beaucoup de mères qui criaient en mettant leur bébé au sein. Je n'avais pas l'envie de vivre ce genre d'expérience d'autant plus que je n'étais pas prête dans ma tête pour le faire. L'allaitement est tout de même quelque chose de très corporel. Lorsque j'ai rencontré Jean, nous en avons beaucoup discuté, il m'a aidée à mieux m'apprécier, je me suis sentie mieux dans mon corps et j'ai réalisé que l'allaitement était devenu une chose toute naturelle pour moi. J'étais alors convaincue que lorsque j'aurais un enfant, je l'allaiterais, non pas pour une semaine ou deux, mais pour de nombreux mois. Une accoucheuse à domicile m'a beaucoup parlé de l'allaitement maternel. Pour elle, c'était un vrai don de soi et pour le réussir pleinement, la mère devait être détendue et s'offrir « corps et âme » à son bébé.

Louise

La question classique : allaitement maternel ou allaitement artificiel ? Je ne me la suis jamais posée. En effet, pourquoi remettre en question ce que la nature a parfaitement élaboré pour le bébé et sa maman ?

Emmanuelle

VOTRE COUPLE ET L'ALLAITEMENT

La naissance du premier enfant dans votre couple peut réveiller au plus profond de vous et de votre conjoint votre propre vécu. Qu'étiez-vous enfants ? Comment étiez-vous choyés, aimés, soignés, nourris par votre mère et votre père ? Les éventuelles blessures vécues à l'époque se réouvrent et votre enfant agit un peu comme un révélateur de votre enfance. Inconsciemment et instinctivement, vous allez réagir avec tout ce que vous avez reçu vous-même. C'est l'héritage éducatif qui se transmet de génération en génération. Alors dans cette optique, entre en jeu l'allaitement maternel. La décision de donner vos seins à votre enfant vous appartient compte tenu de votre histoire familiale et personnelle. Nul n'a le droit de vous jugez si vous refusez d'allaiter votre enfant car le fait de sentir une bouche, une main sur cette partie de soi endolorie par le passé peut représenter une épreuve (Kendall-Tackett, 1998). Par contre, si des personnes autour écoutent la femme qui en vous a souffert, des sentiments positifs peuvent se déclencher et vous amener à une réflexion afin de choisir l'allaitement.

ALLAITER... ? LA BELLE AFFAIRE... RÉFLEXIONS DE PÉDIATRE, ... ET DE MÈRE

Docteur Douchka PEYRA

Voilà des années que je « m'occupe » d'allaitement... Non... plutôt d'allaitements, au pluriel, de mères et de bébés en relation l'un avec l'autre, à travers l'allaitement peut-être, mais pas seulement à travers celui-ci, bien sûr. Au travers des ans, j'ai eu le privilège d'observer comment se nouent ces relations aux visages multiples, relations complexes parfois, très simples à d'autres occasions, relations toujours vivantes qui cherchent leur chemin, avec des hauts et des bas, comme toutes les relations. Liens qui s'installent avec bonheur ? Oui, parfois, mais aussi dans le désarroi, dans la consternation, dans l'étonnement.

N'est-ce pas le propre d'une relation que de se tisser petit à petit, au fil du temps, à force d'être nourrie et soignée par ceux qu'elle relie ? D'être unique, puisque les protagonistes sont uniques ? De ne pouvoir se calquer sur aucune autre, puisqu'il faut à chaque fois « réinventer la roue » ? Ne met-on pas sur les étiquettes accrochées aux plus beaux tissus : « Toute imperfection que vous pourriez observer n'est pas un défaut de fabrication mais signe la qualité naturelle et unique de cette étoffe » ?

Quand allons-nous comprendre qu'aucune relation ne peut se tisser comme sur des roulettes, sans heurts et erreurs, et que ce sont justement les moments difficiles qui nous incitent à être créatifs, à renforcer notre tissage, à puiser dans nos ressources ?

Devenir maman, devenir papa, ça ne s'apprend pas instantanément, et personne n'a jamais eu la science infuse. On a beau lire et regarder comment font les autres, il n'y a que sur le tas qu'on découvre vraiment ce que c'est. Et comme de bien entendu, rarement par la voie royale.

Il en est de même pour l'allaitement, qui fait partie d'une même aventure.

Lorsque nous mettons au monde notre enfant, c'est la découverte. Nous le connaissons si peu… pourtant il a habité notre ventre pendant de longs mois, et si nous avons été à son écoute, nous avons pu percevoir déjà sa manière de réagir aux événements qui l'entourent, c'est-à-dire à « nous ».

Notre activité, nos humeurs, nos émotions, notre fatigue, tout cela et beaucoup d'autres éléments encore sont venus « colorier » son vécu dans le fond de notre giron.

Certaines mamans ont déjà entamé un véritable dialogue avec le bébé bien avant son apparition au monde, mais la plupart d'entre nous ont bien du mal à en savoir un peu plus. Nous ne connaissons de lui que ses coups de pieds, les bobos que sa venue prochaine nous occasionne, et les joies et inquiétudes que tout cela nous fait ressentir. On « attend », comme on dit si bien… On attend qu'il se montre, pour le rencontrer vraiment. Et voilà qu'il est là, et que tout se bouscule. En quelques jours de temps, on doit être à la hauteur, parce qu'on est… sa maman. C'est plus facile à dire qu'à faire. Après tant de longs mois d'attente tout compte fait assez passive de son arrivée, nous voilà de garde 24h/24. Encore chavirée par la violence de l'accouchement, encore courbaturée et fatiguée, malmenée par nos hormones, par les visites qui nous inondent de bons mots, de cadeaux et de recommandations, loin de nos murs et de la sécurité de notre chez-nous, sollicitée par le personnel médical et autre tous aussi bienveillants, nous avons parfois bien du mal à faire connaissance avec le nouveau venu. A peine le temps de le toucher, de le renifler, de le regarder…

Pour certaines, cela va pourtant tout seul… Elles glissent dans la nouvelle relation avec délices, on les trouve rayonnantes et ronronnantes. Tout baigne.

Pour d'autres, c'est une autre paire de manches. Sont-elles « mauvaises mères » ? Inadéquates ?

Non, bien sûr. Mais c'est bien souvent l'idée qu'elles ont d'elles-mêmes… fatiguées par une grossesse difficile, ou un accouchement éprouvant, ou les soucis de la vie, ou les tracas concernant les autres enfants, ou les difficultés de leur couple, ou même rien de tout cela, mais simplement qu' « avec celui-ci ça ne va pas tout seul ».

Savent-elles, ou faut-il leur rappeler, qu'aucun lien ne se noue en une fois, qu'on peut se donner du temps, qu'il faudra de la patience ? Qu'on n'a pas toutes un coup de foudre pour notre bébé, d'emblée, dès le premier instant ? Qu'aucun coup de foudre n'a jamais garanti la qualité et la durée du lien d'amour, même s'il en facilite grandement le démarrage ?

Mais alors, l'allaitement ? N'y a-t-il pas urgence ? Il faut que le petit mange ! Eh oui, l'allaitement…

Qu'est-il d'autre que le prolongement de ce lien qui se tisse entre nous et notre enfant, son reflet, sa traduction. On ne peut pas le mettre « à côté », l'en dissocier. Le lait qui jaillit de nous ou ne jaillit pas, n'est autre que la matérialisation de ce qui nous habite, à cet instant. C'est notre corps qui parle, qui dit. Oui, mon petit, viens près de moi, que je te nourrisse de mon corps, de ma chair, de ma chaleur, que je t'accueille.

Ou encore, non, je ne suis pas prête, je suis si fatiguée, j'ai mal ou je ne me sens pas à l'aise ici, avec la visite de ma voisine de chambre qui m'observe, ce rideau qui est mal tiré, cette porte qui s'ouvre tout le temps. Non, parce que tu me fais mal en tétant, parce que je ne sais pas comment te tenir ou parce que j'ai peur, tu es si fragile, j'ai peur de mal faire, j'ai peur de ne jamais y arriver, on m'a toujours dit que ça n'irait pas…

N'avons-nous pas mis des années pour apprivoiser les gestes de l'amour ? Les avons-nous seulement déjà apprivoisés ? Avons-nous seulement découvert combien notre corps parlait de tout ce que nous n'osions pas dire ? « J'ai peur, je n'ai pas confiance, en moi, en toi, en notre relation, j'ai besoin que ton regard sur moi me donne confiance, j'ai besoin de tendresse ». Savons-nous la fête des corps quand la confiance est là, quand on se sent accueilli par l'autre, comme on est, sans devoir se cacher ? Ou bien vivons-nous là aussi dans la crainte « de ne pas être à la hauteur » ?

Vu sous cet angle, il est vrai que l'allaitement nous « trahit », c'est-à-dire nous révèle à nous-même, aux autres, aussi. Oui, nous avons des doutes, des peurs, des manques de confiance… et alors ? Non, nous ne sommes pas parfaites, pas comme nous aurions aimé être, comme nous pensions être, … et alors ? Ah ! La dure, la belle leçon de vie, qui nous apprend à nous aimer, à nous accepter comme nous sommes, fragiles, imparfaites, faillibles, mais tellement nous. Pouvons-nous être ou sommes-nous encore préoccupées de plaire, de nous conformer aux attentes des autres, y compris les attentes -supposées - de notre bébé ?

Sincèrement, veut-il vraiment une maman parfaite ou oserions-nous croire qu'il nous aimera tout bêtement comme on est ?

> *L'allaitement maternel est à mettre en lien avec chacune de nos histoires personnelles. Je pense que ce qui est fondamental, c'est d'être en accord et en harmonie avec son choix quel qu'il soit.*
>
> Anne-Françoise

Si je tenais tellement à réussir mon deuxième allaitement, je crois que c'était grâce à ma première expérience : une catastrophe culpabilisante à souhait. Provenant d'une famille pleine d'histoires d'allaitements manqués (abcès, crevasses, lait trop pauvre, …), je m'étais bien gardée de prendre conseil auprès de ma mère et de ma belle-mère. Je n'avais donc, à l'époque que la solution des livres pour me familiariser avec l'acte d'allaiter. Forte de mes lectures, je me suis accrochée à certaines notions afin de refuser l'héritage de l'échec familial et je l'ai pourtant prolongé pour Tom, mon premier enfant.

Claire

Malgré mon souhait d'allaiter, j'ai eu des doutes, car dans ma famille, on n'est pas vraiment favorable à l'allaitement. Ma mère fut la seule qui eut une expérience en la matière, mais très minime. Ma sœur a été allaitée jusqu'à l'âge de 3 mois. Pour moi, elle tirait son lait car je suis restée au centre néonatal pendant 3 semaines. Elle a arrêté car le personnel soignant lui avait dit : « Vous savez, on ne donne de toute façon pas votre lait à votre enfant ! ». Personnellement, je suis heureuse de ne pas avoir perpétué l'héritage familial en matière d'allaitement maternel.

Carole

Est-ce de la pudeur, problème psychologique, histoire antérieure ou personnelle ? Je n'aimais pas donner le sein. Je n'en étais pas satisfaite, cela me semblait plus être une corvée qu'un plaisir. J'ai donc donné mon lait que je tirais avec des biberons jusqu'à 5 mois, époque à laquelle j'ai introduit tout doucement les solides.

Emilia

J'ai connu quelques mamans autour de moi pour qui l'allaitement s'est passé naturellement et sans problème. Je dois admettre que je les envie beaucoup. Mais je me dis que le plus important est d'avoir des enfants en bonne santé et de les aimer. Le reste est un plus.

Béatrice

PAPAS : A VOUS DE JOUER

La grossesse de votre femme est un moment adéquat pour vous documenter, vous informer des avantages du lait maternel pour votre bébé et de l'allaitement pour la maman afin de l'aider à prendre une décision au sujet de l'allaitement.

> *Pour notre bébé, ce fut une très bonne chose qu'elle soit allaitée, c'était très positif. C'était d'ailleurs le souhait de Nadia que je respectais fortement.*
>
> Edmond

> *Mon mari était favorable à l'allaitement maternel dès le départ. Il a toujours respecté ma façon de l'allaiter. Pourtant, on peut dire que je n'avais presque plus de temps pour lui.*
>
> Nadia

Avant et pendant la période où bébé est attendu, vous aviez peut-être l'habitude de « materner » votre femme et celle-ci vous « maternait » certainement. Mais, bébé arrive et vous signale que c'est lui qui doit être materné. Les paramètres existants éclatent souvent, et se remplacent par de nouveaux. Par son comportement, votre bébé va initier sa mère dans son nouveau rôle et va lui indiquer l'action qu'elle devra effectuer pour qu'il soit satisfait. Plus tard, lorsque votre femme aura trouvé les gestes adéquats, celle-ci anticipera sa demande (Guy, 1993). Les comportements de maternage de la mère se développent. La nature a doté la mère de la possibilité de porter son enfant, il lui incombe également de le nourrir à la naissance.

J'étais sûre que ma décision d'allaiter était la plus naturelle et la plus bénéfique pour mon enfant. Mon compagnon et moi, nous l'avions ainsi décidé sans trop se poser de questions. Cependant, malgré qu'Alain ait beaucoup de qualités et que nous partageons les mêmes envies dans la vie, il m'a été difficile de lui faire comprendre certains aspects de mon instinct maternel. J'ai dû lutter plusieurs fois pour imposer mes intuitions. Je les ai perçues tellement normales et claires pour moi, que l'avis contraire d'Alain m'a rendu la vie plus difficile. Je n'imaginais pas l'ampleur de cette influence. Nous pensons faire ce qu'il faut, réagir instinctivement mais il est bien de tenir compte du papa.

Roser

Peut-être allez-vous vous sentir exclu de la relation mère-bébé, si vous ne pouvez pas nourrir votre enfant. Cependant, pourquoi inverser les rôles ?

Il me semble important d'être attentif à la place du papa dans cette relation exclusive qui prolonge la grossesse. Parfois, celui-ci se sent déjà loin de la réalité que la maman vit avec tous ses sens. L'enfant a deux parents, leur rôle de protection est à partager. S'il est naturel que le bébé soit davantage porté par la maman, surtout en ce qui concerne sa nourriture, il a autant besoin de son papa (si celui-ci accepte de s'impliquer). La nourriture affective fait aussi grandir et sourire !

Anne-Françoise

In utero, l'enfant est en symbiose avec sa mère, cette symbiose reste nécessaire dans les premiers mois de la vie.

Je pense que pour allaiter, il est important de se sentir bien dans son corps et dans sa tête, que l'environnement et l'entourage soient sécurisants pour la mère et surtout que le père soit préparé à ce que la relation mère-bébé soit particulière et intense.

Louise

La différence évidente entre vous et votre femme permet à votre enfant de sortir de sa symbiose en identifiant une tierce personne.

Au fur et à mesure que vous vous occupez de lui, une relation privilégiée se crée. Prenez le temps de prendre soin de votre bébé et d'avoir des moments seul à seul avec lui. Vous le prenez simplement dans les bras pour faire connaissance dans un premier temps et puis tout doucement vous participez aux changes, aux portages, aux bains, aux jeux, aux réconforts…

Plus tard, vous pourrez temporiser la symbiose mère-bébé en mettant des limites à votre enfant s'il est trop accaparant ou trop directif et à votre femme si elle est trop possessive. La relation que vous aurez avec votre enfant évoluera.

Ma relation avec ma fille a été très fructueuse dès qu'elle pouvait manifester son enthousiasme de me voir. Dès le matin, je m'en occupais en allant la chercher dans son lit en l'habillant, lui changeant son lange, lui donnant le bain le soir, la mettre au lit, jouer évidemment avec elle. Tout ce que l'on peut faire avec un enfant, je le fais avec ma fille. Le fait que je ne puisse pas la nourrir par un biberon, par exemple, était largement comblé par toutes les autres actions. Ma femme et moi, nous faisions les choses ensemble. Ce n'est pas du tout l'allaitement qui m'a frustré en quoi que ce soit, que du contraire, c'était très agréable de voir Nadia allaiter d'une part et de ressentir le plaisir qu'elles en retiraient toutes les deux. Plus tard, ce qui me faisait plaisir, c'est que je pouvais rester toute une journée avec ma fille sans qu'elle ne demande après sa mère. Elle n'avait plus vraiment besoin du sein, elle se tournait vers d'autres horizons, vers d'autres personnes.

Edmond

Certains bébés ont plus une relation basée sur le jeu avec leur père qu'avec leur mère.

Durant un à deux mois, Sofia semblait plus attachée à moi qu'à son père. Malgré mes efforts pour les laisser le plus longtemps possible ensemble, elle semblait me « préférer ». Mais, au fil du temps et au fur et à mesure que les tétées se sont espacées, elle s'est de plus en plus attachée à lui. Aujourd'hui, elle a un peu plus de 4 mois et je ne perçois plus de différence, elle n'est plus attirée davantage par moi que par son père. Elle l'adore et même, se détourne de mon sein, arrête de téter quand il lui parle pendant la tétée : c'est comme si elle hésitait entre s'alimenter ou jouer avec papa.

Carole

La relation entre ma fille et moi était si proche qu'elle ne laissait pas forcément de place pour le papa. Isalyne n'acceptait pas d'être sur son père, elle pleurait lorsqu'elle était dans ses bras. Ce fut très difficile pour lui au départ. Jusqu'à l'âge de 8-9 mois et dans les moments de fatigue excessive, Isalyne ne voulait que moi. L'allaitement créait une relation de sécurité affective dont elle avait vraiment besoin. Peu à peu, la relation avec son père s'est créée, aujourd'hui, elle lui fait la fête lorsqu'il reste et elle aime jouer avec lui.

Nadia

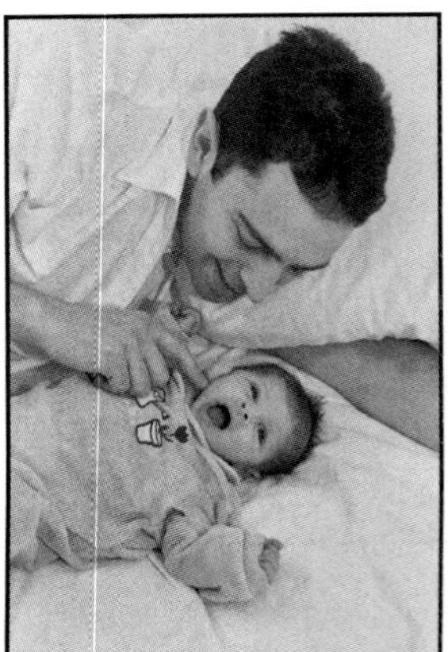

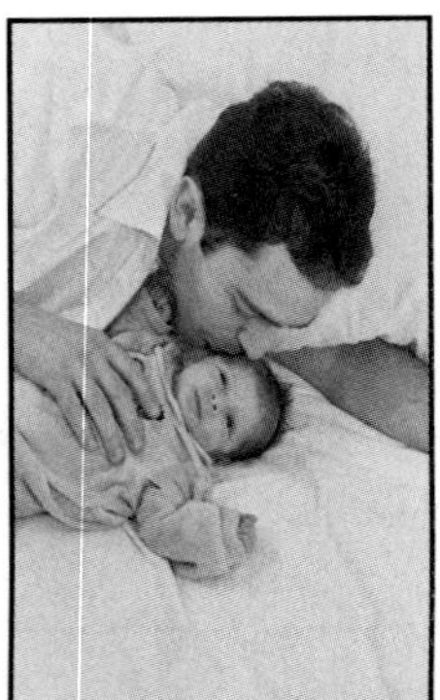

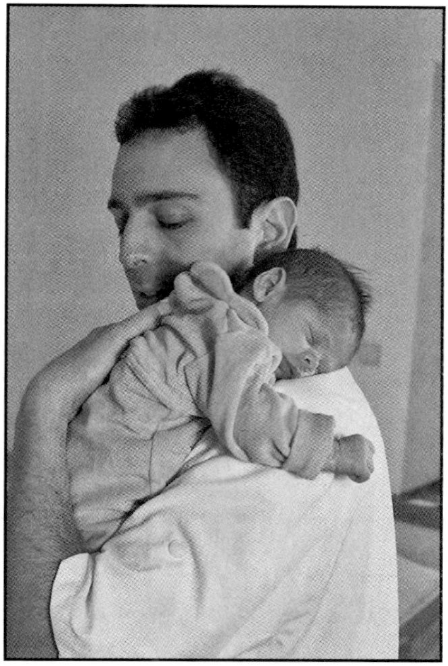

Il n'est pas toujours facile pour vous papa de vous sentir à l'aise et pleinement satisfait dans cette nouvelle relation. Si vous éclaircissez les réalités de la maternité et de la paternité, vos sentiments deviendront plus clairs. Dans un premier temps, votre femme qui vient d'accoucher aura subi des changements hormonaux très importants qui peuvent la déstabiliser et la rendre vulnérable, sensible. Si vous acceptez ces changements naturellement, une certaine patience s'installera afin de mieux vivre cette période d'apprentissage.

Le fait de reconnaître vos sentiments, qui peuvent être mitigés, et de les identifier vous aideront également. Autant, vous pouvez être heureux d'être papa, autant, les nouvelles responsabilités qui vous incombent vous occasionnent certains regrets, tels que la diminution de votre liberté, votre tranquillité, vos sorties à deux, vos vacances, votre argent, … Vous pouvez en discuter avec votre femme afin que votre attention réciproque l'un vis-à-vis de l'autre se renforce. Après cette première étape de prise de conscience, l'encouragement que vous apporterez à votre femme sera un stimulus d'une très grande efficacité. Il suffit parfois simplement de votre regard sur votre femme qui allaite pour que la confiance en elle s'installe.

L'amour physique a engendré l'enfant qui se place entre votre femme et vous, l'amour tendresse entoure votre couple et le nourrit. Vous êtes attentionné envers elle, vous l'aidez à s'installer confortablement avant la tétée, vous vous asseyez et vous l'accompagnez pendant qu'elle allaite. Vous dialoguez, vous vous accordez du temps l'un à l'autre. Tout cela est source d'équilibre.

> *Le regard émerveillé de mon mari sur notre bébé en train de boire, c'était pour moi, une des plus belles récompenses de l'allaitement.*
>
> Anonyme

> *Mon mari est content que j'aie choisi d'allaiter mes enfants car il trouve que c'est ce qu'il y a de mieux pour leur santé physique et psychique. Il aime me voir allaiter mon bébé car il aime nous voir heureux tous les deux.*
>
> Marthe

> *Son papa m'a beaucoup soutenue et encouragée. Je ne regrette pas tous les efforts fournis pour arriver à ce résultat. Sans mon mari, j'aurais peut-être baissé les bras.*
>
> Sigrid

Pour certains d'entre vous qui ne trouvez pas une place précise dans la symbiose, vous pourriez agir comme un « frère aîné jaloux ». La fonction érotique déviée du sein peut devenir une entrave à l'allaitement. La mère se sent alors confronté à un dilemme dans son désir d'être votre femme et la mère de son enfant.

Mon mari était quelque peu jaloux de la relation intense que j'avais avec notre fils. Il était comme un frère aîné à la naissance d'un « rival ». Il venait parfois m'interrompre en me disant : « Tu as bientôt fini ? ». Je me sentais obligée de me couper en deux et de laisser pleurer le petit pour contenter le grand, qui n'était jamais content. Ca a été très dur pour moi, car d'un côté j'avais la satisfaction d'allaiter mon enfant et de partager avec lui des moments d'échanges intenses, et de l'autre, l'impatience de mon mari. Pourtant, c'est un homme adorable, mais il n'a pas eu d'autres exemples de femme allaitant autour de lui. Il n'a eu que des avis négatifs.

Muriel

Si vous fonctionnez ensemble efficacement en vous partageant les tâches ménagères et autres, la nouvelle famille prendra place avec douceur. Soignez votre femme qui est aux petits soins avec votre bébé. Permettez-lui de prendre le temps de s'occuper un peu d'elle pour qu'elle se sente bien dans sa peau. Promenez votre bébé pendant qu'elle se relaxe sous la douche, par exemple.

Je suis heureuse de pouvoir me reposer sur l'organisation que mon mari a bien voulu mettre en place pour m'aider dans mon allaitement. Je suis une femme comblée et contente d'être maternée dans le cocon de mon mari. Théo a bientôt 10 mois. Entre lui et moi, dans l'allaitement, c'est le bonheur complice d'un chemin parcouru à deux. Mon mari et mon fils aîné en ont compris l'importance et à défaut de toujours bien le vivre au quotidien, des aménagements nous ont permis à chacun de trouver sa place dans la famille.

Claire

Je regrette de ne pas avoir reçu le soutien adéquat de mon mari. J'aurais aimé qu'il aille chercher Tristan la nuit pour la tétée, puis le recoucher,... J'ai dû insister pour pouvoir m'acheter un fauteuil pour l'allaiter plus confortablement que sur une chaise. Enfin, malgré ses réticences, il m'a laissé tout de même la possibilité de continuer pendant 18 mois, plus longtemps aurait été ressenti par mon mari comme une trahison. A chaque fois, il me demandait « Jusque quand ? ». Au début, je lui avais répondu « 6 mois » car ça me paraissait longtemps, puis 1 an, puis 18 mois. Je n'aimais pas qu'il y ait un ultimatum dans de telles conditions. A un moment donné, j'ai donc du prendre la décision de le sevrer afin de tenir mes promesses envers mon mari. Depuis, tout se passe bien dans notre famille et surtout dans notre couple. Il ne me fait plus de crises de jalousie. Il s'occupe bien de Tristan.

Muriel

Le papa d'Ugo allait le chercher la nuit pour me l'apporter au moment des tétées, il participait de temps en temps aux changes. Lorsque ce fut la période où on a introduit les solides, il donnait à manger à Ugo. Mais son rôle reste assez limité au départ avec le bébé. Ce n'est pas par manque d'affection mais mon mari ne se sentait pas la patience et l'instinct d'une maman pour accomplir davantage de tâches pour répondre aux besoins de notre petit. Idéalement, il est vrai que s'il pouvait participer plus dans le suivi de son fils, ce serait mieux. Cependant, plus Ugo grandit et plus il joue avec lui, il s'investit plus dans sa vie ludique et culturelle que dans ses besoins généraux.

Anne

Si je ne suis pas découragée lors des moments difficiles, je le dois en partie à mon mari. A la naissance de Zoé, il avait pris une semaine de congé. Il a tout fait dans la maison. Je pouvais m'occuper uniquement de Zoé et de moi. Même lorsqu'il a repris le travail, il continuait à m'aider énormément. Un jour, à 22 heures, il a passé un coup de torchon au rez-de-chaussée ! Et moi, je m'étonnais d'avoir les mains douces ! Il m'a beaucoup soutenue.

Kallima

Les parents ont un rôle asymétrique dans l'allaitement dans la mesure où la mère peut le faire et le père assiste puisqu'il ne peut rien faire. Cependant, c'est un plaisir de voir son enfant allaité par sa femme puisque non seulement c'est idéal pour lui mais la mère y prend du plaisir également. Personnellement, je participe aux soins de Sofia. Nous avons chacun nos tâches, par exemple pour le bain, c'est moi qui fait couler l'eau, je surveille la petite quand elle est dans l'eau. C'est Carole qui la lave et qui l'essuie et pendant qu'elle l'habille, moi je range les jouets et la salle de bains. On se partage les soins, les changes, bercer le bébé, le promener, les tâches ménagères. Depuis que Carole a repris le travail, j'ai la possibilité de donner à boire à Sofia entre la crèche et le retour de Carole et parfois le matin après son départ. Avec l'introduction des solides, il y a les potages, les purées ou les panades qui peuvent être données même quand sa mère est là. Le père a tout de même des rôles à tenir aussi.

Daniel

Demandez de l'aide extérieure si nécessaire au début pour vous ménager l'un l'autre. Parfois, le fait de trouver des amis qui ont des enfants peut vous aider à faire des échanges, de relativiser et de ne pas se sentir seul dans certaines situations.

Face aux difficultés à surmonter, votre encouragement est nécessaire car après l'accouchement, la nouvelle mère est souvent vulnérable, influençable. Elle a besoin d'aide et de protection pour créer un voile opaque autour de la dyade mère-bébé dans les premiers jours, pour écarter les personnes indésirables. Papa, à vous de n'ouvrir ce voile qu'aux personnes de confiance et positives qui soutiendront votre femme dans cette période de post-partum. Face à l'entourage, parfois source de désarroi et de négativisme, votre rôle est prépondérant. Protéger et soutenir votre femme facilite la naissance de la nouvelle famille.

« Comment, à son âge, tu la nourris encore, cette enfant est pendue à ton sein toute la journée, tu ne vas pas me dire qu'elle a encore faim, c'est invraisemblable !!! ». En effet, imaginez-vous la scène : mal assise en bout de table, entourée de regards réprobateurs au beau milieu d'une réunion de famille avec votre enfant dans les bras qui vous réclame. Que faire ? Se lancer dans de savantes explications en essayant de se remémorer tant bien que mal les conseils et informations de l'animatrice de La Leche League. Se boucher les oreilles et allaiter son enfant contre vents et marées. Avec un peu de chance, vous pourrez faire les deux en même temps. Moi, je n'ai convaincu personne et dans cette ambiance défavorable, mon bébé refusait le sein, se jetant en arrière au beau milieu d'un splendide réflexe d'éjection (en un rien de temps, sa figure, mon t-shirt et la nappe étaient maculés de lait sans que cela ne fasse rire personne). Mon bébé de plus en plus impatient s'agitait en hurlant de colère. J'étais au bord du désespoir quand son papa nous a calmement entourées de ses bras protecteurs et mis à l'écart. Comme par enchantement, mon bébé a gentiment pris le sein et s'est mis à téter avec entrain. Quand nous sommes revenus à table, mon t-shirt était toujours aussi trempé mais mon bébé repu a su charmer l'assemblée de ses sourires enchanteurs pendant que son papa ne tarissait pas de détails sur l'allaitement et ses avantages. Les résistances se sont tues et la fête a repris le dessus.

Kristell

VOTRE ENTOURAGE PROCHE

Une naissance est un moment où chaque individu se voit changer de statut au niveau familial. Vos parents ont une position privilégiée. Ils font partie de l'histoire familiale de votre bébé. Avec une expérience positive, ils peuvent apporter leur soutien.

Par contre, les échecs éventuels vécus à une époque où les connaissances en matière d'allaitement étaient peu importantes risquent une transmission de mauvais souvenirs et de découragements. Devenir grand-mère, par exemple, réveille le passé, celui de ses propres accouchements et allaitements. Vous qui êtes sa fille ou sa belle-fille, vous voir réussir là où elle a échoué, peut faire naître un sentiment de non-accomplissement.

La nouvelle grand-mère qui apporte son soutien avec douceur et bienveillance, aura une place de choix auprès de vous. Elle pourra se contenir jusqu'à ce que vous lui en fassiez la demande. Et si toutefois, vous ne retenez pas son avis, elle ne devrait pas vous en tenir rigueur. Elle attend que vous lui proposiez de prendre le bébé dans les bras, elle est vigilante, et s'adresse à vous chaleureusement, elle vous félicite pour l'épreuve difficile que vous veniez de subir ou elle s'enquiert de savoir comment vous allez, avant de s'enquérir de votre bébé. Ainsi elle vous montre qu'elle a de la considération pour vous. Elle vous offre de l'attention sans rien attendre en retour, et fait naître des sentiments positifs envers votre nouvelle famille, elle est à l'écoute des besoins de chacun de vous.

Vous qui êtes seule

Décision personnelle de mettre au monde un enfant sans père, abandon du père, qui n'accepte pas sa paternité, séparation du couple durant la grossesse ou à la naissance de l'enfant, sont des situations particulières. Vous qui vivez ce genre de situation enceinte ou en post-partum, alors que vous êtes en pleine période de vulnérabilité, vous pouvez vous sentir abandonnée, plus encore, rejetée à cause de l'enfant que vous portez ou que vous avez porté. Cet enfant peut être ressenti comme le résultat de l'échec de votre couple. Si celui-ci n'existait pas ou s'il avait vécu un instant furtif, la peur soudaine de ne pouvoir assumer seule les besoins de votre enfant peut être un obstacle à la sérénité.

Le stress, l'angoisse de ne pas être capable de vous en occuper peut être le point déclencheur de la non-réussite de l'allaitement maternel même si vous le souhaitez très fort. Le rejet du père face à sa progéniture peut engendrer chez vous des sentiments ambivalents qui existent d'ailleurs la plupart du temps chez toutes les femmes enceintes : « Ai-je bien fait de vouloir cet enfant, serais-je capable de l'assumer, l'ai-je réellement désiré, me suis-je laissé influencer ? ». Dans la situation décrite dans ce chapitre, vous pouvez vous demander si cet enfant n'avait pas été là, votre couple aurait peut-être pu résister : « Ai-je fais le bon choix ? ». Vous pouvez vivre des sensations intérieures ambiguës de rejet et de possessivité face à votre enfant.

Que devient l'allaitement maternel dans tout cela ? Il n'est pas facile, vous ne recevez aucun soutien, réconfort, encouragement de la part du père. Parfois, le désir d'allaiter, de combler le manque du père, peut être source de force pour vaincre cette difficulté. L'allaitement peut être la possibilité de ne pas vous séparer prématurément de votre enfant ou un enjeu pour ne pas le livrer au père. Il est dommage de constater que beaucoup d'entre vous n'ont pas recours à une aide plus efficace que les autres mères. L'entourage proche ne vous incitera pas souvent à allaiter. Et vous risquez d'abandonner pour plaire à votre entourage. Nourrir votre enfant par le biais du lait industriel au biberon, vous permet d'être acceptée de tous et permet à votre bébé de ne pas être dépendant de vous seule. Vous lui offrez le cadeau de la liberté pour contrecarrer l'éventualité d'une absence maternelle accidentelle.

Il est triste de se rendre compte que vous êtes livrée à vous-même. Vous avez le droit de recevoir soutien et aide de la part des professionnels de santé. Une structure appropriée devrait être mise en place afin que vos souhaits au niveau de votre maternité puissent être réalisés et notamment, ici, au niveau de l'allaitement maternel.

A partir du moment où vous désirez allaiter, l'encouragement vous permettrait de profiter des avantages de l'allaitement maternel. Avantages concernant votre santé mais aussi celle de votre bébé du point de vue physique mais également moral. On a constaté à travers des études que les mères allaitant avaient moins le « baby blues » que les mères n'allaitant pas (Astbury et al, 1994). Quoi de plus nécessaire, entre autres, si vous êtes seule.

Ma mère a toujours eu en tête que je n'avais pas assez de force physique pour allaiter. Elle me disait toujours « tu devrais arrêter, regarde toi tu es vidée, … ». Cela me rendait encore plus fatiguée ! Plus tard, lorsque les gens me disaient « Oh, tu as allaité si longtemps ! », ma mère intervenait pour dire, sur un ton moqueur, « Oui, c'est pour cela que son bébé est si gros » (mon bébé était du style petit format). J'étais blessée. Un jour, ma mère m'a dit qu'elle n'avait jamais réellement décidé de me sevrer mais qu'elle avait « dû » arrêter parce qu'elle n'avait plus de lait. A méditer…

Anonyme

J'ai parfois été choquée des propos de ma belle-mère quant à l'allaitement de Théo. Elle ne comprenait pas qu'une tétée puisse durer une heure car pendant ce temps-là, elle avait l'impression que je négligeais mon fils aîné. Au départ, je considérais ma belle-mère comme une partenaire, une complice de femme à femme et je croyais qu'elle nous aidait de bonne grâce, lorsqu'elle le faisait. Cependant, je me suis rendu compte qu'elle avait une difficulté à accepter mon choix d'allaiter Théo. Elle pensait que « couver et chouchouter » son bébé, c'était « voler » quelque chose à notre aîné. J'ai alors ressenti le besoin de me protéger et de nous protéger d'elle. Je comprenais parfaitement la douleur qu'elle pouvait se remémorer quant à sa propre histoire de mère naissante. Cependant, à qui la faute ? N'ai-je pas le droit de vivre en accord avec mes impulsions ? Par contre, avec ma mère, cela se passe tout à fait différemment. Celle-ci prend une place assez importante dans ma vie pour l'aide concrète qu'elle m'apporte dans le ménage et pour son regard sur mon allaitement. Lorsqu'elle me regarde allaiter Théo que je regarde, j'ai l'impression d'être comme une poupée russe, contenue moi-même dans une mère « m'allaitant » non pas de lait mais de tendresse et d'admiration, ce qui me donne des forces pour allaiter mon enfant.

Claire

Je suis née, il y a 23 ans, à une époque que je définirais plutôt comme la « génération des biberons ». Mes parents pensent que donner le biberon à son bébé est plus facile, plus nourrissant et moins contraignant que l'allaitement. Ma mère me dit toujours : « Laisse-le pleurer la nuit, tu en feras un gâté ! ». Mais, je n'ai pas envie de l'entendre pleurer, ça me fait mal. J'agis comme je le ressens et cela fonctionne bien. Ma mère m'incite à arrêter l'allaitement à la moindre difficulté. Elle ne s'inquiète pas de connaître ce que je désire. Ce qu'elle veut, c'est que je répercute les erreurs qu'elle a commises.

Cindy

Je n'ai jamais été vraiment entourée favorablement. J'ai été très forte à la naissance de Marie, mais petit à petit, avec les interactions de mes parents qui n'avaient pas confiance en moi, j'ai eu des doutes. « T'es sûre qu'elle a assez, t'es sûre que ton lait lui fait du bien, … ? ». Mes parents m'ont stressée et démoralisée.

Marielle

Avant la naissance de ma fille, j'avais 60 kilomètres entre mes parents et moi, c'était assez significatif car j'avais envie de vivre ma vie sans avoir leur regard sur ce que je faisais. La naissance nous a fort rapprochés. Des liens avec ma mère ont été recréés par sa présence un jour par semaine pour me soulager de certaines tâches ménagères. Nous avons été toutes les deux dans l'intimité et c'est seulement à ce moment-là qu'elle m'a raconté qu'elle ne m'avait allaité que 6 semaines et puis elle n'avait plus de lait.

Nadia

Ma maman n'était pas contente que je prenne la décision d'allaiter parce qu'elle n'allait pas pouvoir donner à boire à Pierre. Elle ne m'a pas soutenue. Et puis un week-end, nous sommes restés avec mes parents à la mer, Pierre avait déjà 7 mois. Il avait très mal aux dents. Je l'ai mis au sein et il a été soulagé, il était détendu. Ma maman n'en revenait pas. Depuis chaque fois que je l'allaite et qu'elle est avec nous, elle vient tout doucement nous regarder. Il n'y a plus jamais eu de questions du genre : « Tu vas l'allaiter encore longtemps ? ».

Louise

Je ne peux que conseiller aux jeunes mères d'allaiter, seulement si elles en ont envie et surtout qu'elles essaient autant que possible de « chasser » les indésirables, au début. On est déjà parfois si fragile, susceptible et influençable pour un premier enfant. Tellement de gens, en croyant bien faire, amplifient des craintes et des angoisses. Au début, j'avais quelques difficultés à allaiter et ma belle-mère me disait d'arrêter et se pavanait avec son air tracassé. Pour Sarah, ma deuxième fille, ma belle-mère me lançait des regards inquiets qui m'agaçaient bien encore un peu, mais j'avais repris confiance.

Béatrice

Il n'y a pas de « bonne » ou « mauvaise » façon de materner. Il y a une façon de faire qui crée une distance entre la mère et l'enfant, même si le lien existe et une façon qui crée une relation bien profonde, intime et proche avec son enfant. En être conscient permet de choisir les comportements que nous adopterons avec nos enfants, tout en sachant que nous sommes des êtres humains avec nos variations et imperfections. Même si la plupart du temps, les mères sont sous la pression de leur mari, de leur famille et de leur entourage social, je souhaite vraiment qu'elles écoutent leur cœur, leur confiance en elle à la place de suivre leurs peurs. Bien sûr, c'est une démarche qu'il faut vouloir car ce n'est pas spécialement à la maternité que les mères sont aidées en ce sens. Elles se retrouvent plutôt sous l'influence de « ceux qui savent », de l'autorité médicale (qui est lourde) et dans une prise en charge « passive » pour l'accouchement, surtout pour le premier. Or, si nous nous écoutons, nous savons ! C'est inscrit en nous depuis la nuit des temps ! Si j'en parle ainsi, c'est parce que je pense ne pas avoir vécu une intimité avec ma mère et c'est seulement maintenant que je me rends compte, avec mes propres enfants, combien c'est important pour le futur. J'espère sincèrement ce changement au sein (!) de la société où nous vivons et que les mamans prennent conscience que ce sont elles qui peuvent créer au départ le type de relation qu'elles ont et auront avec leurs enfants… et l'allaitement maternel aide en ce sens.

Sophie

Les 4, 5 premiers mois après la naissance d'Émile, j'ai été confrontée à une période de solitude. Ma famille habite à 1500 km et ma belle-famille ne venait pas volontiers. En n'ayant pratiquement pas de visites, je n'ai pas eu non plus de critiques, ça a fait avancer les choses à grands pas, surtout au niveau de ma confiance en tant que mère. Je pouvais suivre mon intuition, mon instinct maternel. Nous avons tendance à être influencés par la famille suivant une certaine tradition. Je n'ai pas eu à me battre selon ce point de vue.

Roser

J'ai dû faire le tri de tout ce que l'on entend au sujet de l'allaitement car par rapport à l'entourage, c'est très difficile de leur faire comprendre certaines notions. Avec les grands-mères, par exemple, j'ai eu quelques difficultés à leur faire admettre l'utilité de continuer à allaiter au-delà de 3 mois. Elles-mêmes n'ont allaité leurs enfants que 6 semaines à l'époque. Il a fallu attendre qu'Isalyne ait un an pour qu'elles acceptent que j'allaite si longtemps car c'est à force de se renseigner autour d'elles qu'elles se sont rendu compte finalement, qu'il y avait assez bien de mamans qui allaitaient longtemps leurs enfants. A partir de ce moment-là, elles ont mieux accepté ma démarche. L'allaitement devenait quelque chose de normal.

Nadia

Heureusement que ma mère m'encourageait et que quelques amies et amis étaient admiratifs devant mon allaitement. C'est important d'avoir le soutien de son entourage.

Muriel

L'ENTOURAGE ÉLOIGNE

Les réactions de votre entourage lors de votre premier allaitement causent des difficultés pour beaucoup d'entre vous. Qu'il soit favorable à l'allaitement ou non, il ne tient pas toujours compte de l'état de votre sensibilité et de votre vulnérabilité. Lors des visites en clinique, certaines personnes diront leur point de vue sur la façon dont l'alimentation de votre bébé devrait être donnée. Souvent, lorsque votre bébé pleure, l'allaitement est mis en cause, accentuant votre incertitude à produire du lait assez bon, et en quantité suffisante pour répondre aux besoins du nourrisson. Vous êtes alors confrontée à des avis divergents et vous pouvez douter de vos capacités à bien nourrir votre enfant. Pourtant, vous êtes la personne la plus proche de votre enfant. Vous vivez constamment avec lui, jour et nuit, et essayez de le comprendre afin de le satisfaire. Écoutez votre cœur, écartez les critiques, bouchez-vous les oreilles afin de croire en votre façon d'agir. Faites appel aux professionnels de la santé aptes à comprendre et donner de bons conseils et informations aux jeunes parents, si le doute et les difficultés sont présentes.

ALLAITER… ? LA BELLE AFFAIRE… RÉFLEXIONS DE PÉDIATRE, … ET DE MÈRE

(suite) Docteur Douchka PEYRA

Et nous, les « professionnelles » ou non-professionnelles qui entourons ces mamans – en - devenir ? Que devons-nous leur dire ?

Que l'allaitement est meilleur pour l'enfant ? Qu'il suffit de vouloir ? Que si « ça ne marche pas », c'est qu'elles ne voulaient pas vraiment ? Ou qu'elles ne sont pas faites pour ça ? Non, bien sûr ! ! ! !

Il n'y a pas tant à dire, mais on peut écouter. Leurs rêves, d'allaiter leur petit ou au contraire, de ne pas devoir l'allaiter. Leurs craintes, que leur corps leur fasse défaut. Qu'elles ne soient pas à la hauteur des espérances… des autres ou d'elles-mêmes. Leur désarroi, et leur incapacité de mettre des mots sur tout cela.

On peut être là, pour protéger le démarrage, pour « souffler sur les braises » afin que le feu prenne. En se rappelant que s'il y a des difficultés, il ne s'agit pas d'un défaut de fabrication de la mère, mais d'un lien qui a parfois du mal à démarrer même avec les renseignements pratiques de base pour bien démarrer l'allaitement.

On peut s'émerveiller, en cherchant à trouver des mots vrais pour nourrir la confiance de la mère en elle-même. Afin qu'elle trouve les gestes et l'ouverture vers son bébé. Méfions-nous de notre enthousiasme, où notre volonté quelle « réussisse » dépasse l'énergie que la maman peut mettre dans l'aventure, et où l'arrêt de l'allaitement est vécu par nous comme notre propre échec…

A chaque étape du chemin, rappelons-nous que c'est la mère qui cherche sa route, pas nous qui devons la tirer ou la pousser. Soyons là, pas trop près, pas top loin, à la bonne distance. Ne faisons pas à sa place. Laissons-la chercher, dans la sécurité de notre présence. Donnons des pistes, n'indiquons pas la route. Nous ne pouvons cheminer à la place de l'autre, quel qu'il ou elle soit. Mais restons « autour ». On n'est jamais vraiment perdu que parce qu'on se sent seul.

J'avais beaucoup de visites à la clinique et chaque personne avait un mot à dire sur l'allaitement. Si Arthur pleurait, c'est parce que je n'avais soi-disant pas assez de lait, « Il a peut-être encore faim, je n'ai pas pu allaiter car mon lait n'était pas bon, tu ne devrais pas le prendre dans les bras aussi longtemps, il va s'habituer, c'est quand même plus facile avec le biberon, car on voit bien ce qu'il boit,…». Toutes ces questions et réflexions commençaient à me faire perdre confiance en moi. J'avais besoin de soutien car malgré toute ma bonne volonté pour continuer à allaiter, je doutais de mes capacités. Tant de personnes ont eu des problèmes lors de leur allaitement que celui-ci devient bien compliqué. Jusqu'au jour où j'ai rencontré des personnes pour qui l'allaitement était chose naturelle. J'ai été soutenue, j'ai repris confiance en moi.

Caroline

J'ai mis ma fille à la crèche à un peu moins de trois mois et j'ai repris le travail. A la crèche, on me considérait presque comme une extraterrestre parce que je continuais à l'allaiter, contrairement aux autres mères d'enfants de cet âge. Aux séances d'information sur l'allaitement, en revanche, je passais presque pour une mère indigne si j'avouais avoir donné à mon bébé un complément de 30 ml de lait en poudre… Je souhaiterais qu'on laisse les jeunes mères en paix et qu'on les laisse agir comme elles croient devoir ou pouvoir le faire sans chercher à les culpabiliser !

Michèle

Lorsque j'ai prévenu mon pédiatre que je voulais continuer à allaiter au-delà de 3 mois, il m'a tout de suite remis une boîte de lait en poudre à donner en complément à mon bébé. Il était persuadé que je n'y arriverais pas. Ces réflexions, fort heureusement, m'ont motivé à persévérer. Cependant, je pense que ce ne sont pas des choses à faire de la part d'un médecin. Puisque la démarche est inhabituelle, j'avais plutôt besoin d'être encouragée et non le contraire. Si son propre médecin est décourageant, on se dit que ce que l'on a décidé est très difficile alors, on risque de choisir de ne pas le faire. C'est seulement lorsque j'ai passé le cap des 3, 4 mois d'allaitement que mon pédiatre m'a conseillé de lui donner mon lait jusqu'à 6 mois, alors qu'au début, il disait : « On verra bien, si vous avez du lait en suffisance ! ».

Carole

Depuis 8 jours, les crevasses, les engorgements et les conseils « avisés » du personnel de la maternité rendaient l'allaitement très pénible. Mais ce verdict tranchant de l'infirmière : « Tu n'as plus de lait », loin de me décourager, m'a rendue encore plus déterminée à y arriver. J'ai pensé : « Si ! Du lait, j'en ai ! Et j'en donnerai à mon bébé ! ». De retour à la maison avec bébé, j'ai envoyé le tire-lait au diable, j'ai oublié l'infirmière, les conseils de tous les spécialistes, j'ai fermé les livres. Je me suis reposée, allongée près de mon bébé. Je l'ai regardé, caressé, reniflé. Je lui ai parlé, je l'ai pris contre moi et l'amour a fait le reste ! Nicolas s'est blotti là où il fallait et il s'est nourri seul, sans façon, à la bonne franquette. Nous n'avons pas mis les petits plats dans les grands, nous n'avons invité personne. Un petit souper en tête-à-tête en quelque sorte ! Et je l'ai allaité 8 mois, le temps qu'il se détourne seul de mon sein.

Corinne

Les personnes que je côtoyais me disaient que j'étais têtue de vouloir continuer à allaiter malgré les difficultés du début. Heureusement que deux personnes m'ont beaucoup encouragée et soutenue moralement.

Emmanuelle

De retour de la maternité, mon gamin sur les bras, pratiquement seule avec lui à l'appartement, Muriel étant à l'école, je l'ai allaité… naturellement ! Cette fois-ci, c'était évident, ça allait de soi. J'avais appris à ne pas diminuer les tétées, à ne pas chronométrer les intervalles. Je passais beaucoup de temps, mon fils dans les bras, à le contempler, à l'admirer ! C'était un petit garçon paisible, « On n'aurait pas dit qu'il y avait un bébé dans l'immeuble ! », me disaient les voisins. Je me suis écoutée, j'ai fait comme je voulais.

Nancy

Ce qui était le plus difficile à vivre était de devoir me justifier et de répondre aux questions « Pourquoi le tire-lait, pourquoi avoir arrêté si tôt ? ». Je n'aimais pas me sentir jugée, d'autant plus que je pense avoir fait ce que j'ai pu comme j'ai pu.

Pauline

Vers 3 mois, Marie a commencé à pleurer énormément surtout le soir. J'avais très peur que mon bébé manque de lait et j'attribuais ses pleurs aux coliques. En visite chez le pédiatre, celui-ci me conseilla d'arrêter d'allaiter Marie : « Il est grand temps de la nourrir », me dit-il. Je ne devais pas penser qu'à moi ! Son diagnostic était fait avant même qu'il ne regarde Marie. Je l'allaitais, donc elle avait faim ! Il est allé dans sa réserve, une pièce remplie de boîte de lait en poudre. Il m'en a remis 3. Heureusement, je n'ai pas suivi ses conseils.

Marielle

Lors de l'entrée de mon fils à la crèche à 4 mois, le pédiatre m'a remis des échantillons de lait industriel en me disant : « Il vaut mieux tester le substitut pour le jour où vous n'aurez plus de lait ! ». Je venais pourtant de lui expliquer clairement que j'avais l'intention d'allaiter entièrement jusqu'à 6 mois. J'avais envie de pleurer, sans doute parce que je n'avais pas la force de dire ma façon de penser à un « médecin ». Alors, pour ne pas être tentée de l'utiliser dans un moment difficile, vu que c'était de la poudre de lait, je l'ai rangée dans l'armoire avec la poudre à lessiver. Quand je l'y ai retrouvée quelques mois plus tard, elle était périmée.

Isabelle

II. LES RAISONS D'ALLAITER

DU COTE DE VOTRE BEBE

Le colostrum, l'or liquide

Dès les premiers jours après la naissance, vos seins produisent du colostrum, liquide de couleur dorée et de consistance épaisse. C'est son taux élevé de bêta carotène qui lui donne son teint jaunâtre. On l'appelle « l'or liquide » pour sa coloration mais également pour sa composition unique : le colostrum est une substance vivante qui couvre tous les besoins du nouveau-né, à condition que celui-ci tète sans restriction.

Cette période, qui ne dure que quelques jours, vous permet non seulement de faire connaissance avec votre bébé mais également de lui procurer un contact corporel et affectif qui prolonge la grossesse.

Votre bébé est confronté à de nombreux microbes (ceux de la maternité, ceux des médecins et des accoucheuses, ceux de

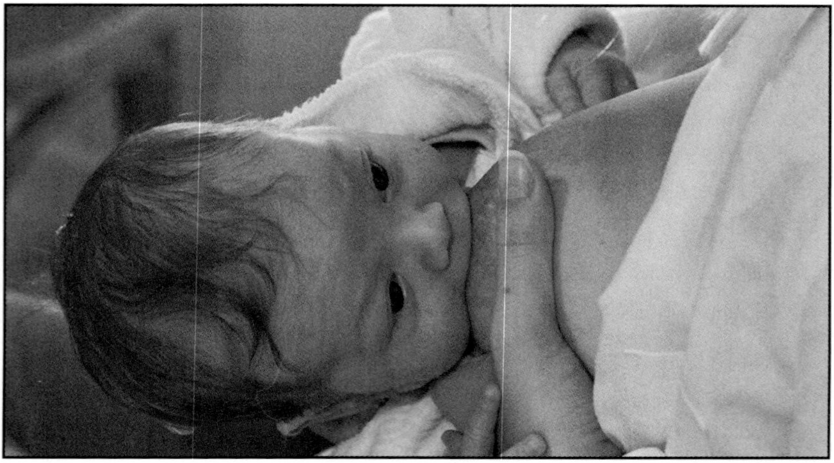

la famille et des visites,...) et il perd un certain pourcentage d'eau du corps. Avant de développer et de mettre en route son propre système immunologique, il va bénéficier, sans dépenser d'énergie, du colostrum. Celui-ci est très adéquat pour les premiers jours, il prévient les infections respiratoires et digestives et il est un excellent laxatif. Il permet ainsi à votre enfant de mieux s'adapter à la vie extra-utérine.

La composition du colostrum se différencie de celle du lait mature, aussi bien par la nature de ses composants que par leurs proportions. Le volume du colostrum évolue de tétées en tétées. Il passe d'une moyenne de +/- 8 ml /tétée le 1er jour (Saint, 1984) à une moyenne de 38 ml /tétée au 3ème jour (Houston, 1983).

a)Prévention des infections ou vaccin naturel du nouveau-né

Le colostrum possède des anticorps en très forte concentration dont votre bébé a besoin pour affronter la vie à l'air libre. Il peut être considéré comme un vaccin contre les maladies.

Durant la grossesse, votre bébé recevait une grande partie de son immunité à travers le placenta. Il s'agissait principalement des anticorps fabriqués pour combattre les maladies infantiles auxquelles vous avez été exposée au cours de votre vie. Après la naissance, l'autre partie de son immunité lui est donnée par les anticorps du colostrum (Campbell et Petersen, 1963, Watson et Lascelles, 1973). Ces anticorps sont nécessaires à votre bébé puisqu'il vit dans le même environnement que vous (Gunther, 1975). Ces anticorps ou immunoglobulines se trouvent dans le colostrum en quantité plus importante que dans le lait mature (Kleinman, 1979) et préviennent les infections en luttant contre les bactéries et les virus.

De plus, lorsque votre bébé souffre d'une infection, il transmet cette infection à la glande mammaire par la succion au sein. Des immunoglobulines sont alors produites dans les tissus mammaires, directement en réponse à l'infection locale (Gunther, 1975). Là-bas, les anticorps sont transmis à travers le lait dans la bouche de votre bébé. Ce mécanisme protège le nouveau-né exposé à son nouvel environnement en attendant que ses propres mécanismes immunologiques prennent la relève.

Certaines immunoglobulines préviennent également les infections mammaires. Cette prévention se maintient jusqu'à 6 semaines après le post-partum. En effet, après ce délai, l'offre de lait se régularise en fonction de la demande de votre bébé et les infections mammaires, telles que les engorgements, diminuent.

Les protéines présentent dans le colostrum (10 fois plus que dans le lait mature) aident aussi à prévenir les infections (Mata et Wyatt, 1971).

Finalement, la vitamine A contenue dans le colostrum (en grande quantité) atténue la gravité des infections et prévient certaines maladies des yeux. La vitamine K est également en concentration élevée dans le colostrum ce qui permet à votre bébé de courir moins de risque d'hémorragie (OMS, 1989).

b) Digestion favorisée

L'intestin à la naissance est immature. Il se développe entre autre grâce aux facteurs de croissance cellulaire du colostrum. Ces derniers évitent l'absorption de grosses molécules et permettent à l'intestin d'empêcher les protéines étrangères de pénétrer. Par ailleurs des anticorps (immunoglobulines A) tapissent la muqueuse intestinale, ce qui protège le nouveau-né des intolérances alimentaires et des allergies.

Le colostrum a également un effet laxatif permettant l'évacuation du méconium (substance noirâtre, épaisse et collante emmagasinée dans l'intestin du nouveau-né) qui élimine la bilirubine de l'intestin et aide à la prévention de la jaunisse ou ictère du nouveau-né (voir : Un bon traitement contre la jaunisse ou l'ictère du nouveau-né, page 55).

Le colostrum contribue ainsi à la mise en place de la flore intestinale.

Le colostrum contient également certains enzymes dont la lactoferrine qui a pour effet de fixer le fer dans l'intestin de votre bébé. Elle permet ainsi d'arrêter la prolifération de bactéries nuisibles. Le taux de lactoferrine est à son maximum dans le colostrum, il diminue au cours de la lactation pour se stabiliser à la 12ème semaine après l'accouchement (Newman, 1997).

D'autres enzymes ont pour action d'absorber le calcium et certaines vitamines.

Une autre enzyme, la lipase, assimile les graisses et aide votre bébé, surtout s'il est né prématuré, à digérer plus aisément car le foie ne fonctionne pas encore seul (Claudinin et al, 1989). Petit à petit, votre bébé va produire ses propres enzymes digestives pour prendre la relève du colostrum (Walker, 1985).

c) Fonctionnement des reins

Le volume quantitatif du colostrum n'est pas élevé ; par contre, c'est un aliment de forte densité. Etant donné que les reins de votre bébé ne sont pas à maturité, ils ne peuvent pas traiter d'importants volumes de liquide ; la faible quantité de colostrum permet donc de diminuer la quantité de liquide que les reins doivent assimiler.

d) Prévention de la déshydratation

Le colostrum contient certains sels minéraux (2 fois plus que dans le lait mature) et des protéines qui retiennent l'eau. Votre bébé perd moins de poids. Il ne se déshydrate pas.

e) Conclusion

Tous ces éléments sont en grandes quantités dans le colostrum. Le taux de ces substances diminue durant les premiers jours pour se stabiliser avec le lait mature. Le volume de lait s'accroît et la quantité de ces substances reste plus ou moins identique tout au long de la lactation jusqu'au moment du sevrage où la composition du lait ressemble de plus en plus à celle du colostrum. Le taux d'anticorps augmente à ce moment là, pour que votre enfant puisse être protégé jusqu'au sevrage définitif.

La protection la plus efficace grâce à l'allaitement maternel se fait à la naissance. Celle-ci varie ensuite en fonction de la fréquence des tétées et de la durée de l'allaitement. Le colostrum est donc capital pour le nouveau-né, de la naissance à l'engorgement des premiers jours. Il n'est donc pas souhaitable de proposer des compléments d'eau sucrée ou de lait artificiel.

Je n'avais pas l'intention d'allaiter, mais mon mari m'a poussée à donner le colostrum à notre bébé pour l'immuniser contre certaines infections. Je suis très heureuse d'avoir essayé car maintenant, Nicolas a 6 mois et je l'allaite toujours.

Véronique

Elioth est né 21 jours avant son terme. Il ne voulait pas téter à la naissance. Il dormait. Les accoucheuses lui ont donné de l'eau sucrée. Je n'étais pas contente mais je ne savais pas quoi faire. J'ai alors pris conseil auprès de ma consultante en lactation qui m'a aidé à extraire du colostrum. Elle est restée avec moi pendant 2 heures. Elle a activé le tire-lait pendant au moins ½ heure sans résultat et semblait si déterminée et confiante que je l'ai laissée faire. Elle a eu raison de persévérer car une goutte à commencer à perler. Elle me disait avec grand enthousiasme : « Regarde, une goutte de lait, c'est merveilleux. » J'étais sidérée de la voir s'exclamer pour si peu. Et pourtant, peu de temps après, j'avais accumulé une quantité suffisante de colostrum pour répondre au besoin de mon fils. Son appellation d' « or liquide » est véridique, cela ressemble vraiment à de l'or.

Catherine

Mes parents sont des éleveurs ; donner au veau le colostrum dès la naissance est primordial pour sa survie. Il était donc très important pour moi de donner au moins le colostrum à notre fille.

Céline

Le lait de transition

Pendant une quinzaine de jours après le colostrum, le lait que vous sécrétez est un lait de transition, il contient moins d'anticorps, mais est plus riche en lactose et en calcium. Il protège toujours le bébé contre les infections et les allergies.

Le lait mature

Le lait mature prend place vers le 20ème jour après la naissance. Il est clair et blanc mais semble parfois bleuté. Le lait maternel est l'aliment le plus complet et le plus adapté au bébé humain. Il est facilement assimilé par le système digestif encore immature de votre bébé avant l'âge de 6 mois. L'American Academy of Pediatrics Committee on Nutrition recommande l'allaitement exclusif pendant les 6 premiers mois (1997). D'après les données recueillies, les enfants pourraient être allaités pendant au moins une période de deux ans et demi (Dettwyler, 1994). La composition du lait varie du début à la fin d'une même tétée, elle évolue selon l'âge de votre enfant et selon votre alimentation.

Le lait maternel contient tous les éléments suivants de façon équilibrée : eau, vitamines et sels minéraux, glucides, protéines et lipides. La proportion d'eau est à peu près de 80 %. Votre bébé n'a donc pas besoin de recevoir des compléments d'eau, même en période estivale, s'il est mis au sein à sa demande (Golberg et Adams, 1983 ; Brown et al, 1986). Les vitamines et les sels minéraux sont en équilibre parfait. Ils sont essentiels à la croissance et à la santé du nouveau-né. Des suppléments de vitamines ne sont donc pas nécessaires pour la majorité des bébés allaités (Mohrbacher et Stock, 1999, page 575). Toutefois, des suppléments en vitamine D peuvent être recommandés lorsque le bébé n'est pas suffisamment exposé au soleil. Une exposition quotidienne au soleil de quelques minutes suffit pour fournir la vitamine D (Specker et al, 1985).

Les glucides, «de sucre de lait» apportent de l'énergie rapide et contribuent au développement du cerveau et du système nerveux. Les protéines protègent votre bébé contre les infections. Les lipides fournissent les calories qui lui procurent chaleur, énergie et assurent sa croissance. Le cholestérol contenu dans le lait maternel est important pour les deux premières années de votre enfant. Il prévient les hypercholestérolémies plus tard (Wong et al, 1993).

> *Il me semble que le lait maternel est plus proche de ce qui est naturel pour l'enfant plutôt que du lait industriel, fabriqué à base de lait de vache. De plus, nous essayons de manger sainement et nous nous tournons fort vers la nourriture biologique, il aurait donc fallu trouver l'équivalent en lait industriel. Pour moi, c'était important que le lait maternel soit son aliment de base.*
>
> Edmond

> *Le lait maternel est le meilleur aliment pour l'enfant dans la mesure où il est naturel, car il est prévu pour les bébés. A mon avis, c'est nettement meilleur que tous les laits artificiels.*
>
> Daniel

Mon enfant moins malade

Le lait maternel protège votre bébé contre les infections (Kajosaari et al, 1993). Il contractera généralement moins de maladies comme des otites (Saarinen, 1982), des gastro-entérites (Howie, 1990). Les diarrhées et les infections respiratoires seront moins fréquentes.

> *Lorsque Thomas n'a plus pris le sein, peu de temps après, il a eu une otite, une gastro-entérite, ce qui, je pense, ne serait pas arrivé si je l'allaitais encore.*
>
> Cindy

Lorsque Loan a eu six mois, nous sommes partis en vacances dans le midi de la France, c'était une vraie canicule mais je n'ai eu peur à aucun instant d'une quelconque déshydratation car je savais que mon lait serait hydratant et nourrissant autant que le besoin s'en ferait sentir. Tant pour ma fille que pour mon fils, aussi longtemps que je les ai nourris, ils n'ont pas été malades, leur santé durant l'allaitement était en parfait équilibre.

Anne-Françoise

J'étais tellement convaincue des bienfaits de l'allaitement quant à la protection des microbes pour le bébé que j'ai été surprise quand mon fils a été pour la première fois malade à la crèche à 8 mois ! Je croyais qu'il serait protégé toute sa vie !

Brigitte

Ce que l'on prônait, mon mari et moi, c'était donner le plus de défense naturelle possible par le lait maternel. Notre bébé n'est presque jamais malade.

Nadia

Diminution du risque d'allergie

Le lait maternel est l'aliment préconisé pour prévenir le risque d'allergies chez votre bébé. En effet, les composants du lait maternel protègent le système digestif de votre bébé. Le risque d'allergie se réduit progressivement grâce l'absorption exclusive du lait maternel (voir : Allergies, page 214).

Moins d'obésités

Il y a peu d'obésité chez les bébés allaités exclusivement, au moins pendant les 6 premiers mois. Le lait maternel a des apports en protéines et en graisses en parfait équilibre et ne favorise pas le développement de cellules adipeuses, futurs réservoirs graisseux provocant une éventuelle obésité plus tard. Si le corps de votre bébé allaité semble grassouillet et qu'il est ferme, il n'est pas nécessairement en surcharge pondérale (Von Kries et al, 1999).

Un bon traitement contre la jaunisse ou l'ictère du nouveau-né

Il existe plusieurs sortes de jaunisse ou ictère du nouveau-né. La jaunisse la plus répandue permet de poursuivre l'allaitement, car c'est justement grâce aux qualités du colostrum et du lait maternel qu'elle disparaîtra le plus vite possible.

Avant la naissance, le sang de votre bébé est très riche en globules rouges. En effet, à partir de votre sang à travers le placenta, il prend le plus possible d'oxygène. Dès que votre bébé vient au monde, il n'a plus besoin d'autant de globules rouges, puisque l'oxygène fait partie de l'air qu'il respire. Les globules rouges sont détruits et l'hémoglobine est libérée par l'organisme et puis transformée par le foie en bilirubine. Cette dernière est assimilée par les cellules du foie, excrétée dans la bile, et puis évacuée dans les selles.

L'ictère du nouveau-né se produit lorsqu'une quantité importante de bilirubine s'accumule dans le sang, ce qui donne un teint bronzé au bébé, au lieu d'être excrétée complètement dans les selles.

Les facteurs anti-infectieux du colostrum et du lait maternel sont tout indiqués en cas de jaunisse.

Développement facial et malocclusions

Lorsque votre bébé tète, il réalise un exercice qui développe son palais et ses mâchoires. L'allaitement favorise le développement facial et prévient d'éventuels problèmes de malocclusion ou de langage (Raymond, 2000). Une étude faite sur 15.000 enfants met en évidence que le risque de malocclusion est plus élevé chez les enfants nourris au biberon que chez les enfants allaités au moins pendant 6 mois (Labbock et al, 1981). Cependant ce genre d'études est à prendre avec beaucoup de réserve à cause des paramètres méthodologiques (durée de l'allaitement, allaitement exclusif, mixte, emploi de la sucette pendant l'allaitement et après, enfant qui respire par la bouche, ...) (voir : Professeur Limme, page 188).

Relation affective mère-bébé

Lorsque vous donnez le sein à votre enfant, vous établissez un contact étroit avec lui. L'allaitement maternel permet à votre bébé de vous reconnaître en développant tous ses sens : le toucher, l'odorat, le goût, l'ouïe et la vue. Votre bébé allaité à la demande et sans restriction, se retrouve tout contre votre corps très souvent, il y cherche la nourriture, et il peut également y trouver la sécurité, l'affection. Votre bébé a besoin d'être avec vous, tôt et souvent pour établir des liens affectifs. Pour les mamans qui n'allaitent pas, cette relation affective n'est pas pour autant impossible. En effet, un enfant pris dans les bras peut aussi profiter d'un contact étroit et régulier avec sa mère à condition qu'elle ne délègue pas trop vite à d'autres personnes le fait de prendre soin de son bébé.

Je me rends compte que dans beaucoup d'ouvrages, on essaye toujours de déculpabiliser les mères qui n'allaitent pas : « Vaut mieux donner un biberon avec amour qu'un sein avec dégoût ! » et d'un autre côté, il y a beaucoup de comportements qui culpabilisent les mères qui allaitent. Personnellement, je pense que ce n'est pas la même chose de donner un biberon avec amour que de donner le sein. Avec l'allaitement maternel, il y a un plus, la mère est proche de son enfant grâce au contact charnel. Allaiter au sein représente plus que de simplement nourrir. Lorsqu'une mère regarde le visage épanoui d'un enfant qui vient de téter au sein, elle y trouve une certaine reconnaissance. L'allaitement lui permet de combler une certaine sécurité. Plus à l'aise et plus confiant, il ira vers l'extérieur plus facilement. S'éloigner de sa mère, pour aller vers les autres et avoir la possibilité de se blottir dans le creux des seins maternels pour se ressourcer est un avantage de l'allaitement.

Sandrine

L'allaitement pour moi est très important pour la relation mère-bébé, c'est un contact unique dans les deux sens. Je suis contente de l'avoir fait. Je n'aurais pas voulu passer à côté de cette étape. Ugo est très attaché à moi, est-ce lié à l'allaitement qui procure des moments d'intimité intense ? J'en suis très heureuse. Il sera toujours temps qu'Ugo vole de ses propres ailes, plus tard. L'allaitement oblige la mère à s'arrêter et être avec son bébé. Prendre le temps de le caresser, de le regarder, de l'embrasser. C'est une façon de profiter d'eux alors qu'ils sont tout petits. Oublier son ménage et suivre le rythme du bébé car les besoins de son enfant sont primordiaux. A refaire, je fais la même chose.

Anne

Au total, cela vaut vraiment le coup : l'allaitement permet à la maman d'entretenir avec son bébé une relation que personne d'autre ne peut avoir. Si j'ai la chance d'avoir un second enfant, je l'allaiterai aussi, c'est sûr !

Michèle

Pour avoir eu tant d'enfants, tant de « maternages » différents, je me demande si, ce qui manque le plus à notre société et qui se cristallise si douloureusement dans ses adolescents, ce n'est pas justement cette intimité et cette complicité capitales des premières années. Mes études personnelles, tant livresques que « sur le terrain », m'ont amenée à penser que les êtres humains sont comme des réservoirs : quand leur réservoir d'amour est comblé dès la petite enfance, il n'y aura pas de problèmes ; par contre, s'il ne l'est pas, ces personnes chercheront toujours, par tous les moyens à le remplir et que la moindre goutte vienne à y manquer, et c'est la catastrophe pour cette personne : troubles psychiques plus ou moins graves... A qui la « faute » ? A « la société » qui introduit des comportements (biberons, travail de la mère à un âge trop précoce du bébé, « indispensable » école maternelle), tuant le lien primal de la complicité, l'intimité indispensable à l'équilibre de la personne à tout âge de sa vie.

Nancy

Avant la naissance de Thomas, je me disais que j'allaiterais le temps de lui donner le colostrum, et puis je me suis dit les trois premiers mois et ensuite, je ne voulais plus arrêter, il y avait une telle complicité entre Thomas et moi que j'avais même peur à l'idée d'arrêter un jour.

Cindy

Ce qui me motivait à allaiter à la demande de mon bébé et sans restriction, c'est le contact corps à corps que me procurait l'allaitement. J'avais la ferme conviction que je lui donnais une sorte de sécurité.

Nadia

Certaines mamans disent qu'allaiter a un gros désavantage : on ne peut pas déposer son bébé chez quelqu'un et se retrouver une journée ou une nuit avec son mari pour se reposer, pour se changer les idées, ... C'est vrai, allaiter, c'est être « dépendant » l'un de l'autre, maman-bébé. Mais quel avantage énorme d'avoir cet argument indiscutable face à tous ceux qui veulent vous « emprunter » votre bébé, même si c'est avec les meilleures intentions du monde. Pensez au moment où vos beaux-parents ne seront pas contents parce qu'ils ne l'ont pas encore eu à loger alors qu'il a déjà... (à peine quelques mois) ! Pensez aux réunions de famille où tout le monde veut l'avoir dans les bras et lui donner son biberon. Moi, j'ai toujours trouvé qu'allaiter était très confortable aussi pour ça.

Isabelle

DE VOTRE COTE

L'utérus

L'ocytocine* sécrétée lors de chaque tétée entraîne les contractions de votre utérus. Celui-ci reprend plus vite son volume et sa place, ce qui diminue le risque d'hémorragies maternelles post-partum (Chua et al, 1994).

Protection contre le cancer du sein et des ovaires

Des études démontrent que les femmes qui allaitent longtemps sont moins exposées au cancer du sein et des ovaires en période de pré-ménopause (Newcomb al, 1999).

Perte de poids

La grossesse est une période pendant laquelle vous faites des réserves. Lorsque vous allaitez votre corps utilise les graisses accumulées. Un allaitement de longue durée (+ de 4 mois) vous permet de ne pas devoir suivre un régime pour perdre les kilos superflus installés durant la grossesse (Dewey et al, 1993 ; Heinig et al, 1992).

Menstruations retardées et prévention de l'anémie

Lors d'un allaitement exclusif, vous pourrez voir vos menstruations revenir dans les premiers mois après la naissance ou plusieurs mois voire 1 an ou 2 ans après l'accouchement. Plus la fréquence des tétées est élevée, plus la période d'aménorrhée peut être longue. Le retard des règles prévient l'anémie car cette aménorrhée vous permet de reconstituer vos réserves en fer (Akré, 1989, p. 39).

> *Mon allaitement m'a permis de perdre du poids. Et après un an, j'étais même en dessous de mon poids initial d'avant la grossesse.*
>
> Nadia

Petit détail encourageant : je retrouve ma ligne tout en mangeant à ma faim.

Nathalie

« Régime », je ne connais pas ce mot lorsque j'allaite. On consomme la graisse qui a été stockée pour répondre aux besoins de l'allaitement. Je peux manger n'importe quoi, je ne grossis pas.

Anne

Les seins

Les grossesses, l'âge, les engorgements ou les sevrages trop brutaux modifient les seins. Ces modifications sont dues à des changements hormonaux. Plus ces changements se font graduellement, moins il y aura de modification. Généralement, après le sevrage, vos seins reprennent la taille d'avant la grossesse. Cependant, certaines d'entre vous constateront que leurs seins sont mous. Mais après plusieurs cycles menstruels, ils redeviendront plus fermes (Mohrbacher et Stock, 1999, page 186) et regagneront la couche adipeuse perdue durant la période d'allaitement.

Une poitrine change à cause de la grossesse puisqu'elle subit des changements hormonaux. Pendant l'allaitement, j'avais au moins le droit à un décolleté ! Comparer les seins avant et après l'allaitement n'est pas vraiment réaliste dans la mesure où les 6 années de plus peuvent avoir abîmé un peu ma poitrine mais franchement on ne remarque quasiment rien.

Anne

L'allaitement, méthode de relaxation

La prolactine*, l'ocytocine et d'autres hormones produites lors des tétées vous relaxent et vous détendent. Vous pouvez vous sentir soudainement prise par une « fatigue » intense qui vous donne envie de somnoler. La nature vous permet ainsi de vous reposer à des moments où vous êtes obligée de rester immobile pour nourrir votre enfant. Vous avez donc l'opportunité de vous laisser emporter par cette sensation pour vous détendre et récupérer de la fatigue accumulée par votre nouvelle vie.

Aujourd'hui, Pauline a 8 mois et je l'allaite matin et soir, c'est un moment extraordinaire et un contact privilégié avec mon bébé. C'est aussi un moment de repos pour la maman.

Nathalie

Confiance en soi

Lorsque vous vous rendez compte que c'est grâce à votre lait que votre bébé grandit et évolue bien, vous pouvez vous sentir valorisée et donc vous pouvez développer une certaine confiance en vous.

L'allaitement fut une merveilleuse expérience, aussi bien pour elle que pour moi. Et nous l'avons vécue pleinement pendant plusieurs mois. Cela n'a pas été facile tous les jours, car la fatigue pouvait nous jouer des mauvais tours. Mais au bout du compte, avoir allaité mon enfant fut pour moi une expérience inégalable. Une source de douceur et de tendresse partagée ainsi qu'une énorme satisfaction de me savoir capable d'assurer son développement même après sa naissance. Pour tout cela, ainsi que pour la manière dont cela nous a simplifié la vie de tous les jours, et surtout pour le bien-être que cela a apporté à ma fille, je ne regrette pas un instant d'avoir persévéré.

Effi

L'allaitement m'a apporté beaucoup de confiance en moi-même. Répondre à mon enfant instinctivement et combler ses besoins à sa demande m'ont fait sentir unique au monde. Nous avons une complicité particulière, nous vivons une symbiose extraordinaire que je n'avais jamais vécue auparavant.

Roser

Quand j'ai été enceinte de Théo, mon deuxième enfant, j'ai eu de nouveau très fort cette envie d'allaiter. Il me semblait que nourrir mon enfant, c'était créer une passerelle entre sa période intra-utérine et la vie « séparée ». Nourrir mon enfant devait m'apporter, pensais-je, un sentiment de confiance énorme en mon propre corps. Comme j'avais vécu une grossesse à haut risque et donc hautement médicalisée, j'avais le sentiment qu'allaiter c'était me réapproprier l'histoire de mon désir d'enfant et de sa réalisation. De plus, un allaitement réussi, débouchait sur une immense fierté. Fierté de moi-même, fierté de mon bébé, de mon mari et de ma famille.

L'allaitement de Théo, qui a aujourd'hui 7 mois et demi, m'a donné accès à une identité de femme, à un point que je n'avais jamais encore connu :

- *Femme, mère pour mon bébé auquel je reste infiniment et intensément liée par le biais corporel entre autres.*
- *Femme, mère de famille pour mon aîné à qui j'ai l'impression d'offrir un spectacle rassurant en donnant naturellement le « meilleur » à mon petit.*
- *Femme, épouse du père de mes enfants et fière d'allaiter sous son regard.*
- *Femme, épouse de mon homme aimant et désirant sa nouvelle conquête dans son corps et dans sa sensualité grâce à l'allaitement.*

Claire

J'avais 24 ans lorsque j'ai accouché de ma fille. Dans ma tête, il était clair que je voulais l'allaiter. J'avais quelques notions concernant l'allaitement maternel telle que le colostrum produit durant les premiers jours et toute la protection qu'il donnait au nouveau-né, l'adaptation du lait à son enfant, l'aspect pratique d'avoir toujours à disposition du lait à la bonne température, … La relation que j'ai alors vécue avec ma fille à travers cet allaitement a magnifiquement prolongé ce lien qui nous avait unies durant neuf mois. Cela, les livres n'avaient pu me l'inculquer, ce contact exceptionnel et privilégié nourrissait tant ma fille que moi (à d'autres niveaux !). Quel bonheur de la voir grandir, grossir, sourire grâce à ce que mon corps continuait à produire pour elle. C'était une merveille de la nature !

Anne-Françoise

J'étais sur la plage, debout, j'allaitais Tristan dans son porte-bébé. Un homme de 60 ans est venu de l'autre bout de la plage pour me féliciter d'allaiter. J'étais fière et heureuse. J'étais aussi contente que mon mari présent entende un avis positif. La femme de cet homme avait également allaité ses enfants et avait soupçonné à la façon décontractée de mon bébé qu'il était en train de téter !

Muriel

Économie

Votre lait est gratuit, par contre, les laits industriels sont coûteux (et plus encore pour les laits hypoallergéniques). Y ajouter les frais journaliers relatifs à la préparation des biberons : achat des biberons, stérilisateur, chauffe-biberons, eau de bouteilles, eau de lavage des biberons, électricité pour le stérilisateur et chauffe-biberons, tout cela coûte cher.

Grâce à votre lait, votre enfant est moins malade donc, vous faites une économie liée à la consommation des soins médicaux et des médicaments.

Aspects pratiques

Le lait maternel est toujours prêt, toujours à bonne température, il n'y pas de préparation à faire. Vous pouvez vous déplacer facilement avec votre bébé, les repas sont immédiats et à la demande. Vous pouvez allaiter partout : dans la voiture, sur un banc, dans un parc, chez des amis, … Votre sein permet de consoler votre bébé, de l'endormir, de le rassurer, … La nuit, vous n'avez pas besoin de vous lever, de préparer un biberon, de le chauffer et de faire attendre votre bébé. Vous restez couchée pour allaiter votre bébé. Le bébé nourri au biberon crie en attendant son repas et donc se réveille complètement et a plus de difficultés à se rendormir. Les selles de votre bébé allaité n'ont pas une odeur désagréable.

L'allaitement a permis de nous faciliter la vie. En effet, pas de préparation de biberons, pas de stérilisation, c'était pratique.

Edmond

Avoir la possibilité de nourrir mon enfant partout où j'allais était formidable. J'ai osé le faire dans les grandes surfaces, en promenade à la campagne, dans la rue en porte-bébé. Les personnes qui me croisaient pensaient souvent qu'il dormait. Allaiter Tristan nous a permis de loger dans une camionnette au bord de la mer, sans confort, c'était pratique, presque magique. J'ai assisté, lors d'une visite gynécologique, à une communication téléphonique très motivante. Il s'agissait d'une mère d'un bébé de trois semaines qui devait se rendre à un mariage et qui se demandait comment tirer son lait. La gynécologue, très véhémente lui a tout de suite rétorqué : « Tirer votre lait, pas question, vous prenez votre bébé et vous l'allaitez, il n'y rien de plus beau qu'une femme qui allaite son enfant, surtout dans un mariage ». Après cette conversation, je me sentais fière de moi, car j'avais osé allaiter partout. Tristan tétait souvent pour se calmer, se rassurer. Le sein était une solution facile pour diminuer les tensions. Il était plus serein. Maintenant qu'il est sevré, il fait souvent des crises de colère, il mord, il griffe. Je me dis que cela eut été plus facile de le calmer par une tétée !

Muriel

> *Par rapport à l'aspect pratique, le lait est prêt instantanément, l'enfant au sein reçoit directement le lait, il n'y a pas de décalage entre le moment où l'enfant manifeste sa faim et le moment où on peut le satisfaire. C'est vraiment l'idéal.*
>
> Daniel

Environnement

Le lait maternel est écologique. Si vous adoptez l'allaitement maternel, vous respectez aussi la nature : c'est naturel, pas de matière première coûteuse, pas de déchet, économie d'énergie...

L'alimentation artificielle a des effets négatifs sur l'environnement à différents niveaux :

• lors de la fabrication des substituts de lait maternel (transformation du lait de vache, amélioré, vitaminé, mis en poudre, ...) ;

• lors de la fabrication des biberons, tétines, boîtes de lait, chauffe-biberons ;

• lors de l'utilisation de ces biberons (réchauffer, stériliser) ;

• lors de l'évacuation de déchets (emballages, boîtes vides, biberons usagés, ...).

Malgré la présence possible de certaines substances toxiques (en raison de la pollution industrielle et agricole) dans votre lait, les avantages du lait maternel restent supérieurs au lait de substitution.

En guise de conclusion :

Les raisons de la tétée… Par cette sensation de réconfort et de sécurité que ressent l'enfant lors de la tétée, son bien-être évident dans cette communion avec sa mère, il semble tout à fait évident que l'allaitement maternel du nouveau-né est plus que nécessaire et apporte à l'enfant une bien meilleure nourriture que tout ce qui pourrait être donné d'autre comme substitut au lait maternel. Je me suis personnellement rendu compte du grand manque affectif et sensuel, déséquilibrant pour le corps, l'âme et l'esprit, en n'ayant pas reçu ce merveilleux repas de tous les jours, dès les premiers jours de ma naissance, ni par après d'ailleurs, ce qui ne me mit pas suffisamment en rapport avec ma mère et m'empêche d'avoir un réel sentiment d'affection envers elle après, et cela pour la vie, à mon avis. Ce n'est qu'après l'adolescence que je me rendis vraiment compte de cela, sinon avant, je vivais avec le manque d'amour et de reconnaissance en toute ignorance, avec un corps chétif en passant par tous les maux possibles (rhumes, otites, bronchites, maux de ventre, fatigues continuelles, etc.), tout en « forçant » pour me tenir debout avec les autres et en essayant de réaliser mes idéaux de vie. Je crois donc qu'un enfant qui a bien reçu la tétée va grandir et se former plus vite et sera mieux immunisé contre les attaches de toutes sortes et plus conscient du rôle « constructif » des sentiments affectifs, amoureux, sensuels qu'il reçoit naturellement de sa mère : corps, chair, âme, esprit, amour-affection, tout cela intimement lié lors de la séance de la tétée. Chaque sensation de joie, de bonheur, de plaisir, de confort, de bien-être se mettent en relation directe avec notre cerveau pour engranger ainsi nos plaisirs et nos peines et remettre tout cela en action à chaque occasion de l'existence pour notre construction continuelle dans le futur. Ainsi, certains diront que nous sommes ce que nous mangeons et j'ajouterais que cela se fait par tous nos sens, donc, je suis et deviens par ce que je vois, je ressens, je respire, je goûte, je touche, j'aime, je déteste, je pense, je mémorise... et oui. A suivre.

Marc

FIDÉLITÉ À NOUS-MÊMES,

James AKRE, Département de la nutrition pour la santé et le développement, O.M.S.*, Genève. (Exposé effectué dans le cadre de la journée « Le Rhône bouge pour l'allaitement maternel » organisée par l'Association départementale d'éducation pour la santé et le conseil général du Rhône le 4 décembre 1999, au Centre international de séjour, Lyon)

Aucun substitut du lait maternel, pas même la préparation pour nourrisson la plus perfectionnée et la plus équilibrée du point de vue nutritionnel, ne peut offrir aux bébés les avantages incomparables du lait maternel. Aucune forme d'alimentation artificielle ne peut prétendre rivaliser avec l'acte majeur qu'est l'allaitement maternel pour ce qui est de l'apport physiologique et affectif dont bénéficient aussi bien la mère que l'enfant.

A plus d'un titre, l'alimentation artificielle constitue un énorme écart par rapport à la norme biologique pour l'espèce dont nous faisons partie, alors qu'allaiter nos enfants au sein représente un acte de fidélité à nous-même, une prime que nous devrions légitimement nous accorder et transmettre à nos enfants.

Curieusement, le lait maternel est l'antithèse par excellence d'un produit industriellement préparé. En effet, les produits manufacturés, quels qu'ils soient, quoique éternellement « nouveaux » et « améliorés », sont par définition toujours les mêmes. Par « mêmes », j'entends qu'ils ne varient jamais ou plutôt qu'ils sont sensés ne jamais varier quant à leur qualité, leur contenu, leur présentation, voire leur goût. A l'opposé le lait maternel est un produit qui n'est jamais pareil, qui est continuellement en train d'évoluer, de changer et de se modifier : selon que le nouveau-né est à terme ou prématuré, selon l'âge et les besoins de l'enfant en croissance ou même selon que l'on est au début, au milieu ou à la fin d'une même tétée. On peut en déduire que le lait maternel est un vrai don de la nature. Non seulement il est hors pair et hors prix, mais il est aussi taillé sur me-

sure. En fait, le lait maternel face à n'importe quel substitut représente l'équivalent à la haute couture de l'alimentaire pour un prix nettement inférieur au prêt-à-porter ! Aussi devrait-on considérer les préparations pour nourrissons comme les dispositifs d'urgence tels les gilets de sauvetage que nous utilisons dans les avions ou les bateaux. On est persuadé de leur utilité, voire de leur nécessité, en cas de besoin, mais on n'est pas persuadé qu'il faille les porter obligatoirement dans les circonstances ordinaires. Étant donné que la vie peut en dépendre, il importe que ces dispositifs soient de la plus haute efficacité, bien qu'on espère n'avoir jamais à s'en servir ! Le problème intervient dans le cas où le dispositif d'urgence deviendrait la norme et, par conséquent, la pratique courante.

Alimentation et milieu

Il est vrai que dans certaines situations, le recours aux substituts du lait maternel est dangereux, voire même désastreux, car pouvant menacer la vie d'un enfant pour des raisons dites « évidentes » : le prix élevé des substituts, l'absence d'eau saine, les difficultés qu'éprouvent ceux qui préparent les laits artificiels à lire ou à suivre les instructions sur le dosage, et l'hygiène qui laisse à désirer. Tout le monde connaît cette liste par cœur, du moins en ce qui concerne sa mise en application dans des milieux pauvres. Mais il faut aussi se rappeler que même en l'absence de telles conditions, l'écart par rapport à la norme biologique pour notre espèce qu'est l'allaitement artificiel, n'est pas sans danger ni pour la santé du nourrisson ni pour celle de sa mère. Les enfants nourris artificiellement sont exposés à de plus grands risques que les enfants nourris au sein quel que soit leur milieu. Nous ne nous étendrons pas sur le préjudice causé aux mères qui n'allaitent pas.

Conclusion

Que le lait maternel constitue l'alimentation la plus appropriée du nouveau-né et du nourrisson, qui répond entièrement à leurs besoins nutritionnels, est une évidence pour tout pédiatre. Le nouveau-né est immunologiquement immature et le lait maternel constitue pour lui un mode de transition nutritionnelle physiologique entre la nutrition in utero et l'accession à l'alimentation diversifiée. Ne serait-ce que sur la base du principe de précaution mis en avant aujourd'hui dans de nombreuses décisions en matière de santé, nul ne peut être insensible aux conséquences potentielles à long terme du non-respect de cette phase transitionnelle et de l'apport massif des protéines étrangères (c'est-à-dire ne respectant pas la spécificité d'espèce du lait maternel) que représente l'alimentation artificielle.

La promotion de l'allaitement maternel passe d'abord par la mise en place des conditions favorables à un bon démarrage dans les maternités puis dans les jours qui suivent le retour de la mère et du nouveau-né à domicile. Ces conditions, sont définies dans l'initiative lancée par l'OMS et l'UNICEF. L'attitude des pédiatres est déterminante pour leur promotion. Promouvoir l'allaitement maternel est un acte de fidélité à nous-mêmes.

III. QUAND TOUT VA BIEN, COMMENT S'Y PRENDRE ?

LES SEINS FONCTIONNENT

Le sein est constitué à son extrémité d'un mamelon qui présente 15 à 20 pores d'où sort le lait. Il est constitué également de l'aréole qui est le cercle qui entoure le mamelon. Sous l'aréole, se trouvent les sinus lactifères qui débouchent sur le mamelon, au nombre de 15 à 20 également. À l'extrémité des sinus lactifères, se ramifient d'autres canaux (les canaux lactifères) au bout desquels se trouvent des petits sacs appelés alvéoles ou acini glandulaires.

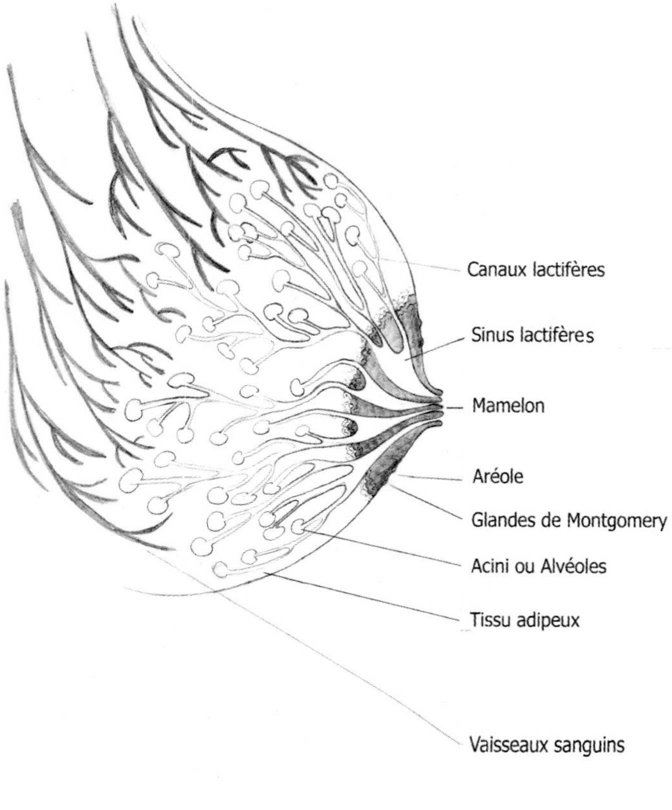

Lors de la grossesse, les seins se modifient et se préparent à l'allaitement. Extérieurement, ils deviennent plus gros, plus fermes. La glande mammaire se développe. Les acini et les canaux lactifères se multiplient. Les veines se dilatent et sont apparentes à travers la peau. Le diamètre de l'aréole augmente. Sa couleur va du rose au brun foncé, selon le teint de la personne. Le volume des seins augmente. La taille et la forme des seins sont variables d'une femme à l'autre. Qu'ils soient petits ou gros, cela n'a aucun rapport avec la production de lait (Mohrbacher et Stock, 1999, p. 18). Vers le milieu de la grossesse, les seins auront trouvé leur volume. Les alvéoles commencent leur travail en élaborant le colostrum vers le 4ème mois de grossesse (Lawrence, 2000, pp. 64-65). Certaines mères remarquent que quelques gouttes de lait coulent déjà de leurs seins.

Vos seins dès la naissance

Après l'accouchement, les alvéoles produisent le colostrum qui évoluera à chaque tétée pendant les 3 à 4 premiers jours. A chaque fois que votre bébé tète, la quantité de colostrum augmente, elle va de quelques millilitres à une vingtaine de millilitre à chaque tétée. Le système digestif de votre bébé s'habitue ainsi à recevoir doucement des quantités de lait de plus en plus grandes.

Il se peut que vous ressentiez quelques douleurs au niveau des mamelons en début d'allaitement. La peau du mamelon et de l'aréole est hypersensible entre le 2ème et le 10ème jour après l'accouchement. Cette situation est due au climat hormonal qui règne. Mais cette douleur ne doit pas être excessive. En fait, la progestérone et les œstrogènes diminuent pour laisser place aux hormones de la lactation, « la prolactine » et « l'ocytocine ». En même temps, lorsque les hormones de la grossesse baissent dans votre organisme, le lait de transition prend place. Cet état hormonal augmente le débit de sang et vos seins sont congestionnés. C'est ce que l'on appelle communément la « montée de lait ». Vos seins sont augmentés de volume, ils sont durs et tendus.

C'est vrai que durant les 3 premiers jours, je sentais un tiraillement sur mes mamelons lorsque Nell tétait mais de là à parler de douleur !
Annick

Je n'étais pas assez préparée à la douleur des mamelons, les toutes premières semaines. Mais comme je voulais vraiment allaiter, j'ai surmonté cette période jusqu'à ce que je n'aie plus eu mal. Je n'ai jamais pensé que mon bébé pouvait être mal positionné au sein. Il tétait très très fort.
Anne

Le lait jaillit

Les vaisseaux sanguins des seins fournissent les matières premières nécessaires à la fabrication du lait. Cette fabrication se produit dans les alvéoles et c'est par les canaux lactifères que le lait est conduit vers le mamelon. Les sinus lactifères peuvent être considérés comme des petits réservoirs qui contiennent un pré-lait, un genre « d'apéritif », que votre bébé reçoit directement dès qu'il se met au sein. Cela lui donne un avant-goût qui l'encourage à téter d'avantage, afin que votre sein produise plus de lait pour répondre à ses besoins.

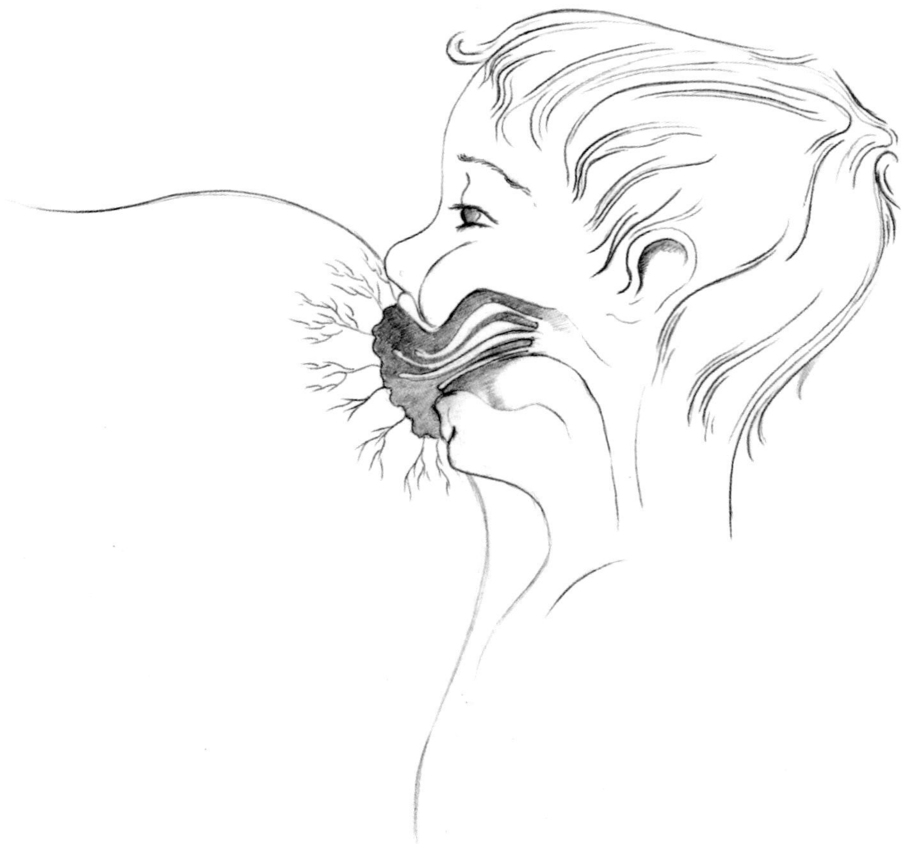

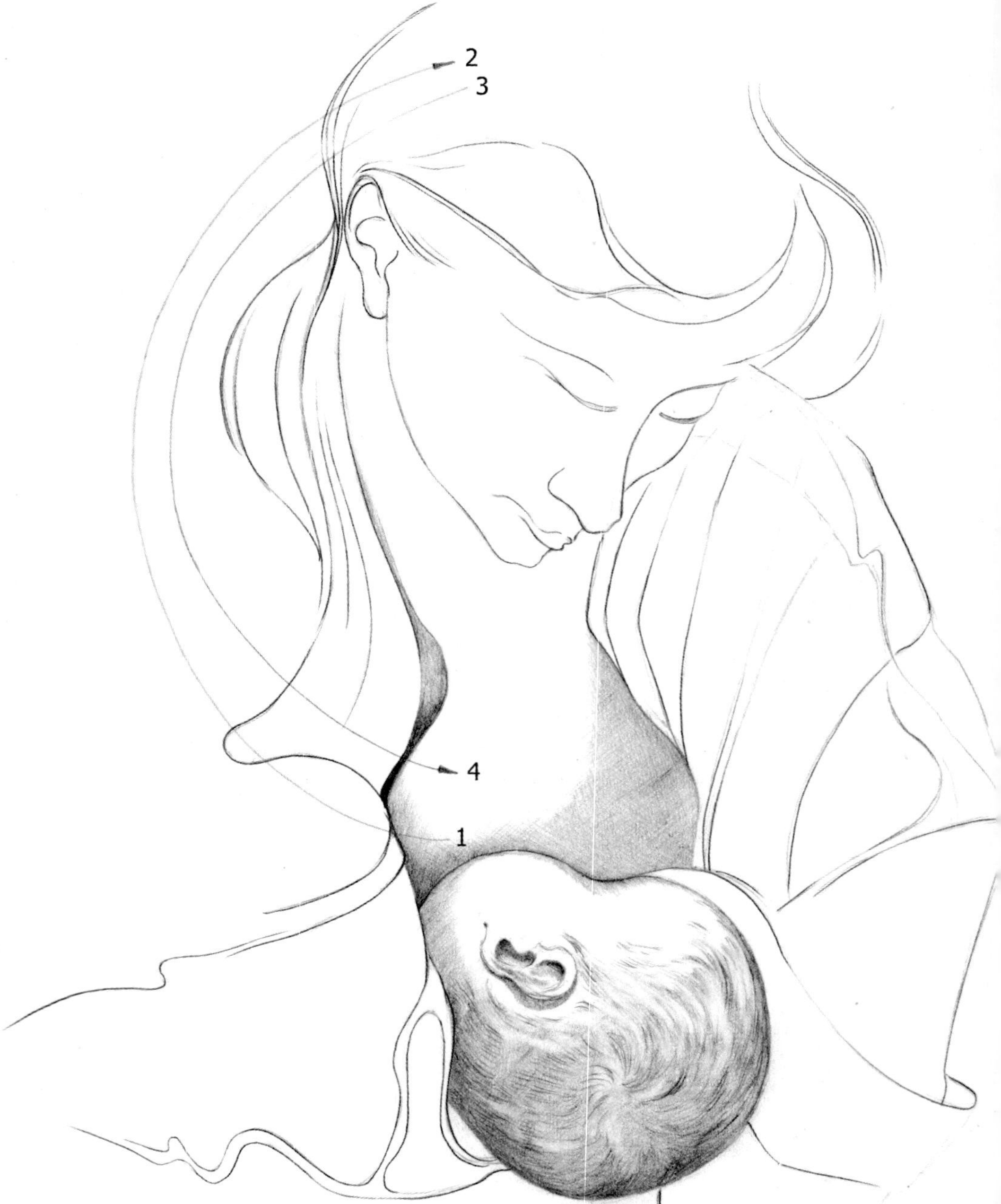

1. Le bébé tète
2. Message reçu dans le cerveau de la mère
3. Envoi des hormones
4. Fabrication du lait

Sous la peau de l'aréole il y a des récepteurs qui agissent grâce au mouvement de pression de la langue de votre bébé. Votre hypothalamus reçoit un message et envoie les hormones pour produire le lait.

> *Ignorante des mécanismes de la lactation, je faisais des erreurs fondamentales, je croyais qu'en mettant Tom au sein plus souvent, il vidait une réserve et que je manquerais de lait pour plus tard. Je pensais qu'après le pré-lait que recevait mon bébé, celui-ci tétait à vide. Je le retirais donc du sein aussi vite et lui donnais un biberon. Lorsque Tom déglutissait son biberon, le lait coulait de mes seins…*
>
> Claire

Chaque fois que votre bébé tète, il stimule le sein. La première hormone de la lactation, la prolactine, est sécrétée dans votre organisme. C'est elle qui fabrique le lait. La seconde hormone, l'ocytocine, veille à l'éjection du lait, en contractant les muscles autour des alvéoles pour éjecter le lait. Celui-ci est envoyé dans les canaux lactifères jusqu'au mamelon. Ce n'est donc pas seulement votre bébé qui aspire le lait, une expulsion active se produit. C'est le réflexe d'éjection du lait qui se met en place entre quelques secondes et quelques minutes après le début de la tétée.

Certains bébés peuvent s'impatienter et s'énerver si le laps de temps est long entre cet « apéritif » et le jaillissement du lait (Mohrbacher et Stock, 1999, page 39) car l'éjection du lait peut être influencée par des facteurs psychiques (l'anxiété, le stress, l'émotion, …).

Il est donc important que vous vous mettiez dans de bonnes conditions pour que le stress, l'angoisse, la peur, … ne retardent pas la sécrétion des hormones de la lactation.

<u>Que pouvez-vous ressentir quand tout va bien ?</u>

Vous pouvez ressentir des picotements ou une sensation intense au niveau de vos seins lorsque votre bébé tète, vous pouvez le ressentir pour une tétée et pas l'autre (ce qui ne veut pas dire que le lait n'arrive pas). Une sensation de soif peut se faire sentir. Beaucoup de mères préparent à l'avance leur verre d'eau et boivent pendant la tétée. Parfois, le réflexe d'éjection peut se mettre en route, rien qu'en entendant les pleurs de votre bébé par exemple (Cobo, 1993). Le sein peut couler goutte à goutte de manière spontanée au moment du réflexe d'éjection. Si vous en êtes incommodée, vous pouvez mettre des coussinets d'allaitement, appelés aussi compresses d'allaitement.

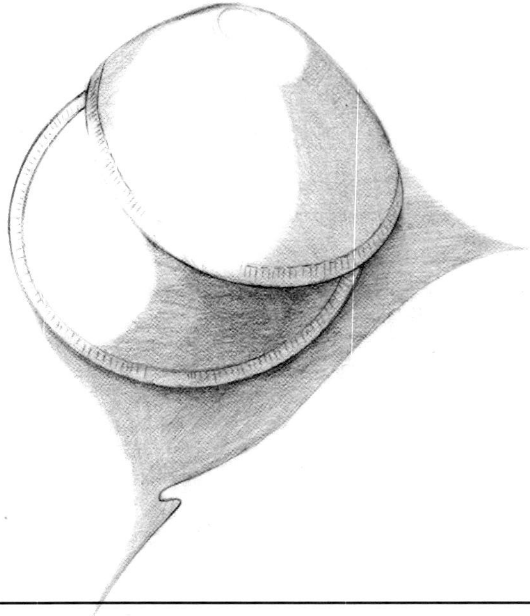

Mon meilleur souvenir d'allaitement, c'était lorsque Tristan était bébé et que quelques secondes avant son réveil, mon lait jaillissait de mes seins avant même qu'il ne pleure. Magie de l'amour maternel ? Il faut presque l'avoir vécu pour le croire !

Muriel

Vous pouvez ressentir des contractions au niveau de l'utérus dans les jours qui suivent l'accouchement. Ces contractions peuvent être une indication de ce que le réflexe d'éjection est bien mis en place. Lorsque celui-ci se manifeste, le lait arrive en abondance et vous pouvez entendre votre bébé déglutir. Du lait peut sortir dans l'angle de sa bouche.

Si le lait n'arrive pas assez vite, que faire ?

Vous pouvez encourager votre bébé à téter en le rassurant sur le fait que le lait va arriver.

Si votre bébé repousse le sein parce qu'il ne reçoit rien, vous pouvez stimuler vous-même vos seins en massant l'aréole (Voir : Extraire le lait maternel, page 253) et faire jaillir du lait. Le réflexe d'éjection ainsi amorcé peut aider votre bébé à ne pas s'énerver. En Afrique, les mères amorcent elles-mêmes, à chaque tétée, le réflexe d'éjection.

Votre mari ou conjoint, peut vous rassurer, vous réconforter afin que vous ayez confiance en vous et en votre capacité de produire du lait pour votre bébé.

En clinique, demander éventuellement aux médecins ou accoucheuses de mettre un mot à la porte de la chambre, pour y interdire l'accès lors des tétées ou inciter gentiment les visiteurs à sortir dans le couloir. A la maison, la mère peut s'isoler durant la tétée et profiter de cet instant pour se reposer, récupérer, et être en relation étroite avec son bébé. Dans une telle situation, votre mari ou votre conjoint peut avoir un rôle temporisateur entre les visiteurs et vous. Il peut construire une barrière pour protéger sa nouvelle famille et laisser le calme là où il doit être retrouvé, pour que la tétée se passe bien.

Je viens d'accoucher et Laurent a bu et pleure, je ne sais plus que faire. Je le berce, le caresse, le dorlote. Je le remets au sein, mais manifestement, il n'en veut pas. Je cherche, je tâtonne, et puis soudain, mes beaux-parents arrivent et de suite : « Mais ce bébé a faim, tu ne lui donne pas à manger. Il faut que Mamy et Papy arrivent pour sauver ce bébé des griffes du grand méchant loup. Donne-moi ce petit, je vais le calmer, moi, tu vas voir comment on s'y prend ». Mais Laurent pleure toujours et sa grand-mère qui n'a pas pu arrêter ses pleurs me le rend déçue, un peu fâchée. Je le remets au sein, mais mon petit, énervé et sensibilisé par le stress que je vis repousse le sein. Et sa grand-mère de dire : « Tu vois bien que tu n'as pas assez de lait, il ne reçoit rien et il n'est pas content, demande qu'on lui donne un complément au biberon. Je ne supporte pas de l'entendre crier ». Que dois-je faire ? Dois-je obéir et demander un complément ? Dois-je me défendre et écouter mon cœur et mon corps qui lui est prêt à produire le lait nécessaire aux besoins de mon bébé ? Mais pour que le réflexe d'éjection se fasse, je dois dé stresser. J'ai besoin de calme et d'être seule. Comment faire sortir mes beaux-parents sans problème ? Quelle tactique appliquer pour que personne ne se sente offusqué ? Ce n'est pas facile, et pourtant, c'est si important que je reste seule tant que Laurent pleure.

Thérèse

Avec le temps et l'expérience, vous vous sentirez de plus en plus à l'aise pour allaiter. Parfois, ce sont les étrangers qui seront mal à l'aise devant vous qui allaitez.

J'avais peur de ne pas pouvoir trouver un endroit adéquat pour allaiter Pauline quand elle le réclamait en balade ou lors des courses. Avec le temps, j'ai pris beaucoup d'assurance et je me suis toujours débrouillée pour allaiter mon bébé dans des lieux un peu retirés de la foule. Mes angoisses d'allaiter en public ont disparu, j'étais fière d'y arriver facilement. Pourquoi me cacher ?

Nathalie

COMMENT ALLAITER ?

Première tétée, première rencontre

Dès la naissance et pendant les deux premières heures de sa vie, si votre bébé est né à terme et en bonne santé, il est dans une période d'éveil idéale pour apprendre à téter. C'est à ce moment là que son réflexe de succion est à son maximum. Il fait connaissance avec vous en vous regardant, en écoutant votre voix. En peau à peau avec vous, il se blottit, il se réchauffe, il se sécurise. Bientôt, il ébauche des mouvements avec sa bouche qui vous indiquent qu'il est prêt à téter. Cette première tétée lui permet d'enregistrer les mouvements qu'il doit effectuer pour se nourrir et s'apaiser. Si vous allaitez tôt et souvent après la naissance, votre bébé profite du colostrum en abondance. La stimulation de vos seins par la succion de votre bébé favorise également la sécrétion de la prolactine et de l'ocytocine. Plus les tétées sont nombreuses, plus vos seins produiront du lait pour répondre aux besoins de votre bébé.

J'ai un bon souvenir de mon séjour à la maternité. Afin de mieux préparer une mise au sein précoce, les infirmières accoucheuses m'ont demandé, à plusieurs reprises si je comptais allaiter. Lorsque les examens habituels ont été effectués pour mon bébé, je l'ai retrouvé directement. Il a pu dès lors goûter aux sensations de la tétée. Une sage-femme l'a aidé à prendre l'aréole, les premières fois, ce n'est pas si facile.

Muriel

Sofia a tout de suite très bien tété. Elle ne m'a jamais blessée, je n'ai eu ni crevasses, ni douleurs aux mamelons. J'ai trouvé ça très agréable, merveilleux.

Carole

Pour mon 2ème enfant, alors que j'étais toujours sur la table d'accouchement en attendant qu'on me recouse de mon épisiotomie, j'ai allaité mon bébé parce qu'elle cherchait le sein.

Marthe

Après l'accouchement, William a tété directement de manière efficace. J'étais étonnée de la puissance de sa succion, son frère n'avait jamais tété avec autant de vigueur. Lucas, notre 3ème enfant a cherché le sein avidement, lorsqu'il l'a trouvé, il ne l'a plus lâché pendant au moins une heure.

Patricia

L'accouchement s'est très bien passé et l'infirmière a mis Nell au sein dès qu'elle eut reçu ses premiers soins, comme je le souhaitais. Nell et moi étions toujours en salle d'accouchement ! Elle a tout de suite trouvé le truc. Et pendant de longues minutes, elle a tété. Je me taisais et je n'osais pas bouger. J'étais émerveillée ! Je me souviens : les rayons de soleil matinal filtraient par la fenêtre et je me sentais vraiment heureuse. Je me réjouissais déjà d'être à la tétée suivante. Nous avons toutes deux vécu un démarrage facile sans douleur.

Annick

A la maternité, les infirmières m'avaient dit être pour l'allaitement. Ma surprise fut grande quand, arrivant dans ma chambre après l'accouchement, j'ai vu sur ma table de nuit un biberon « d'eau sucrée » ! Les infirmières le justifiaient en disant que j'avais un bébé de petit poids (2,860 kg !) et que ma fille risquait une hypoglycémie ou un truc dans le genre avec des séquelles au cerveau. Je crois que le retour de la salle d'accouchement a été le moment où je me suis sentie le plus vulnérable de ma vie. J'avais beau avoir été bien informée et être convaincue qu'il ne fallait rien donner d'autre que le sein, j'étais fragile, perdue et les infirmières m'avaient fait avoir peur pour mon bébé. Pour compléter le tableau, Laura ne voulait pas prendre le sein. Les infirmières essayaient de nous aider, mais avec des gestes que j'ai trouvés violents. La façon dont elles « jetaient » Laura contre mon sein m'a vraiment marquée. Et Laura n'en voulait pas. Pour mon deuxième bébé, le départ de l'allaitement a été tout à fait différent. En rentrant dans ma chambre, j'ai tout de suite mis Zoé au sein et elle l'a pris sans problème.

Kallima

Dès le début, j'ai eu besoin des accoucheuses pour la mise au sein. Ce n'était pas facile, c'était un combat perpétuel pour que Sylvain accepte de prendre le sein en bouche. Les infirmières m'avaient dit que mes mamelons étaient trop gros. Sur les 4 jours de clinique, je n'ai réussi que 3 fois à le mettre moi-même au sein convenablement. Le reste du temps, jour et nuit, j'ai eu besoin des infirmières pour m'aider, et elles-mêmes n'y arrivaient pas toujours. Sylvain ne tétait pas bien, il était très difficile et pleurait du matin jusqu'au soir. Sa perte de poids était très accentuée. Il avait faim. L'infirmière lui a donné un complément de lait industriel au biberon. Il était repu, il a dormi 12 heures, sans interruption. Chaque fois que je le mettais au sein, rien que le fait de le mettre dans la position d'allaitement, allongé, assis, il hurlait, il se courbait et tournait sa tête dans la position opposée. J'avais un petit bout de bois dans les mains. Très rapidement, il a eu cette réaction car les infirmières avaient un comportement très violent envers lui, elles le forçaient à prendre le sein, en l'empoignant par la tête. Il hurlait en prenant le mamelon en bouche. Ce fut pour lui comme pour moi, une très très mauvaise expérience. Dès qu'il avait le sein en bouche, il s'endormait après avoir lutté contre ce forcing, alors les infirmières le stimulaient car elles estimaient qu'il devait rester éveillé. Chaque infirmière avait sa politique sur l'allaitement. Il y en avait une parmi toutes, qui arrivait mieux à le mettre au sein, mais parfois, elle le reprenait et elle mettait son doigt dans sa bouche pour lui montrer comment mettre sa langue. Mais c'était peine perdue, Sylvain recrachait le sein aussitôt.

Monique

Les premiers jours d'allaitement ont été un peu difficiles et douloureux mais grâce aux bons conseils des infirmières de la maternité et aux informations reçues lors de la séance théorique sur l'allaitement chez la kinésithérapeute, tout s'est très vite arrangé.

Sylvie

Hélène n'avait pas pu être au sein directement. Née en clinique, elle a dû recevoir des soins habituels que l'on donne aux nouveau-nés. Pour mon 2ème enfant, tout a été différent. J'avais confiance en ma capacité de subvenir aux besoins (entre autres) nutritifs de mon enfant. J'ai accouché chez moi. Dès que Manon est née, elle a tété efficacement et pendant longtemps avec une vigueur qui m'étonnera toujours.

Emmanuelle

J'ai accouché par césarienne sous péridurale parce que je faisais une toxémie. Marie est donc née à 35 semaines de grossesse avec 3 kg. Elle a été mise au sein de suite. Au départ, elle n'arrivait pas bien à téter et l'infirmière de nuit avait trouvé comme solution de mettre une tétine de biberon au bout de mon sein pour essayer de la faire téter. Les premiers jours ont été un peu laborieux. Était-ce dû à cause de la péridurale, de la césarienne ou du fait de sa prématurité qu'elle n'arrivait pas à bien téter ? Heureusement, après 4 jours, lorsque j'ai eu ma « montée de lait », Marie avait acquis un réflexe de succion convenable.

Thérèse

D'abord, installez-vous

Vous pouvez adopter différentes positions suivant le moment de la tétée. Pour allaiter détendue vous éviterez toutes tensions, crispations ou douleurs de dos, en vous installant correctement. Utilisez des coussins pour vous aider à être plus à l'aise.

Lors de la première tétée, la position couchée ou semi-assise vous permet de vous reposer. Des coussins maintiennent votre dos et votre bras, votre bébé est soutenu à la hauteur du sein. La position semi-assise en maternité est simple grâce au lit qui se lève.

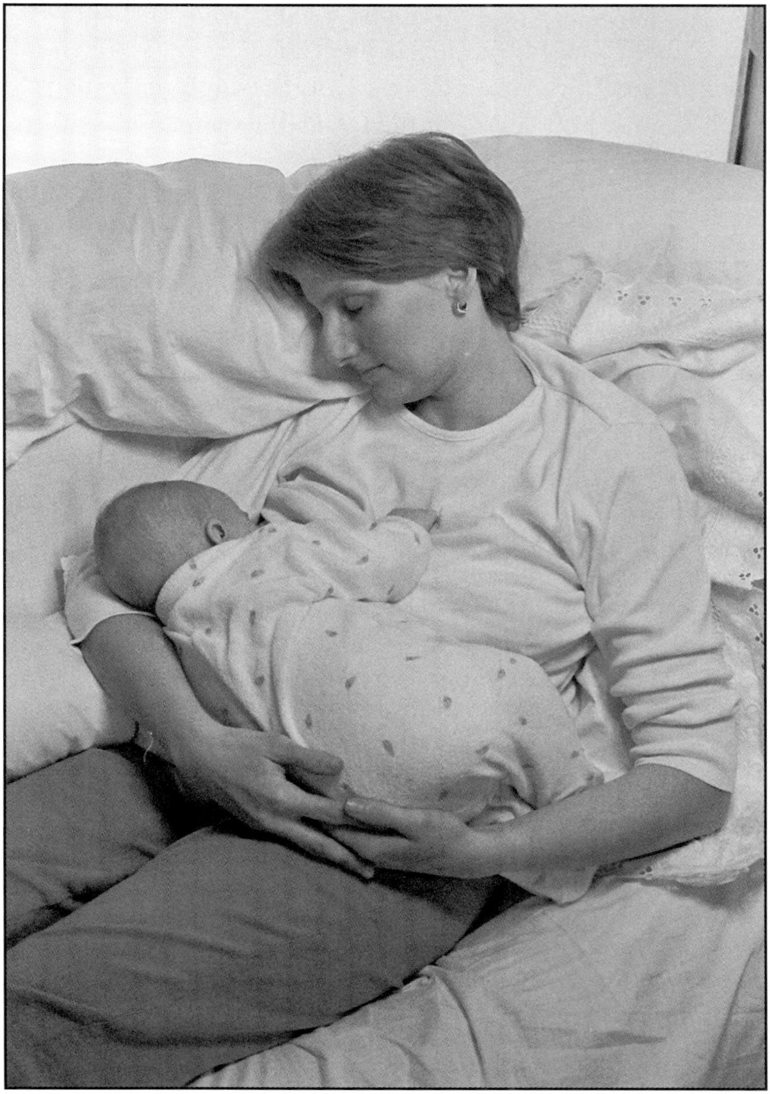

Allaiter couchée

Allaiter couchée vous permet de vous reposer tout en allaitant, surtout la nuit.

Vous pouvez vous coucher sur le côté, votre tête repose sur un coussin, le dos de votre bébé est maintenu sur son côté. Un coussin pourrait être également placé entre vos genoux pour un meilleur soutien du dos. Le bras peut être mis dans le prolongement du corps ou bien soutenir votre bébé en l'enveloppant.

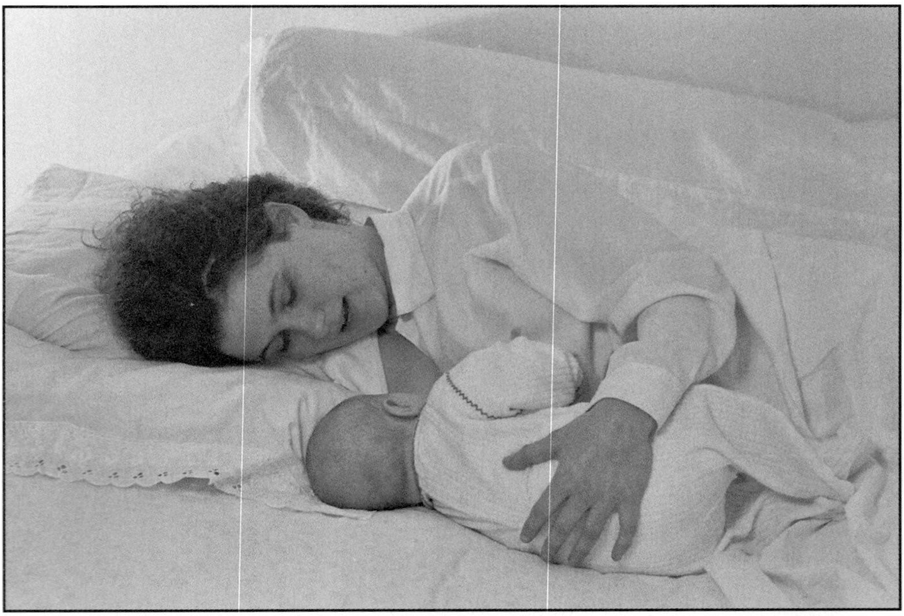

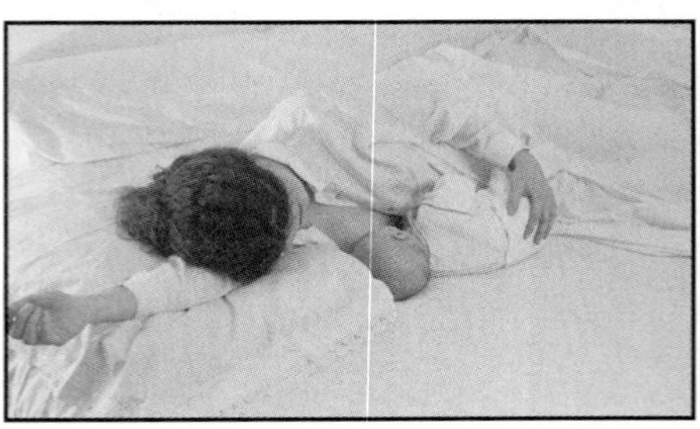

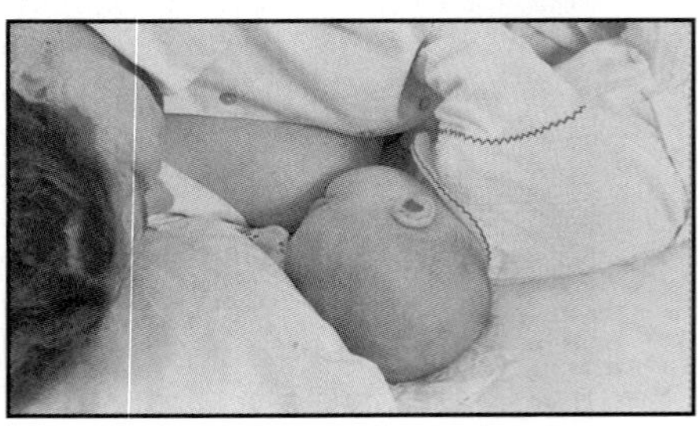

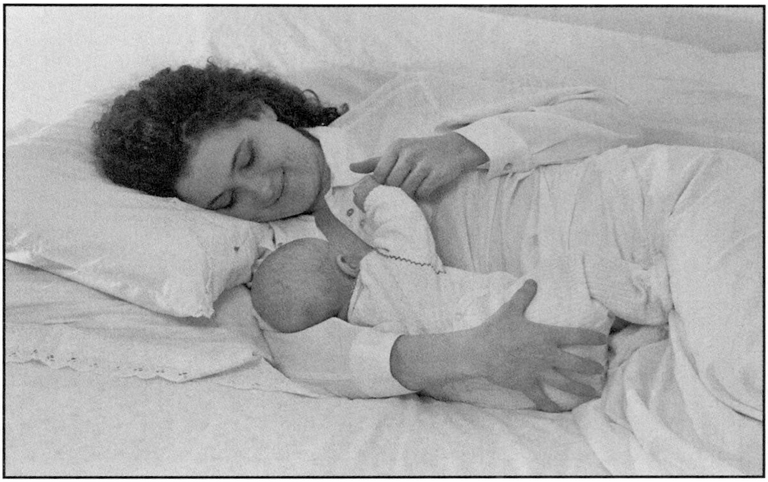

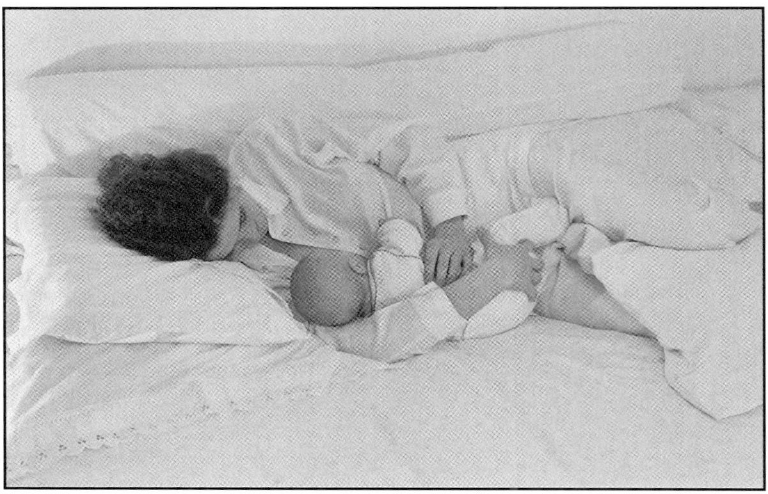

Après une césarienne, la position couchée sur le dos, avec votre bébé en parallèle avec vous sur un coussin pour être à la hauteur de votre sein, permet d'allaiter sans que le corps de votre bébé ne touche la cicatrice de la césarienne (cf. photo page suivante).

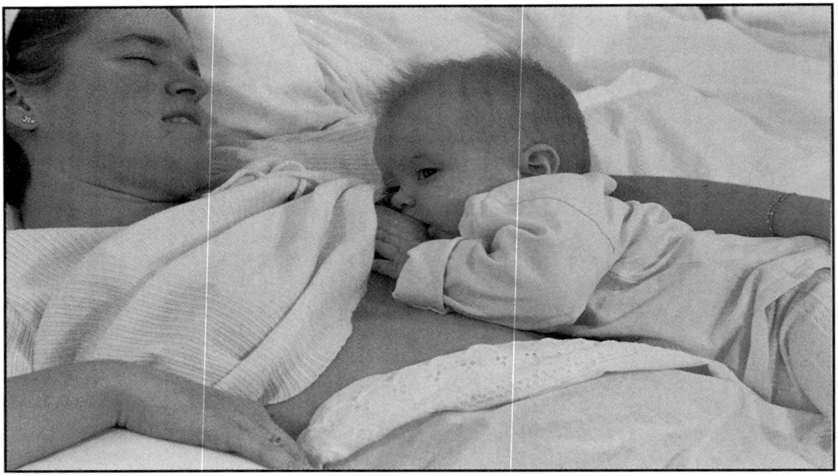

Lorsque le débit de lait est important au moment du réflexe d'éjection et que votre bébé est dérangé par le flux, la position couchée sur le dos avec votre bébé sur vous, permet de rendre le flux moins important. Le trop plein de lait s'écoulera hors de la bouche de votre bébé.

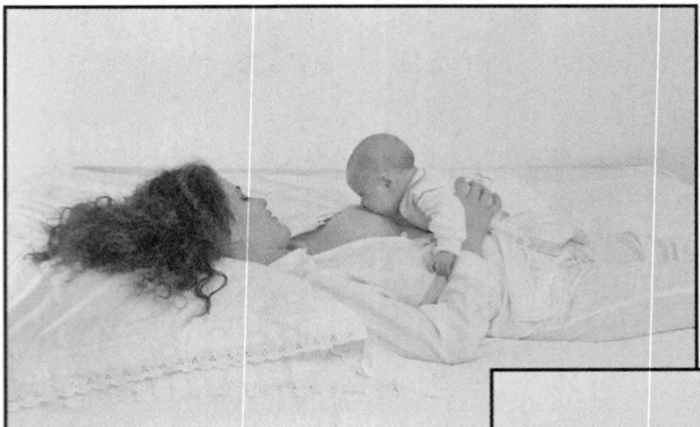

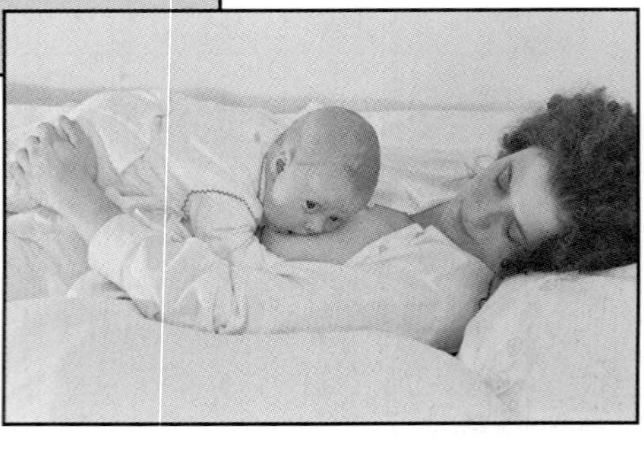

Allaiter assise

Le bras appuyé sur un coussin ou un accoudoir, permet d'éviter les tensions ou crispations. Bien maintenir les épaules droites.

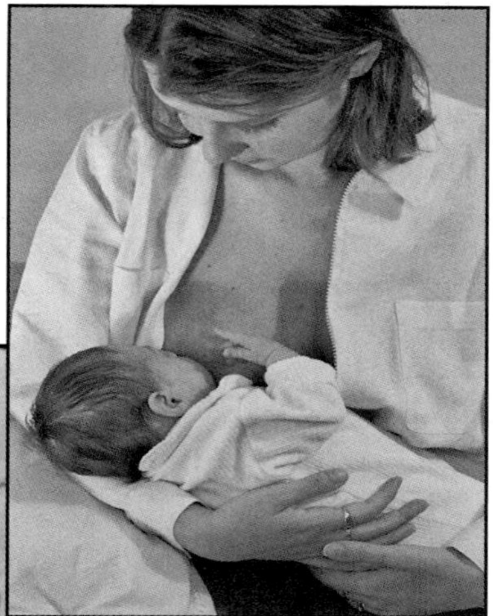

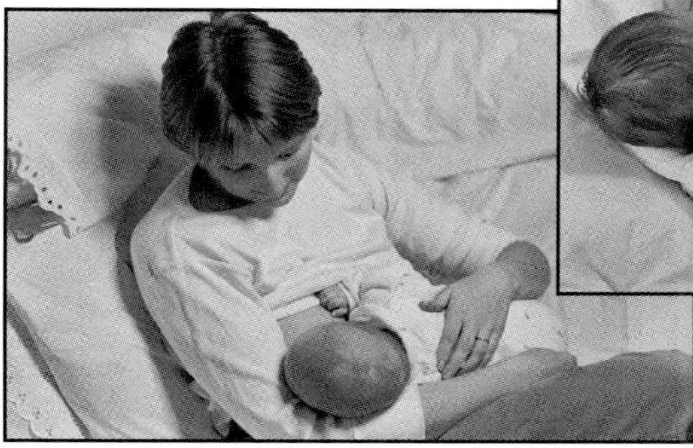

La position assise classique inversée vous permet de placer votre main en dessous du sein pour le maintenir, s'il est trop lourd ou pour le rendre plus allongé. La prise du sein en sera surtout facilitée pour un petit bébé ayant une petite bouche. La main doit former un C avec le pouce au-dessus et les quatre autres doigts en dessous.

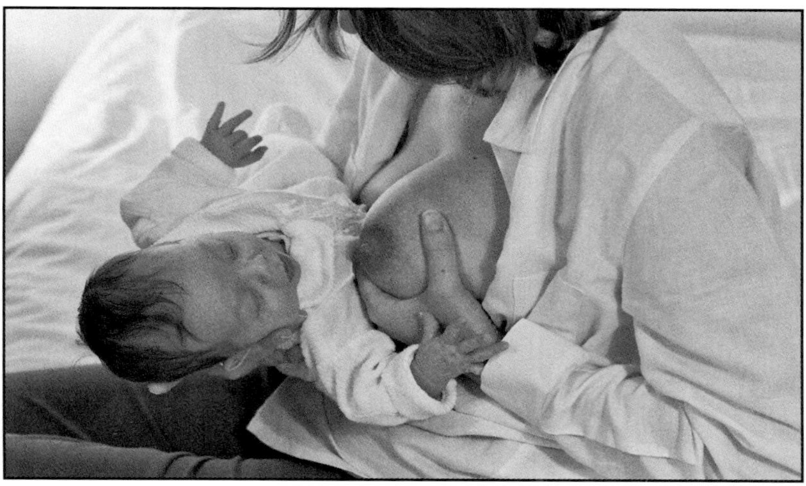

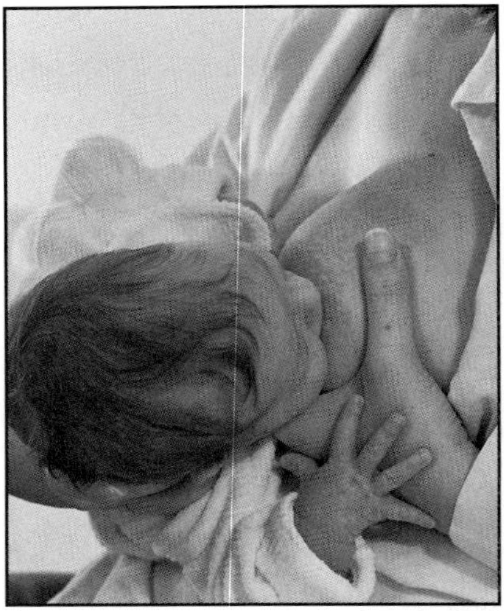

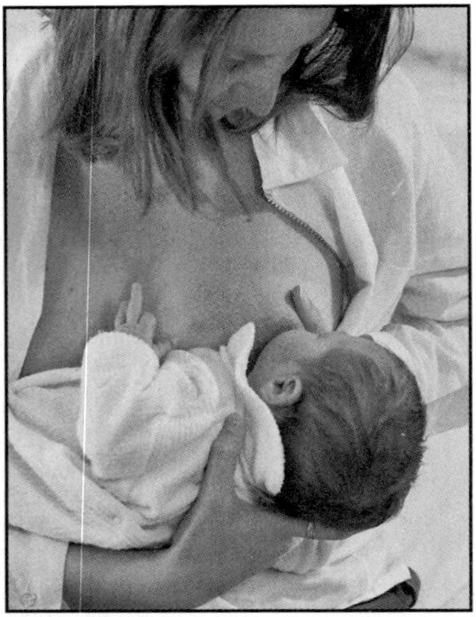

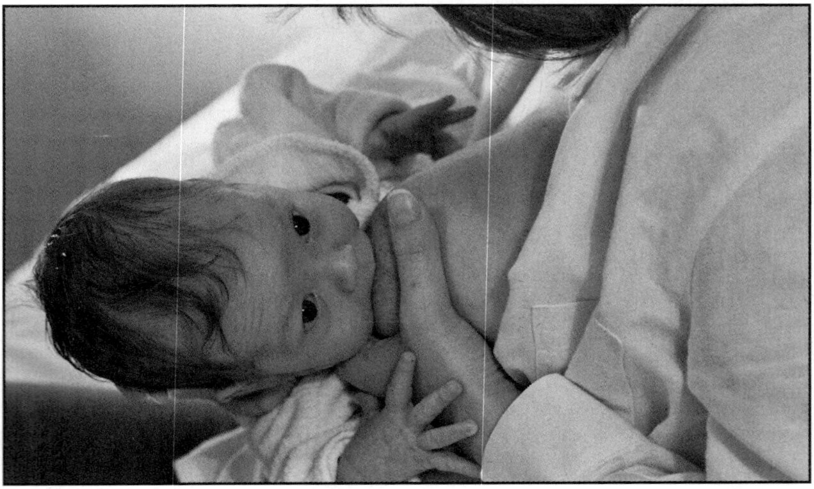

Lorsqu'un canal lactifère est obstrué, lorsque les mamelons sont douloureux ou après une césarienne, vous pouvez positionner votre bébé comme la prise d'un ballon de rugby. Vous placez des coussins sous la tête de votre bébé, pour que sa tête soit à la hauteur du sein. Son postérieur est bien appuyé contre le dossier du siège et les pieds dirigés vers le plafond.

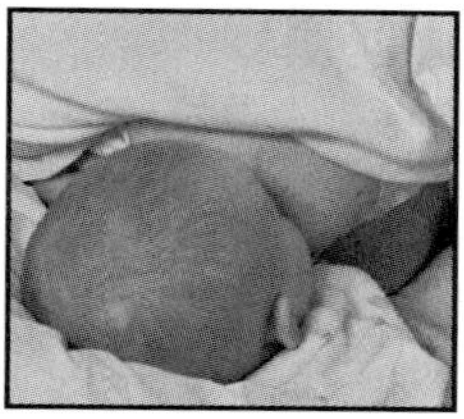

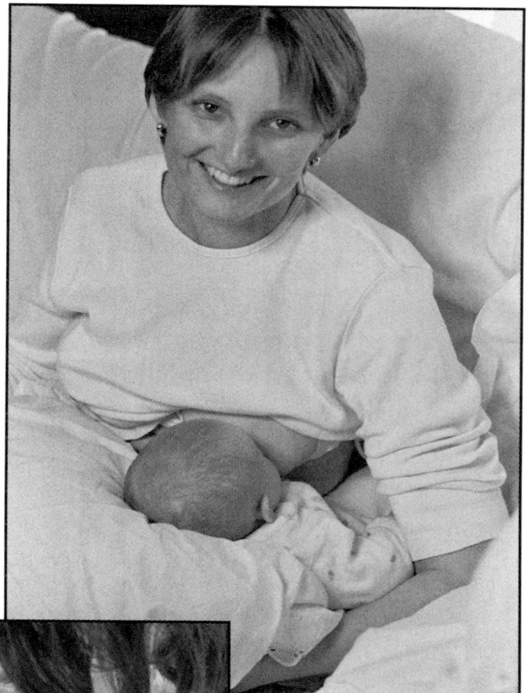

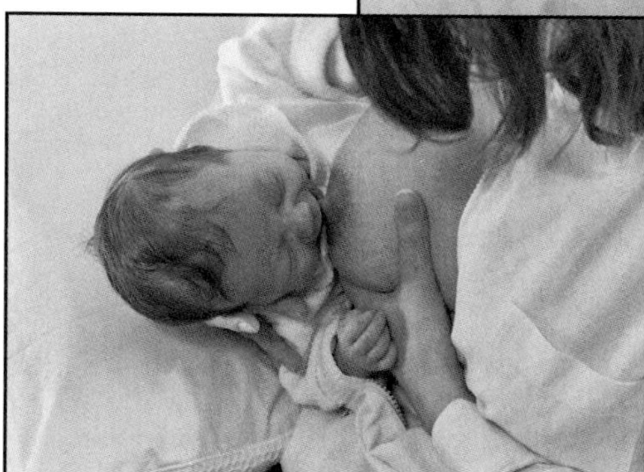

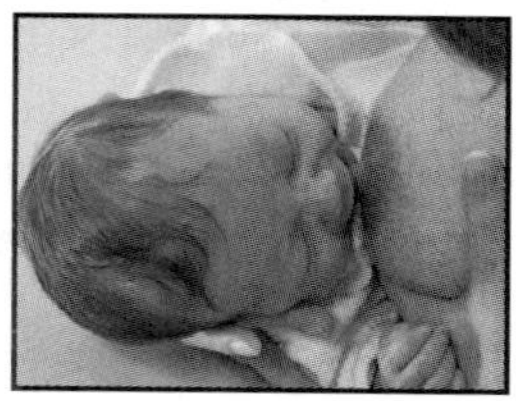

Vous pouvez placer également votre bébé à côté de vous. Des coussins seront placés sous son postérieur pour qu'il soit bien à la hauteur des seins, pour qu'il n'étire pas la base du mamelon.

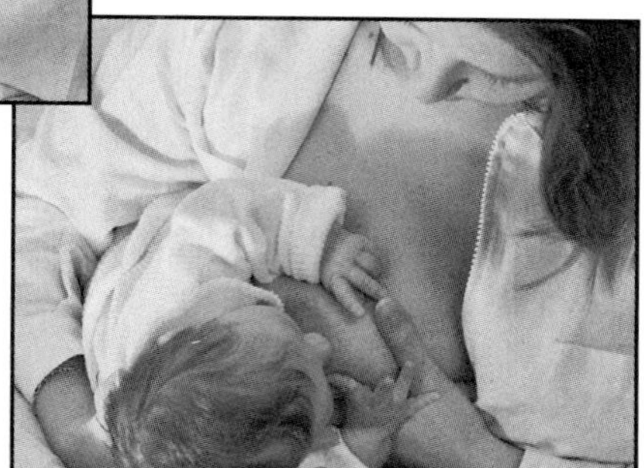

La position assise avec votre bébé à califourchon sur les genoux peut être utile lorsque les mamelons sont douloureux, si votre bébé a une fente palatine ou labiale ou bien lorsque votre bébé a tendance à s'endormir et qu'il doit être nourri. Cette position permet de le maintenir en éveil et permet également à un bébé ayant des reflux gastriques de mieux digérer. Il s'agit de la position orthostatique.

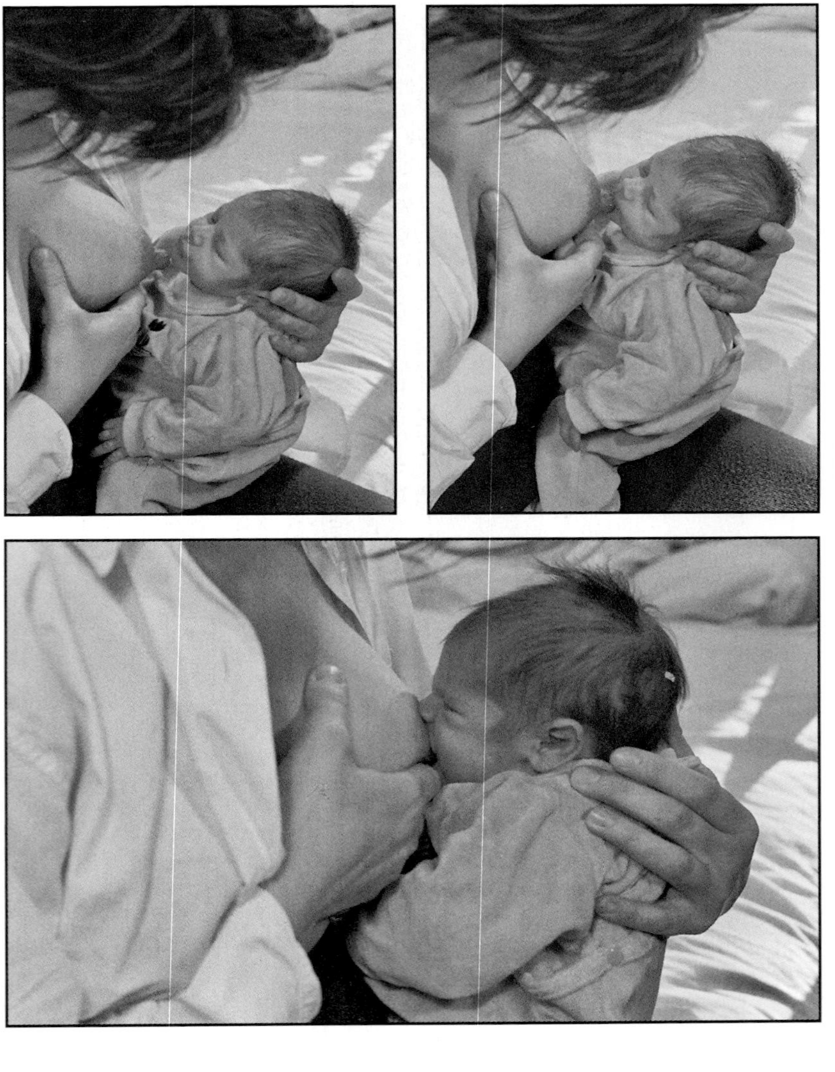

Cette dernière position, assise recroquevillée, vous permet de relaxer votre dos.

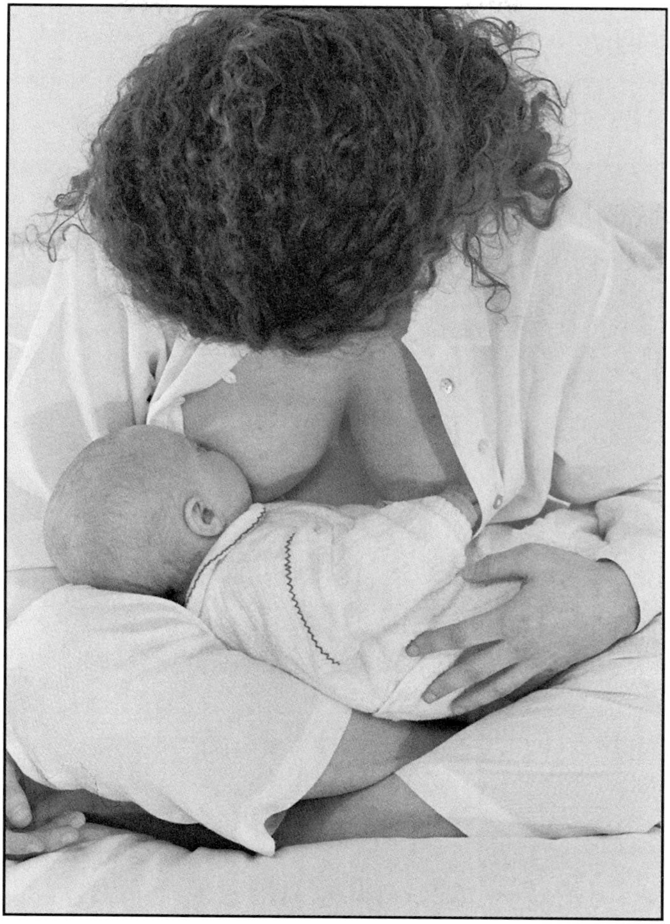

Vous pourriez allaiter dans n'importe quelle position, pourvu que la tétée vous relaxe et que vous soyez installée confortablement. N'hésitez pas à mettre des coussins autour de vous, derrière votre dos, sous un coude, éventuellement sur vos genoux, pour maintenir votre bébé. Vous ne devez sentir aucune tension. Soyez à l'aise.

Des vêtements adéquats peuvent favoriser la discrétion. De nos jours, on trouve des robes et des blouses très jolies pour allaiter. Porter un tee-shirt plutôt qu'un chemisier avec des boutons permet à la mère de ne pas montrer ses seins. Il est possible que personne ne remarque rien. Le corps du bébé cache le ventre de la mère.

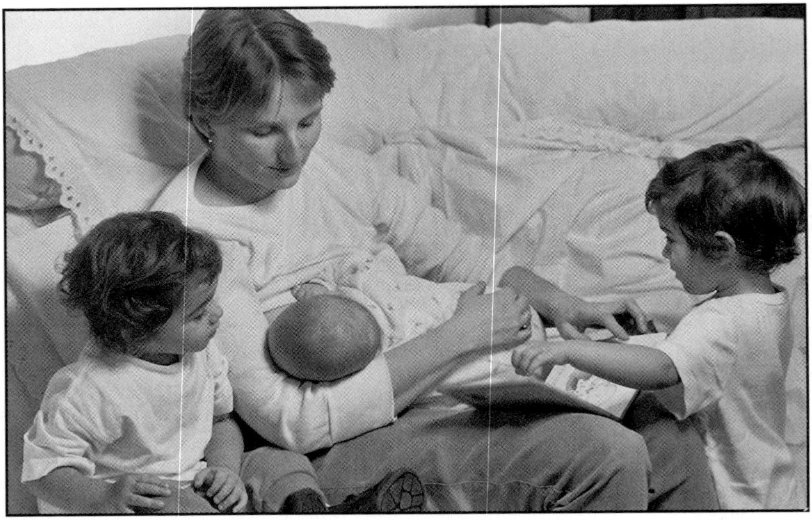

Votre bébé est placé au sein

Lorsque vous vous êtes bien installée, vous pouvez positionner votre bébé de façon à ce qu'il soit en face de vous. Sa tête est dans l'alignement de son corps. Son bras est contre vous et est placé vers le bas, il entoure votre dos. Vous pouvez soutenir votre bébé avec votre main que vous placez au niveau du postérieur, la tête est dans le creux de votre bras pour une position assise (cf. photo page suivante).

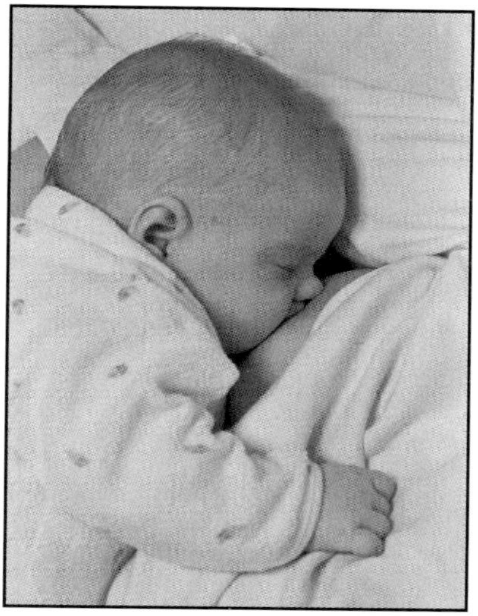

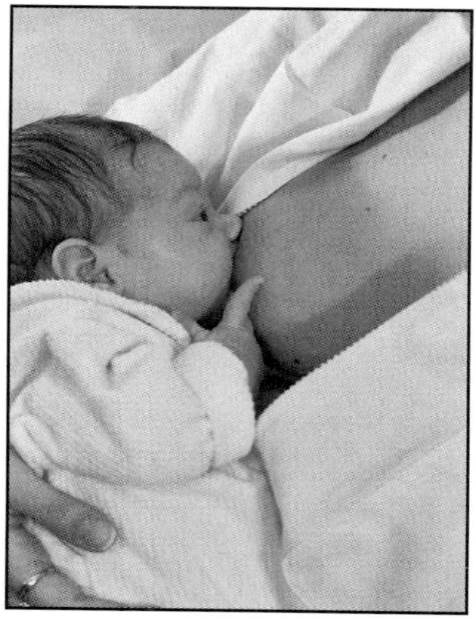

Si votre bébé tourne la tête lorsqu'il tète, il aura tendance à tirer sur le sein et pourra causer des douleurs aux mamelons. Présentez le sein à votre bébé et laissez-le chercher librement. Encouragez-le à bien saisir l'aréole en l'incitant à ouvrir tout grand la bouche. Lorsque votre bébé n'ouvre pas suffisamment la bouche, ses gencives frottent sur la zone située entre le mamelon et l'aréole où se forme généralement une crevasse. Montrez-lui en ouvrant vous-même la bouche et en lui expliquant avec des mots. Par imitation, votre bébé ouvre bien grand la bouche. A ce moment là, il peut saisir le sein (cf. photo page suivante).

Si votre bébé n'ouvre pas assez la bouche, vous pouvez l'aider en lui abaissant le menton avec votre doigt, même lorsqu'il tète. La tension éventuelle qu'il a sur les mâchoires diminuera.

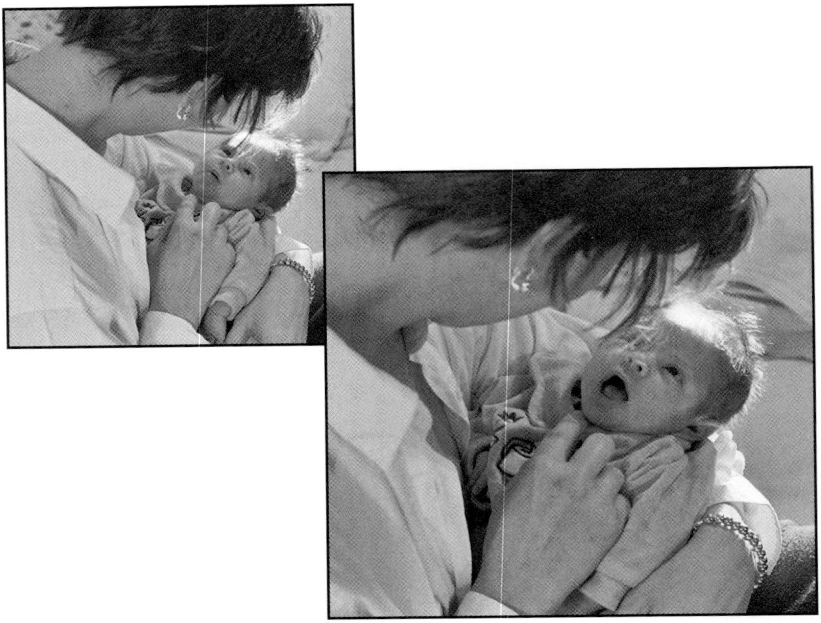

Rapprochez votre bébé vers vous le plus possible. Son menton et son nez peuvent toucher le sein. La lèvre inférieure est retroussée (cf. schéma page suivante).

Généralement, votre bébé n'a pas de difficulté à respirer compte tenu de la largeur de ses narines. Vous devez éviter de placer le doigt sur le sein, pour que votre bébé ait le nez dégagé car en tirant vers le haut du sein, la peau du mamelon peut crevasser et d'autre part, en pressant vers le bas, vers le mamelon, les canaux lactifères peuvent s'obstruer. Si votre bébé a du mal à respirer, soulevez légèrement le sein et rapprochez ses genoux au maximum près de votre corps.

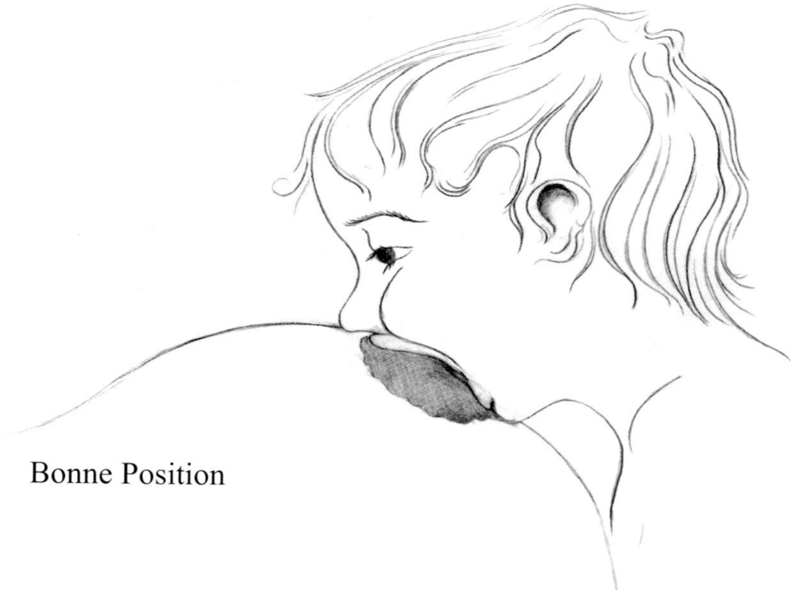

Bonne Position

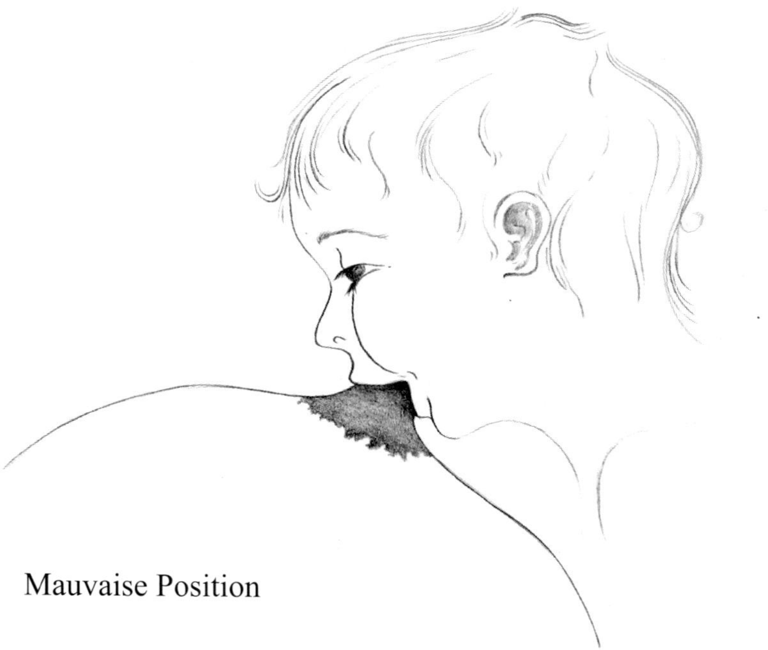

Mauvaise Position

ALLAITEMENT À LA DEMANDE ET A HORAIRE FIXE

Combien de fois mettre mon bébé au sein ?

Répondre à la demande de votre enfant, dès qu'il en manifeste le désir, est un avantage pour le déroulement normal de l'allaitement. Nourri en continu in utero, votre bébé n'a pas de rythme régulier. En début de lactation vous le laissez boire à satiété, ainsi vos seins sont stimulés afin de produire la quantité de lait nécessaire à ses besoins. Certains bébés, plus énergiques que d'autres, obtiennent des proportions de lait plus importantes en peu de temps, alors que les plus faibles ou plus endormis ont besoin de téter plus longtemps pour obtenir la même quantité de lait. Votre bébé peut également téter de façon différente selon le moment de la journée, selon l'âge…

Approximativement, le nombre de tétées peut varier de 8 à 12 en 24 heures durant les premiers mois, de 6 à 8 à partir de 6 mois. Plus tard, votre bébé en bonne santé et ayant une bonne croissance, établit son rythme propre. Les tétées s'espacent de plus en plus, s'ajustent à la vie de chaque famille. Un rythme de tétées n'est cependant jamais acquis à la minute. Bien au contraire, un jour n'est pas l'autre et le besoin de téter diffère suivant les circonstances de vie de chaque bébé. Inutile de comparer avec le bébé de la voisine qui boit toutes les 4 heures et dort bien la nuit de 20 heures à 8 heures du matin, votre bébé est unique et vous l'êtes aussi. Dans certaines situations telles que déménagement, voyage, période de grande chaleur, … répondez à la demande de votre bébé pour le nourrir, le désaltérer, mais également le sécuriser. En fin de journée votre bébé vous demande plus souvent d'être au sein. Ce phénomène s'explique entre autres par la concentration en graisses plus élevée entre 16 heures et 20 heures et est d'autant plus élevée que les tétées sont rapprochées (Jackson et al, 1988).

<u>Combien de temps dure la tétée ?</u>

Il est déconseillé de limiter la durée de la tétée. Les seins ne sont alors pas assez stimulés pour produire la quantité nécessaire pour répondre aux besoins de votre bébé. Les bébés dont les tétées sont interrompues peuvent avoir une courbe de poids insatisfaisante. Des compléments de lait industriel leur sont proposés et compromettent le bon déroulement de l'allaitement.

La durée de la tétée n'a aucun rapport avec la douleur des mamelons ou l'apparition de crevasses. Si votre bébé est bien positionné au sein il n'y aura pas de problème (De Carvalho et al, 1984) (voir : J'ai mal aux seins, page 155). La durée de la tétée dépend de l'envie de votre bébé. Lui seul décide du moment où il n'a plus besoin de téter.

Le lait maternel change et évolue durant la tétée. Il contient des éléments nutritifs qui ont tous un rôle à jouer dans la croissance de votre bébé. Le pré-lait est composé d'eau, de sels minéraux et de vitamines. Votre bébé reçoit cet « apéritif ». Celui-ci lui donne un avant-goût et l'encourage à téter plus vigoureusement les seins. Le pré-lait est présent dans les sinus lactifères (voir : Le lait jaillit, page 72). Souvenez-vous de l'importance de ne pas interrompre la tétée après 10 minutes, car votre bébé peut très bien n'avoir reçu à ce moment-là que le pré-lait contenu dans les sinus lactifères, la période de stimulation pouvant varier de quelques secondes à quelques minutes. Dès que le réflexe d'éjection se déclenche, le lait contient des glucides en abondance et des protéines et puis enfin des lipides. Si votre bébé ne va pas jusqu'au bout de la tétée, il risque de ne pas recevoir les lipides, sa courbe de poids peut être faible. Lorsque votre bébé s'arrête de boire de lui-même, vous pouvez lui proposer l'autre sein.

Lors de la mise en route de l'allaitement, il n'est pas recommandé de suivre ou d'imposer un horaire quelconque. Si votre bébé dort et que vous le réveillez pour manger, il ne tétera pas convenablement. L'aréole ne sera pas stimulée correctement et la sécrétion lactée ne se fera pas ou alors la succion incorrecte risque d'endommager les mamelons et de causer d'éventuelles crevasses.

Si votre bébé pleure et doit attendre l'heure de la tétée, il risque de hurler et de s'énerver. Fatigué par les pleurs, la tétée peut être inefficace et ne pas le satisfaire. L'allaitement sera difficile. Stressée ou angoissée par la situation vous aurez tendance à introduire des compléments de lait artificiel et vous aurez de moins en moins de lait pour répondre aux besoins de votre bébé. Les compléments donnés à l'aide de biberons peuvent provoquer une confusion sein-tétine et susciter une vraie préférence pour les biberons chez le nouveau-né (voir : Confusion sein-tétine, page 185).

Le bébé nourri au biberon le boit en peu de temps puisque le lait coule tout seul. Pour satisfaire ses besoins de succion il a donc fallu inventer un substitut : la « sucette ». Si votre bébé reste au sein pour assouvir un besoin fondamental de succion, cela ne lui occasionne aucun tort, bien au contraire. Votre bébé ne va pas téter des heures et des heures sans s'arrêter. Il aura des tétées plus courtes que d'autres à certains moments, et puis des plus longues à d'autres moments.

Si votre bébé tète anormalement longtemps, plus d'une heure et réclame le sein très très souvent, plus de 15 fois par 24 heures ou si les indices suivants (manque de tonicité, bébé amorphe, endormi, peu d'urine, pas de selles, ...) ne sont pas satisfaisants chez votre bébé, celui-ci ne tète probablement pas correctement. Il ne reçoit probablement pas assez de lait. Un examen médical de votre bébé, la vérification de la conduite de l'allaitement et éventuellement votre anamnèse s'imposent (voir : Mon bébé boit-il suffisamment ?, page 175).

En conclusion, la quantité de lait dépend, entre autres, de trois facteurs essentiels : l'efficacité de la succion, la durée et la fréquence des tétées.

Allaiter d'un sein ou des deux seins ?

En début de lactation, il est préférable de proposer les deux seins, afin de bien les stimuler. Laissez téter votre bébé jusqu'à ce qu'il ait terminé de boire, et proposez–lui l'autre sein sans obligation. Ceci lui permet de recevoir le lait dont il a besoin, surtout le lait de fin de tétée (Woolridge et Fisher, 1988). Si votre bébé n'a pas fini la tétée de lui-même, il peut éventuellement refuser l'autre sein parce qu'il a été interrompu et distrait. Si vous donnez les deux seins à chaque tétée, vous contribuez à un abaissement du risque d'engorgement. Cependant, si votre bébé n'est allaité que d'un seul sein par tétée, sachez que généralement, la quantité totale de lait en 24 heures reste la même que si votre bébé boit aux deux seins à chaque tétée (Righard et al, 1993 ;Woolridge et al, 1990). Un seul sein stimulé peut fournir tout ce dont a besoin votre enfant. Une mère avec un problème médical, qui l'empêcherait d'allaiter d'un sein, peut répondre amplement à la demande du bébé avec l'autre sein (voir : Allaitement des jumeaux, page 120).

Arthur pleurait beaucoup après les tétées, je pleurais aussi, ne sachant pas quoi faire. Les accoucheuses m'avaient dit d'allaiter toutes les 3, 4 heures et pas plus de 10 minutes à chaque sein. Elles m'avaient dit aussi que la mise en route de l'allaitement se ferait plus difficilement car j'avais eu une césarienne et que Arthur étant un gros bébé, il n'y aurait peut-être pas assez de lait. Chaque accoucheuse avait une version différente sur les pleurs de mon bébé. Certaines d'entre elles donnaient des compléments de lait industriel, d'autres de la camomille. J'étais complètement prise en charge. J'avais l'impression que je n'étais pas capable d'offrir ce dont mon bébé avait besoin. Quand j'ai retrouvé la mobilité, j'ai aussi eu plus confiance en moi car je pouvais enfin faire ce que je voulais. Arthur pleurait beaucoup moins car à partir de ce moment-là, je l'ai allaité à la demande, même si les infirmières veillaient toujours à la fréquence des tétées suivant les intervalles qu'elles estimaient bons.

Caroline

Notre petite Fanny était alors âgée de trois semaines. Depuis quelques jours, sa bonne humeur s'était estompée et de grosses crises de larmes la secouaient régulièrement. Sa prise de poids laissait aussi à désirer. Nous pensions que le lait maternel n'était peut-être pas assez riche ou qu'il n'y en avait pas assez. Nous commencions à paniquer car nous imaginions qu'il ne fallait pas modifier le rythme d'allaitement que nous suivions depuis le début (un sein pendant 20 minutes toutes les 4 heures !) et qu'il faudrait renoncer à l'allaitement maternel, auquel nous tenions tant. Dès que nous avons osé donner à notre petite affamée ce qu'elle voulait, c'est-à-dire les deux seins et à la demande, nous nous sommes rendu compte que la nature n'était pas à cheval sur les horaires comme nous, esclaves de l'horloge ! Notre petite fille a tout de suite repris du poids, retrouvé sa bonne humeur sans pour autant que nous ayons l'impression de la gaver.

M. et Mme Vandormael-Ska

Tristan a longtemps tété toutes les 2 heures, même s'il a passé ses nuits à 6 semaines. Lorsqu'il réclamait la tétée, il avait vraiment faim et se nourrissait goulûment. Lorsqu'il se réveillait, il prenait le sein directement, sinon, il devenait grognon. Parfois, les tétées étaient longues.

Muriel

De retour à la maison, Théo tétait parfois 10 à 12 fois la journée. A 3 mois, il ne tétait plus que 5 à 6 fois. Il passait des nuits de 11 à 12 heures. Les intervalles entre les tétées variaient entre 2h30 et 3h.

Caroline

Elle avait un rythme assez régulier, toutes les 3 heures pendant la journée et toutes les 4-5 heures la nuit. Lorsque parfois elle réclamait à boire une heure après, je lui offrais le sein sans problème. Les infirmières de la maternité me demandaient quand elle avait eu sa dernière tétée. Je ne savais jamais quoi répondre, on m'avait d'ailleurs fait des remarques parce que je n'avais pas de montre. Pour moi, ça n'avait pas d'importance. Le pédiatre me demandait également combien de fois par jour je la nourrissais. Je n'aurais jamais su dire un chiffre.

Sandrine

Pierre buvait toutes les 2 ou 3 heures et il s'endormait au sein. Quand j'avais l'impression qu'il dormait, j'insérais mon petit doigt à la commissure de ses lèvres et il se remettait alors à téter de plus belle. William tétait activement, ne s'endormait pas en tétant et il s'arrêtait seulement quand il était repu. Mais il réclamait une bonne vingtaine de fois par jour. Je n'ose imaginer la tête du pédiatre si je lui avais dit le nombre exact de tétées. Lucas, notre 3ème enfant, tétait toutes les 3 ou 4 heures.

Patricia

A la maternité, j'ai été étonnée de leur façon de faire avec l'allaitement. Les infirmières n'étaient pas du tout dans l'optique d'un allaitement à la demande du bébé. Elles m'avaient imposé un rythme. Je devais donner à boire à Isalyne toutes les 3 heures, 10 minutes d'un sein, 10 minutes de l'autre, pas plus. Lorsque mon bébé ne se réveillait pas, il était secoué comme un prunier. Je n'étais pas trop d'accord avec cette façon de faire. Cette période à la maternité a vraiment été un vrai calvaire, je me suis sentie coincée par ces comportements rigides qui m'ont dérangée. Il en reste dans ma tête un très mauvais souvenir. A peine rentrée à la maison, j'ai répondu à la demande de mon bébé sans restriction. Par moment, c'était assez lourd car Isalyne réclamait le sein fréquemment. J'avais l'impression de ne plus avoir du tout de temps à moi. Avec le premier bébé, c'est un peu stressant car on ne sait pas très bien si ce que l'on fait est juste. Souvent, des échos incohérents nous mettent en doute. « Il faut imposer un rythme à ton bébé, il faut répondre à la demande, sans rythme, …». Qui doit-on écouter ? Par moment, je me demandais si j'allais m'en sortir et finalement, avec un deuxième bébé, je recommencerais de la même manière. Si je l'avais laissée pleurer, sans répondre directement à sa demande, je suis persuadée que ça ne se serait pas passé si bien.

Nadia

Au début au centre néonatal, les infirmières estimaient que comme Juliette et Léa étaient très petites, elles devaient être mises au sein toutes les 3 heures pendant 20 minutes maximums. Ce qui fait qu'on les forçait un peu pour les mettre au sein et elles arrivaient parfois endormies et ne tétaient pas bien. Au bout de 3 semaines, on a alors répondu à la demande de chaque bébé.

Isabelle

Le temps que mon bébé passait au sein devait être minuté et pouvait augmenter un peu chaque jour. Un intervalle de 3 heures entre les tétées devait être respecté. Il m'arrivait de marcher avec mon bébé dans les bras hurlant de faim et lorsque je voulais l'allaiter après 3 heures, il s'endormait épuisé. Il avait abandonné l'espoir d'être nourri. Le soir, mon bébé hurlait de faim et tout le monde me disait qu'il avait des coliques. Ca n'allait vraiment pas. Sa courbe de poids n'augmentait pas et on me parlait de supplément artificiel. Mélanger l'allaitement artificiel et l'allaitement maternel ne me plaisait pas du tout. Alors, un pédiatre me conseilla de mettre Jeroen au sein chaque fois qu'il le réclamait, même si l'intervalle entre les tétées était inférieur à 1h30. Ce que je fis et donc les tétées sont devenues plus importantes. Elles passaient de 6 à 10-12 tétées par jour. Après 2-3 jours, j'avais un bébé qui changeait du noir au blanc. Il dormait mieux. Il se sentait bien. Emma, mon 2ème bébé tétait à la demande. Elle gagnait bien du poids mais elle vomissait souvent et abondamment. Mon bébé prenait plus de 300 grammes par semaine. Elle ne prenait qu'un sein par tétée. En fait, elle recevait trop de lait. J'avais tellement peur de manquer de lait comme pour Jeroen que dès qu'elle ouvrait la bouche, je lui offrais le sein. J'ai donc dû respecter avec elle un certain horaire qui a amélioré la situation. Emma était très très régulière. Elle réclamait toutes les 3 heures la nuit et toutes les 2 heures le jour.

Anne

J'ai mis la petite au sein ½ heure après la naissance. Elle a tété vigoureusement. Par la suite, on m'avait expliqué à la clinique d'allaiter Alicia 10 minutes d'un côté et 10 minutes de l'autre pour les crevasses. La nuit, elle pleurait tout le temps. Pendant la journée, comme elle dormait beaucoup, on m'avait demandé de la réveiller toutes les 2 à 3 heures pour l'obliger à manger. Des fois, elle prenait le sein sans problème, parfois, elle le refusait ou s'endormait. Je ne savais plus quoi faire car mon bébé pleurait tout le temps. J'étais fatiguée et je paniquais. Alors on lui a donné des suppléments de lait artificiel au biberon. Chacun avait ses théories, ses méthodes. De retour à la maison, mon pédiatre m'a conseillé de l'allaiter toutes les 2 heures 10 minutes à chaque sein à cause des crevasses et de lui donner un complément car elle n'avait pas assez. Elle ne mouillait pas ses langes énormément et elle avait des selles tous les 4 jours. Malheureusement, ça n'a pas amélioré l'allaitement.

Nadia

Pour la naissance d'Aline, j'avais été écartée de mon emploi. J'étais donc bien reposée et en plus mon bébé était très calme. Elle était réglée comme du papier à musique, elle buvait toutes les 3 heures, elle s'endormait facilement. Elle était charmante. La nuit, elle dormait pendant de longues périodes. Elle se réveillait une fois, elle tétait et puis s'endormait directement.

Françoise

Faire confiance à son enfant, c'est lui permettre de nous montrer le chemin. C'est comme ça que j'ai procédé avec Sofia, je lui ai donné le sein, lorsqu'elle me le demandait. J'ai allaité jusqu'à 14 fois sur 24 heures. C'est très important pour moi et surtout pour elle car certains jours où elle se sent moins bien, elle reste plus longtemps au sein ou elle demande plus souvent à boire. Les variations dans la demande des tétées et le temps qu'elle reste au sein sont liés à son état. Pourquoi contrarier l'enfant, lui seul sait quand il a faim, quand il a soif, lui seul connaît la quantité de lait qui lui est nécessaire et si même il n'a pas vraiment faim, il a peut-être envie d'être contre nous. Bien sûr, cette réflexion me vient aujourd'hui, après 9 mois d'allaitement. Au début, ce n'est pas si évident de se mettre dans cet état d'esprit, en tout cas pour le premier bébé.

Carole

Besoins de votre bébé la nuit

Si votre bébé est né à terme et est en bonne santé, il a généralement besoin d'être allaité la nuit. Les périodes de sommeil varient de 4 à 5 heures. A la naissance, votre bébé peut confondre la nuit et le jour. Grâce aux tétées de nuit, vous éviterez les engorgements (Royal College of Midwives, 1998, page 24). Le taux de prolactine est plus élevé la nuit que le jour, c'est pourquoi, il est également important en début de lactation que vous allaitiez la nuit afin de favoriser le démarrage et la production lactée (Glasier, 1984).

Les conseils ci-dessous peuvent vous aider à mieux dormir malgré les interruptions nocturnes de votre bébé :

• Gardez votre bébé près de vous, dans votre lit, afin de restée toujours couchée. Cela vous évite de devoir aller le chercher pour l'allaiter. Toutefois, si dormir avec votre bébé ne vous plaît pas, placez son lit près du vôtre en y baissant le côté : cela vous permettra de saisir votre bébé sans vous déplacer. Dès qu'il a fini la tétée, vous le remettez dans son lit.

• Allaiter couchée vous permet de vous endormir aisément (voir : Comment allaiter ?, page 79). Prenez l'habitude d'allaiter tout en somnolant, voire en dormant, afin de vous reposer et de récupérer.

• Aidez votre enfant à ne pas confondre le jour et la nuit en évitant de lui parler la nuit.

• N'allumez pas la lumière, restez dans l'obscurité.

• Ne changez pas le lange de votre bébé, si celui-ci ne l'incommode pas, sinon il risque de s'éveiller complètement. Vous pouvez lui mettre une couche plus absorbante si nécessaire.

• La journée, laissez votre bébé dans le milieu de vie pour dormir. La nuit, il fait calme.

Si vous désirez apprendre à votre bébé à allonger progressivement l'intervalle des tétées de nuit, c'est possible, en employant des moyens de réconfort divers : rituel pour la mise au lit en repérant les moments d'endormissement de votre enfant et en les respectant, bercement, promenade, … Cependant, les effets à long terme de ces méthodes n'ont pas été étudiés. Pour certaines mères, allaiter reste toutefois plus simple pour endormir à nouveau leur bébé.

> *Au début, il passait sa nuit dans le couffin, à côté de mon lit. Puis, quand je me suis rendu compte que pendant la tétée nocturne, nous nous rendormions l'un près de l'autre, j'ai alors oublié le couffin.*
>
> Nancy

> *Et quand « passera-t-il » ses nuits ? Olivier dormait souvent de 20 heures à 2 heures du matin. La tétée du milieu de nuit s'est maintenue pendant très longtemps. Et j'ai continué à allaiter à la demande. La fatigue accumulée par des nuits trop courtes entre autres, m'ont incité à arrêter l'allaitement maternel plus tôt que prévu. Au moment du sevrage, je pensais qu'Olivier m'aurait enfin laissé dormir une nuit complète. Et bien non ! Ce ne fut pas aussi facile. Il a fallu attendre qu'il atteigne l'âge de 6 mois pour passer une nuit complète.*
>
> Véronique

> *L'aînée a passé ses nuits vers 21 mois, la seconde à 8 semaines. Pourtant, je les ai nourries à la demande l'une comme l'autre ! Chaque bébé est différent, l'allaitement ne semble pas être la cause des nombreuses nuits trop courtes.*
>
> Emmanuelle

La nuit, je prenais Ugo tout contre moi ou entre mon mari et moi, je l'allaitais au besoin et bien souvent je m'endormais alors qu'il tétait encore. Si je me réveillais, je le déposais à nouveau dans son landau juste à côté de mon lit. Je ne me levais pratiquement jamais pendant les nuits. Mon mari était en accord avec cette méthode. C'est seulement à partir de 4 mois que nous avons mis le petit dans son lit et nous allions le rechercher dès que le besoin s'en faisait sentir. Il a mis du temps à passer les nuits. Est-ce dû au fait que nous répondions à la demande de ses besoins par rapport à l'allaitement ou est-ce dû au bébé lui-même ?

Anne

Au début, la nuit était perturbée par les réveils de la petite que je trouvais tout à fait normaux. Un bébé a des besoins fondamentaux. Nous l'avons désirée donc il faut l'assumer. Et comme c'est moi qui ai voulu assez vite un bébé, c'était logique de me lever la nuit, par exemple. J'allais la chercher pour que Nadia l'allaite et puis, elle restait avec nous dans le lit. Plus grande, lorsqu'elle n'avait plus vraiment besoin d'être alimentée au sein mais qu'elle désirait être près de nous, nous répondions à ses besoins en la gardant dans le lit familial. Il va sans dire que je me suis posé un tas de questions, j'avais surtout peur de la gâter. Pour Nadia, la question ne se posait pas, les enfants peuvent dormir avec les parents. C'est un peu moins mon cas.

Edmond

Durant ma grossesse, mon mari et moi avons pris la décision de ne pas aménager une chambre pour le bébé. Nous avons vendu notre chambre à coucher et nous avons fait un lit de 2 mètres sur 2 et de 20 cm de haut. Ce qui permet à mon mari de voir sa fille grandir, étant donné qu'il travaille beaucoup. Le fait de dormir avec bébé facilite aussi les tétées de nuit, le sommeil n'est pas interrompu par une sortie du lit pour aller nourrir l'enfant qui pleure dans son lit et peut-être dans sa chambre. Les matinées sont toujours une fête lorsque l'on dort avec son enfant. Bien souvent se sont les gazouillis d'Aurore qui m'éveillent. Quoi de plus merveilleux que de se faire réveiller ainsi ?

Martine

William dormait près de nous. Quand il se réveillait, il ne s'agitait pas, ne gémissait pas, il se mettait directement à hurler très très fort. Heureusement, dès qu'il avait le sein en bouche, on ne l'entendait plus. Un peu avant un an, nous avons déménagé et à partir de ce moment, il a passé la nuit avec son frère Pierre. Après quelques jours, il ne se réveillait plus qu'une seule fois par nuit, vers cinq heures. Il a longtemps gardé cette tétée nocturne et je ne me rappelle plus du moment où il a cessé de la réclamer. Lucas, notre 3ème bébé dort encore avec nous et je serais incapable de dire le matin combien de fois il a tété la nuit.

Patricia

A chaque fois qu'on me disait : « Il te prend tout ton temps, il ne passe pas ses nuits ? », je leur répondais que ça ne me dérangeait pas et ils ont arrêté ainsi les questions. Qu'entendaient-ils par « passer ses nuits » ? Pour moi, mon bébé les passait les nuits, puisque durant celles-ci il buvait et il se rendormait. Mais pour certaines personnes, il faudrait qu'un enfant de 3 mois dorme de 8 à 10 heures de suite.

Cindy

Mon mari allait chercher Isalyne et me l'apportait. Au début, son berceau était près de moi mais à l'affût du moindre bruit, je ne dormais pas et donc nous avons mis Isalyne dans sa chambre. A partir de ce moment-là, j'ai été beaucoup plus sereine. Je l'allaitais dans mon lit. Je m'endormais parfois avec elle et puis la raccompagnais dans son lit. Par chance, elle se réveillait un tout petit peu dès que je la déposais. Cela lui permettait de ne pas être perdue au moment de son réveil puisqu'elle se rendait compte où elle se trouvait. Ca s'est toujours bien passé, elle n'a jamais rien dit. Malgré ce que j'entendais dire autour de moi, attention de ne pas écraser ton bébé, … je n'avais pas peur. J'avais confiance en moi, d'ailleurs la position dans laquelle je m'endormais était la même que lorsque je me réveillais. J'ai du mal à dormir sur le dos, en général, mais avec elle et pour elle, il n'y a aucun problème. Isalyne a passé ses nuits à partir de 6 semaines, j'ai pu récupérer.

Nadia

Lorsque j'ai accouché de Jeroen, personne ne m'avait dit que je devais l'allaiter la nuit. Mon bébé pleurait et pourtant, il ne me venait même pas à l'idée de le mettre au sein, je ne connaissais rien, je n'avais rien lu à ce sujet. Ce qui était le plus fatigant, c'était que lorsque j'avais repris le travail, Jeroen avait repris les tétées nocturnes. J'étais épuisée puisque je l'allaitais 2 à 3 fois la nuit. Nous avons pensé le nourrir avec plus de solides au dernier repas pour qu'il dorme mieux mais rien n'y fit. Il ne passait pas ses nuits. J'ai donc décidé de le sevrer vers l'âge d'un an. Il a alors dormi sans se réveiller. Pour Emma, ce fut pareil. Elle ne dormait pas 8 heures d'affilée la nuit. Alors vers l'âge de 13 mois, j'ai sevré Emma croyant qu'elle passerait ses nuits comme Jeroen. Mais ce ne fut pas le cas, au milieu de la nuit, Emma hurlait, elle avait faim et nous devions réchauffer un biberon. Cela nous paraissait une éternité et hurler comme cela, réveillait toute la maison. Elle buvait son biberon de 300 ml et seulement après, elle s'endormait. Actuellement, Emma qui a 2 ans et demi se réveille toujours la nuit. Pour moi, ce n'est pas l'allaitement maternel qui fait que les enfants se réveillent, c'est la nature de chacun.

Anne

Sofia a commencé à passer ses nuits à 6 semaines. Dès qu'elle se réveillait, je la mettais au sein. Elle y restait 10, 20, 30 ou même 40 minutes. Et lorsqu'elle avait fini, elle se rendormait et moi aussi. On entend tellement de choses sur la nuit des bébés, dans le fond, ce n'est pas si contraignant que ça de se lever pour lui donner le sein dans la mesure où l'enfant se rendort calmement et la mère aussi juste après.

Carole

PRENDRE SOIN DE SOI

J'ai besoin de dormir

Après l'accouchement, vous vous retrouvez dans un état de fatigue intense. La grossesse, le travail de l'accouchement, la naissance, l'allaitement et le maternage de votre bébé en sont les causes. Votre bébé aux besoins intenses, va prendre l'énergie de tous les membres de la famille. Ce n'est pas le moment de s'attaquer aux tâches ménagères extraordinaires ou aux rangements, aux travaux de peinture ou à un déménagement. Reportez à plus tard ces entreprises, vous profiterez mieux de votre bébé. Pour vous adapter l'un à l'autre, vous avez besoin de temps. Pour que l'allaitement démarre bien, que le retour à la maison se déroule bien, que votre mari ou conjoint et que vos aînés, s'il y en a, trouvent leur place, des ajustements et une période d'adaptation sont nécessaires.

La nuit est perturbée par votre bébé et il n'existe plus d'intervalles de sommeil de 8 heures d'affilée. Vous pouvez essayer de prendre des moments de la journée pour compenser les interruptions nocturnes et aller dormir tôt en soirée. Prenez du repos, ménagez-vous et dormez suffisamment pour avoir assez d'énergie et de patience. Profitez au maximum des tétées dans la position couchée et à chaque fois que votre bébé s'endort, laissez-vous aller dans un sommeil réparateur. Installez-vous confortablement dans votre lit ou sur un divan (voir : Allaiter couchée, page 82).

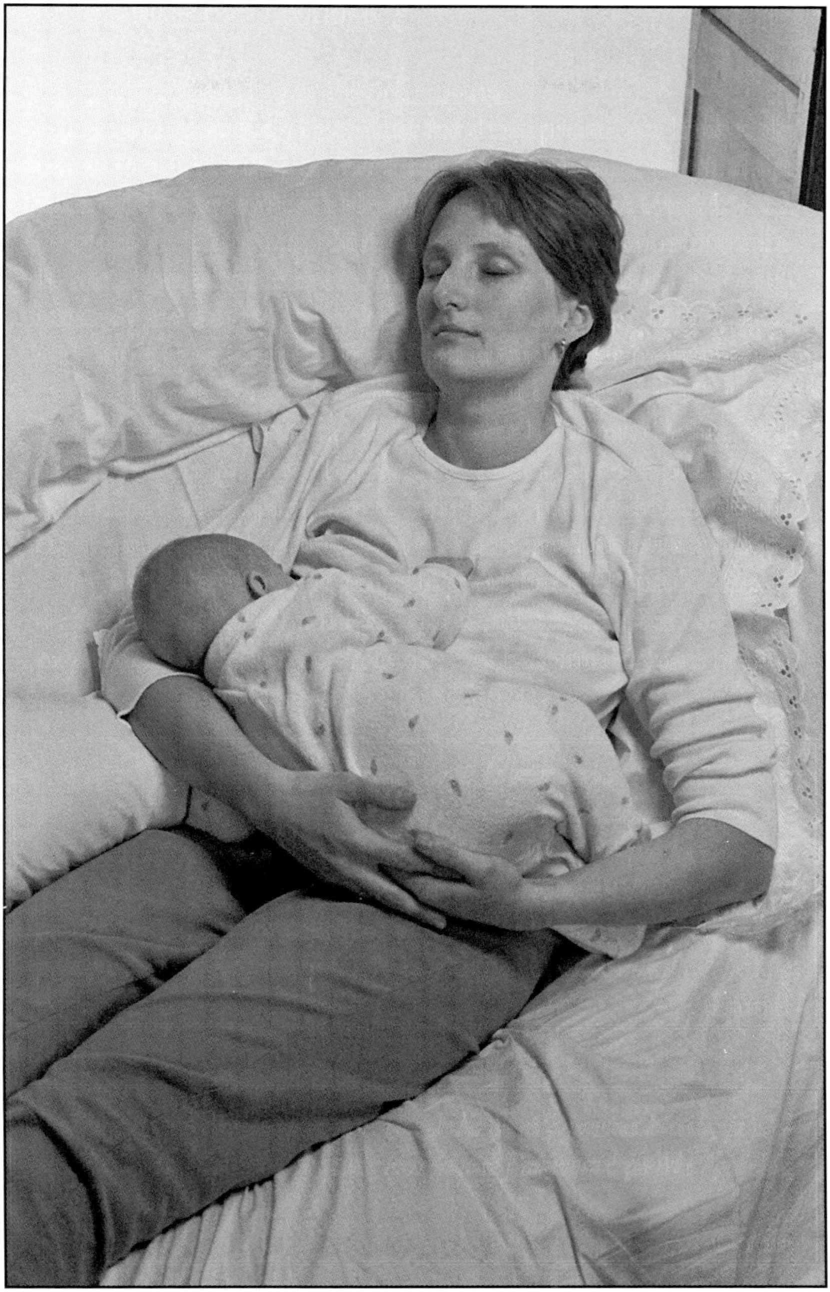

Vous pouvez ressentir un moment intense de fatigue dès que votre bébé tète. Peut-être avez-vous l'impression d'être « pompée » de toute votre énergie. En fait, lors de la tétée, l'ocytocine sécrétée pour fabriquer le lait a un effet sédatif pour votre bébé, mais également pour vous. Cela vous permet de bénéficier des effets de l'allaitement favorables à l'endormissement et la relaxation et donc de récupérer (Clarck et al, 1979 ; Corsini, 1977).

Faites-vous aider dans le ménage, soit par votre entourage ou par une personne octroyée par la commune, afin que vous puissiez vous reposer, au départ. Autrefois, une femme qui venait d'accoucher avait le privilège de rester allongée pendant une dizaine de jours, avec son bébé, pendant que le reste de la famille se relayait pour s'occuper du ménage, de la lessive et des repas. Dans certains pays, dans les petits villages de campagne, les femmes viennent avec un repas préparé et font le ménage pour que la mère puisse établir une relation privilégiée avec son bébé et pour que la mise en place de l'allaitement se fasse le mieux possible.

Dans notre société et à l'heure actuelle, vous êtes souvent isolée, seule face à votre bébé. Vous avez besoin de décompresser de temps en temps. Si vous avez la chance de recevoir de l'aide vous pourrez vivre cette période d'adaptation avec plus d'enthousiasme et de sérénité. Malheureusement, la chance d'avoir de la famille ou des amis qui viennent pour aider n'est pas à la portée de tous. Si vous devez vous débrouiller seule, les causes de fatigue et de déprime seront peut-être mises sur le dos de l'allaitement et vous aurez peut-être tendance à abandonner.

Les visites familiales et amicales font plaisir, cependant, elles vous empêchent parfois de vous reposer. Vous offrez une tasse de café, un verre de vin, … un petit quelque chose à grignoter et puis c'est la vaisselle, le rangement. Demandez à votre amie en visite de pendre le linge sur le séchoir et le plier, passer un petit coup de balai, s'occuper du bébé pour prendre le temps de décompresser, de prendre une douche ou encore faire une sieste… afin de vivre mieux cette période d'adaptation du post-partum.

La naissance d'un enfant est une période fatigante, cependant, grâce à l'allaitement, j'ai pu me reposer et récupérer.

Muriel

Pour parer à la fatigue après la naissance d'Anne, nous avions mon mari et moi créé un faire-part où nous demandions comme cadeau pour notre nouveau-né une participation aux tâches ménagères, un repas préparé, une manne de linge repassée, … Lorsque Claudine est venue me rendre visite, elle nous a apporté un plat préparé que nous avons dégusté ensemble. J'étais libre de m'occuper de mon bébé, je n'avais pas à penser au repas, ce fut une belle soirée. Sylvie a lessivé et repassé notre linge pendant un mois. C'était son cadeau de naissance. Quel soulagement !

Christiane

Mon mari m'aidait énormément jusqu'à ce qu'il reprenne le travail et nous avions une aide familiale. Mes parents venaient de temps en temps et m'aidaient comme ils pouvaient mais ils habitent loin de chez nous. Une amie m'avait proposé et quelque part imposé gentiment de prendre Léa et Juliette tous les lundis après-midi pendant une heure ou deux. Cela m'a vraiment fait du bien parce que je pouvais aller décompresser en faisant des courses. Malgré ces quelques attentions, je crois que j'ai voulu assurer moi-même et puis un moment donné, j'ai craqué parce que c'était de trop. Si c'était à refaire, je crois que je demanderais plus d'aide sans hésiter.

Isabelle, mère de jumelles

De retour à la maison, je suis restée longtemps fort affaiblie. Ma belle-mère et mes parents m'ont beaucoup aidée pour les travaux ménagers, cela m'a permis de bien récupérer et de bien me reposer. En fait, j'essayais de vivre au rythme de mon bébé. Lorsqu'il dormait, je dormais. J'utilisais la plupart du temps des positions couchées pour allaiter et je me laissais vraiment aller et parfois m'endormais. Malgré le peu d'heures de sommeil la nuit, l'attention et les soins que demande un nouveau-né, je m'en sortais très bien. J'ai été étonnée de ma résistance. Était-ce dû également aux hormones de la lactation ? La nature serait-elle à ce point si parfaite ?

Anne

Pendant toute la première année, je me suis sentie complètement épuisée, lessivée, vidée. J'attribuais cette intense fatigue au fait que j'avais eu une fin de grossesse difficile et au surcroît de travail provoqué par l'arrivée d'un bébé. J'ai arrêté d'allaiter après un an et 3 semaines plus tard, j'ai commencé à retrouver mon énergie et mon dynamisme. Je crois qu'il serait important de prévenir les mères qui commencent à allaiter que cet état de fatigue est dû à l'allaitement mais également aux soins du bébé et donc forcément transitoire, non pour les dissuader d'allaiter, mais pour éviter de connaître les périodes de découragement par lesquelles je suis passée durant cette année-là, croyant que cet état de fatigue allait persister.

Michèle

Lorsque Danaë a eu un an, j'étais en dessous de mon poids, je manquais d'énergie, j'étais très fatiguée. Lorsque j'endormais Danaë le soir au lit, j'avais tendance à m'endormir avec elle. J'étais au lit à 20 h. Cela commençait à poser des problèmes dans notre relation de couple.

Nadia

Au début de l'allaitement, j'étais vraiment épuisée. J'ai eu une période où j'étais débordée par le ménage, la lessive, le repassage, les repas. Les grands à rechercher à l'école, la kinésithérapeute pour des séances de gymnastique postnatale, les tétées et mon bébé qui ne trouvait que difficilement son sommeil et qui était toujours en pleine activité. Alors, on conseille aux mères qui allaitent de faire des siestes, mais quand ? Je trouve que le plus difficile est de s'organiser et de récupérer de toute la fatigue accumulée.

Louise

Ma belle-mère me rendait visite très souvent. Elle aimait bercer Pierre. Je profitais de l'opportunité pour prendre un bain et me détendre. Elle fut très attentionnée envers moi car en plus des cadeaux matériels, elle s'était chargée du linge familial pendant 2 ans. Cela m'a permis de passer du temps avec mon bébé. Quel cadeau merveilleux !

Anonyme

Je regrette profondément que personne de mon entourage familial ne soit venu pour m'aider au niveau des tâches ménagères car à la naissance d'un enfant, il faut apprendre à s'organiser. C'est vraiment très dur. Une aide extérieure eut été favorable au commencement de mon allaitement.

Claire

Lorsque j'ai arrêté l'allaitement, je n'ai pas du tout senti l'énergie qui me revenait car mon bébé ne passait pas encore ses nuits. Aujourd'hui encore, à l'âge de 2 ans et demi, elle se réveille à 2 reprises. Tant qu'elle ne passe pas ses nuits, je suis fatiguée.

Anne

Que puis-je manger ?

La grossesse est une période qui permet à votre corps de stocker des réserves de graisse pour affronter la période d'allaitement. Votre organisme fait des réserves pour pouvoir nourrir votre bébé dès sa naissance.

En allaitant vous aurez besoin de 2 500 kcal par jour, soit 500 à 600 kcal de plus qu'en période de non-allaitement, d'après les recommandations du Subcommittee on Nutrition during lactation (1991). Vous n'êtes donc pas obligée de manger pour 2 ou 3. Mangez à votre faim, écoutez votre corps et répondez à vos besoins. Cependant, on constate souvent que les mères ne consomment que 2200 à 2460 kcal par jour (English et Hitchcock, 1968).

Une alimentation équilibrée vous fournira toute l'énergie nécessaire. Soyez consciente que tous les aliments aromatisent le lait, c'est un avantage important pour votre bébé qui connaît ainsi les parfums de la cuisine familiale. Aucun aliment n'est contre-indiqué. Cependant, si votre bébé présente des réactions spécifiques, allergiques, par exemple, telles que diarrhées importantes, eczéma, asthme, vomissements abondants, gaz, … il est conseillé d'éviter certains aliments perturbateurs (voir : Allergies, page 214).

Les suppléments vitaminiques ne vous sont pas nécessaires en période d'allaitement, à condition que votre alimentation soit équilibrée, variée et saine (Morhbacher et Stock, 1999, page 418). Même si par exemple, vous avez besoin de 1200 mg de calcium par jour, soit à peu près 1 l de lait, vous pouvez combler ce besoin par des aliments riches en calcium et en phosphore (fenouil, poireaux, carottes, céleris raves, chicons, fruits secs, oranges, mandarines, framboises, groseilles, poissons, crustacés, viande de dinde, céréales, œufs, etc.).

Si vous êtes végétarienne, équilibrez votre alimentation pour satisfaire vos besoins surtout en protéines. Vous aurez peut-être besoin de compléter par des suppléments de vitamines, surtout la vitamine B 12. Les mères qui ne consomment pas de produits d'origine animale ont généralement un taux de vitamine B 12 très faible dans leur lait (Specker 1994 ; Dagnelie et al, 1992). Demandez à votre médecin.

Que dois-je boire ?

Au moment des tétées, vous ressentez généralement une sensation de soif. Il est important de répondre à vos besoins directement à ce moment là. Vous pouvez boire de l'eau, des tisanes, du potage. Évitez les boissons alcoolisées et les excitants (café, thé, coca-cola). Boire plus n'augmente pas la production lactée (Dusdieker et al, 1985). En particulier, boire du lait pour produire du lait est inutile. C'est même parfois déconseillé, à cause des allergies (voir : Allergies, page 214).

Vous pouvez augmenter votre production de lait en prenant des boissons galactogènes. En fait, ces boissons parfument le lait maternel, votre bébé apprécie le goût tel que le fenouil, cumin, qui entrent dans la composition de ces tisanes, et il tète plus. En stimulant ainsi vos seins, la production de lait augmente. Parfois, les produits galactogènes peuvent avoir un effet psychologique. Si c'est le cas, pourquoi ne pas les utiliser, ça ne fait de tort à personne.

Pour Manon, mon 2ème enfant, j'ai mangé tout ce que je voulais, y compris les fameux raisins sensés donner des coliques au bébé. Manon n'en a jamais été incommodée.

Emmanuelle

> *Les 3 premiers mois ont été pour moi remplis d'interrogations. Que faut-il manger, que peut-on boire ? … J'avais un tas d'informations en tête : éviter la sauge, pas trop de persil, boire de la bière, pas de choux,... Ce sont des questions qui m'ont encombré l'esprit. Tout le monde veut bien faire pour aider la mère qui allaite mais je pense que c'est plus important d'avoir la liberté de sentir par soi-même les choses.*
>
> Nadia

Alcool

Si vous buvez de l'alcool, celui-ci passe directement dans le lait maternel, puisqu'il passe directement dans le sang, et que ce dernier sert à la fabrication du lait.

En cas de consommation trop importante, l'alcool peut inhiber le réflexe d'éjection et ralentir la production du lait.

A petite dose, l'alcool vous permet d'être plus détendue. Dans ce cas il peut favoriser le réflexe d'éjection.

Cependant, les risques pour la santé du bébé ne sont pas nuls avec une petite quantité d'alcool ; ils sont importants si la quantité d'alcool ingérée par la mère est conséquente. L'alcool agit sur la croissance staturo-pondérale en l'affaiblissant et en ralentissant le développement psychomoteur de l'enfant (Little et al, 1989).

Un petit verre de vin à l'occasion peut être un plaisir, qu'il n'est pas nécessaire de vous refuser à tout prix. Buvez-le après la tétée, si possible, pour qu'il y ait moins de passage d'alcool dans le lait. L'alcool reste dans le sang pendant 2-3 heures, par verre, suivant votre poids (Schulte, 1995).

Tabac

On connaît les effets néfastes du tabac sur la santé de l'homme qui fume, mais également, indirectement sur celui qui respire la fumée. Il est donc de toute évidence nuisible à votre santé et à celle de votre bébé qu'il soit allaité ou non.

En plus, lorsqu'une mère fume, le taux de prolactine diminue, la production de lait est moins abondante. Le tabac entrave le réflexe d'éjection, qui peut être retardé ou inhibé (Dahlstrom et al, 1990 ; Steldinger et Luck, 1988). Le gain de poids du bébé peut être lent.

La nicotine contenue dans le tabac se concentre dans le lait maternel. Le bébé peut être intoxiqué à la nicotine et avoir des troubles respiratoires et digestifs (diarrhées, coliques, vomissements, …).

Les bébés qui absorbent de grosses quantités de nicotine sont plus susceptibles d'être victimes du syndrome de la mort subite du nourrisson (Colley et Corkhill, 1974).

L'irritabilité, l'insomnie, ... découlent d'effets toxiques du tabac. L'on observe chez l'enfant des carences vitaminiques et un affaiblissement du système immunitaire.

Tous les effets négatifs perçus chez l'enfant sont perçus également chez la mère qui fume.

La solution idéale si vous fumez est d'arrêter de fumer, pour votre propre santé et celle de votre bébé, mais également pour le reste de la famille et l'entourage qui indirectement respirent la fumée du tabac. Si cela s'avère très difficile pour vous, réduisez au maximum le nombre de cigarettes. Il vaut mieux que vous ne fumiez pas dans l'heure qui précède la tétée, fumez de préférence après la tétée, et pas en présence de votre bébé. Aérez les pièces après avoir fumé ou alors encore mieux, fumez dehors.

IV. SITUATIONS PARTICULIÈRES

NAISSANCES MULTIPLES

Allaitement des jumeaux

La production de lait augmente avec la fréquence des tétées : plus votre bébé est au sein, plus il y a de lait (Saint et al, 1986). Si vous avez deux bébés et qu'ils tètent à la demande, vos seins produisent la quantité de lait nécessaire pour répondre à leurs besoins à condition de respecter une mise au sein efficace.

Parfois, les conditions qui résultent de la gémellité sont particulières (prématurité, bébés de petit poids, …), les avantages que procure l'allaitement maternel (avantages immunologiques, aliments parfaitement adaptés pour une santé optimale, pratique, pas de préparation, repas toujours prêts, à bonne température, économie deux fois plus importantes, …) sont alors d'autant plus appréciables. L'allaitement vous permet de créer un lien étroit avec vos deux bébés. Les contractions provoquées par l'ocytocine lors des tétées favorisent la remise en place de l'utérus très distendu par la grossesse gémellaire.

Mon utérus ne reprenait toujours pas sa place initiale quelques jours après l'accouchement. Je ne ressentais rien de spécial, mais les infirmières m'ont donné un traitement. Des contractions de l'utérus pendant une heure, indépendamment de la tétée me faisaient très mal. J'ai décidé de ne plus rien prendre car il me semblait normal d'avoir un utérus plus distendu que la normale. Il faut donc 2 fois plus de temps. A présent, mes bébés ont 13 mois et mon ventre est bien plat.

Anonyme

L'allaitement des jumeaux peut paraître un exploit. Et la décision d'allaiter vous appartient.

Pour des jumeaux nés à terme et en bonne santé, et si vous êtes en bonne santé également, l'allaitement peut débuter dès les premiers instants après la naissance. Vous pouvez allaiter un bébé à la fois ou simultanément selon la demande de vos enfants. Allaiter un des jumeaux à la fois vous offre un moment privilégié que vous ne devez pas partager et allaiter vos deux bébés ensemble vous donne un sentiment de plénitude.

Une aide pour vous installer est indispensable les premiers temps. N'hésitez pas à appeler les accoucheuses. Dans les premiers temps, établissez des priorités, le trio maman-bébés avant tout le reste, ce qui facilitera l'allaitement. Les tétées précoces, efficaces et fréquentes, permettent d'établir une lactation abondante répondant aux besoins de vos bébés. Les conseils donnés ailleurs (voir : Confusion sein-tétine, page 185 ; Poussées de croissance, page 176) sont particulièrement de mise pour les jumeaux.

Les positions pour allaiter simultanément les jumeaux vous permettent d'être installée confortablement, de profiter au maximum de vos deux bébés et de vous reposer pendant les tétées surtout dans la position couchée. Si vous adoptez différentes positions, vous rendrez l'allaitement plus varié et vos enfants seront corporellement stimulés de tous côtés par le contact de votre corps.

Positions assises

Les bébés se croisent devant vous. Cette position peut se faire tant que vos bébés sont petits. Lorsqu'ils deviennent plus grands, ils se gênent l'un l'autre, et la tétée n'est pas agréable.

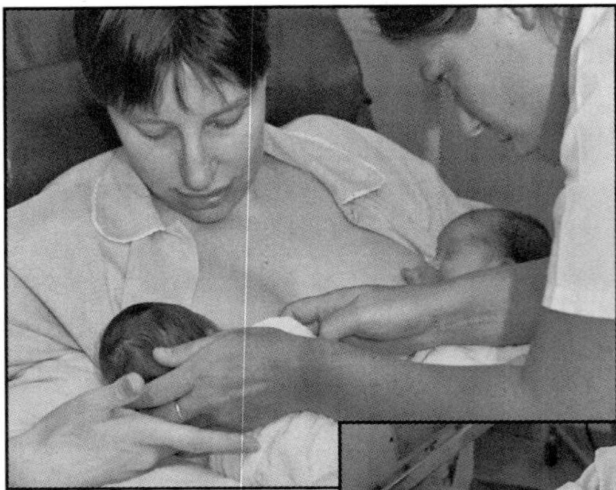

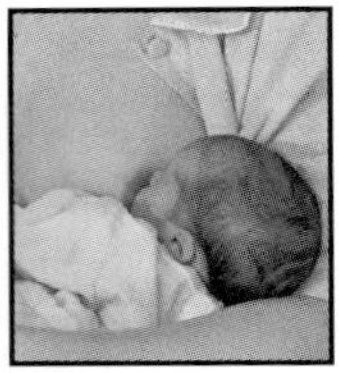

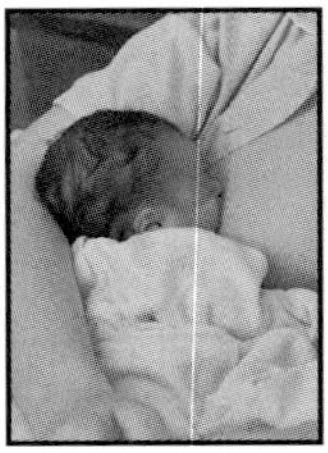

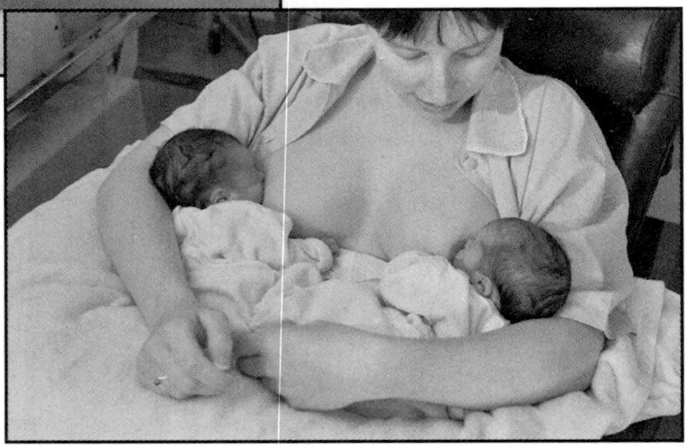

Les bébés sont tous les deux placés comme un ballon de rugby. Vous pouvez placer des coussins sous les têtes des bébés, ce qui vous permet d'avoir les mains libres. Vous pouvez lire, téléphoner, écrire pendant la tétée.

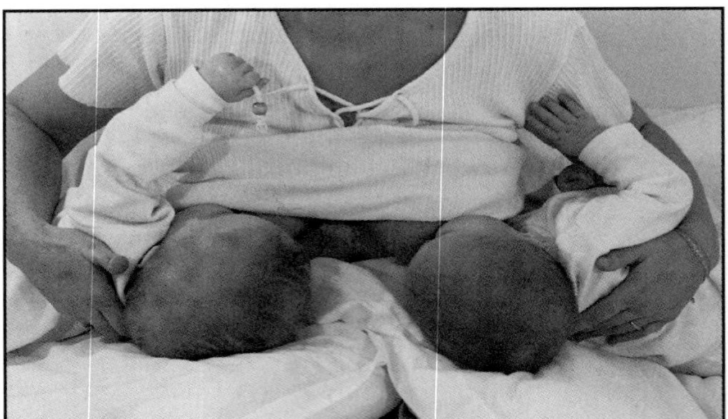

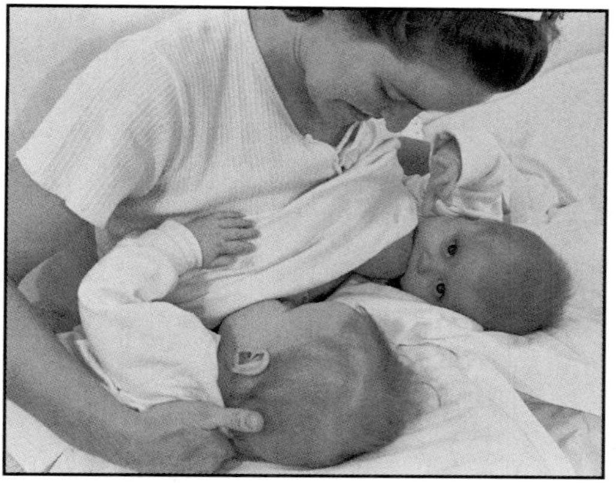

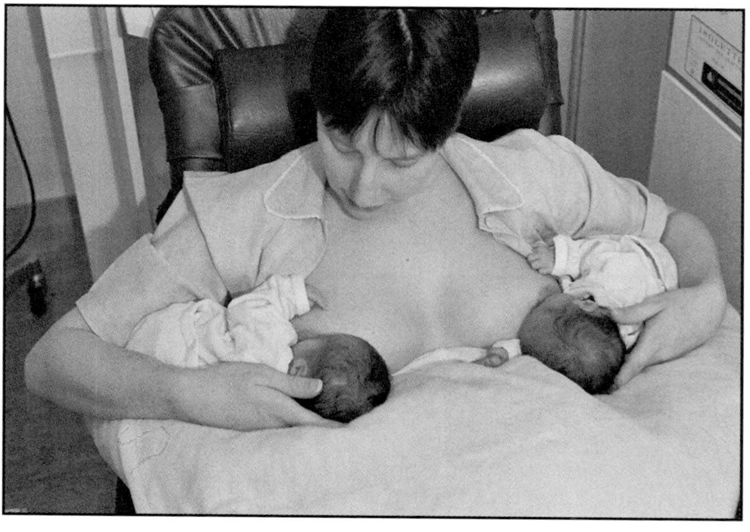

Les bébés sont en parallèle, c'est-à-dire que vous tenez un des bébés en position assise classique (position madone) et l'autre est positionné comme un ballon de rugby. C'est une position qui convient pour des petits bébés, mais également lorsqu'ils sont plus grands. On peut voir l'un des jumeaux caresser son frère ou sa sœur (cf. photos page suivante).

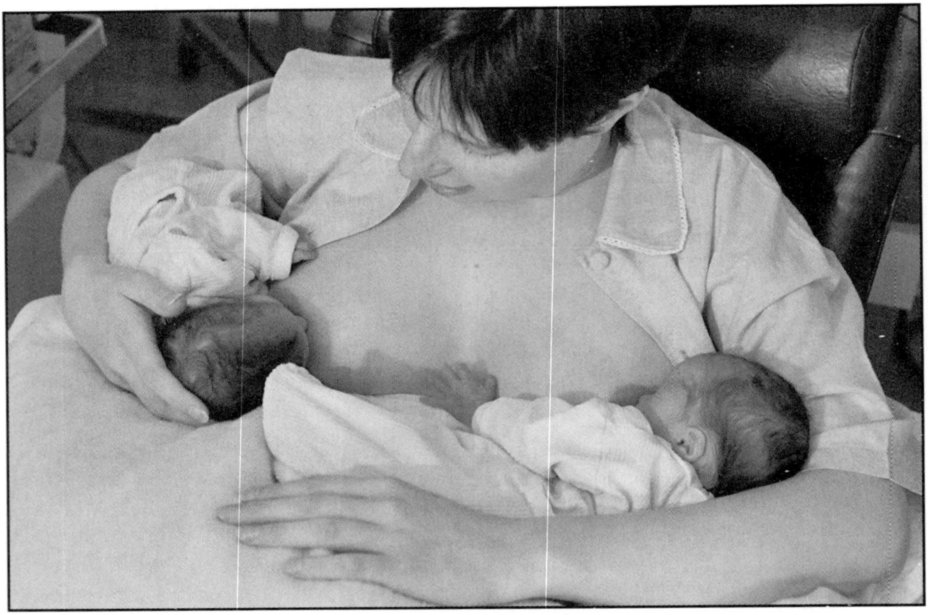

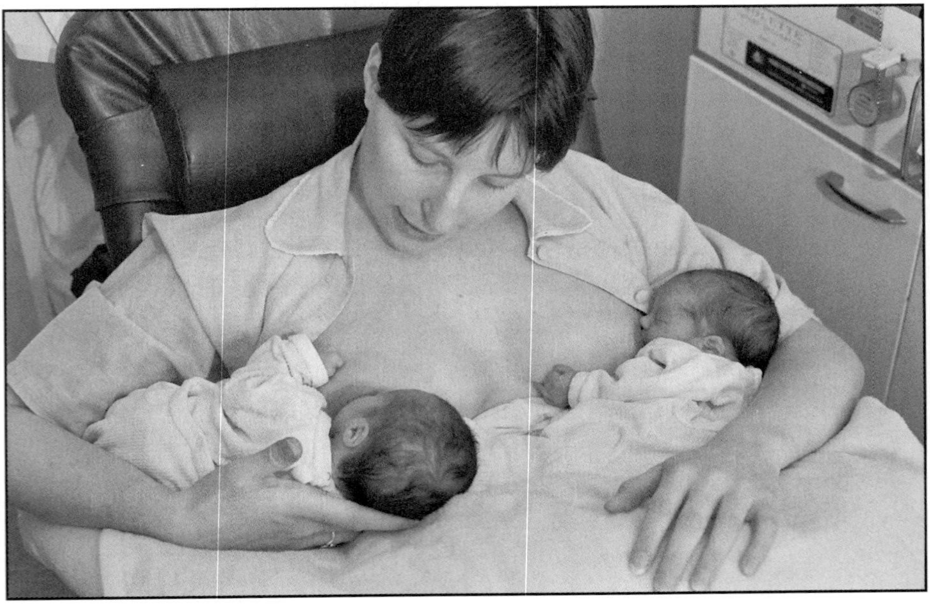

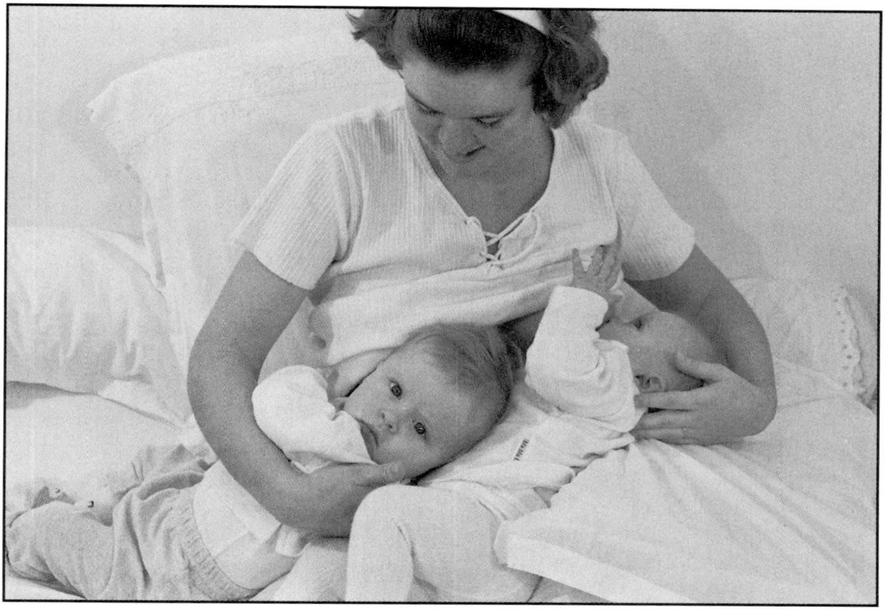

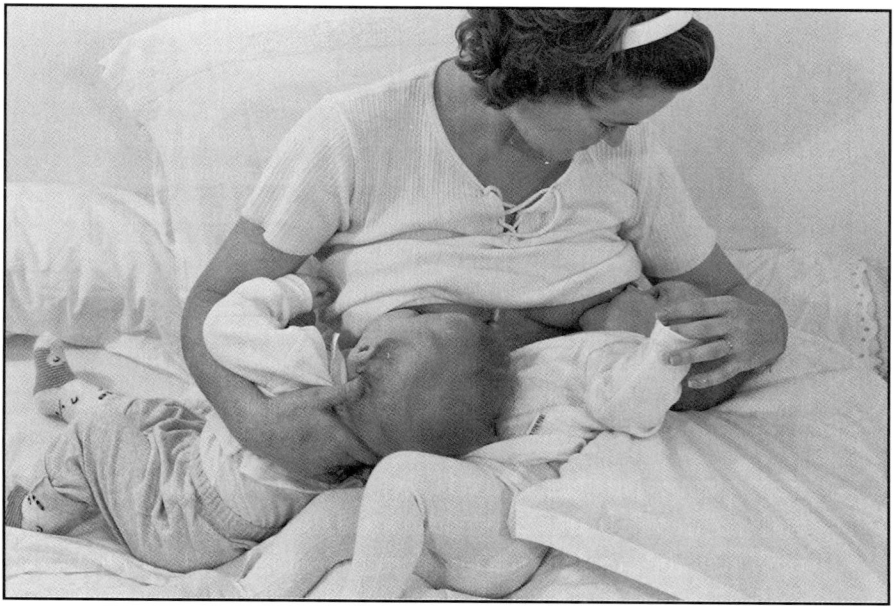

Positions couchées

Vous devez maintenir vos bras par des coussins. Vous êtes couchée sur le dos. Vous pouvez placer vos bébés dans le prolongement de votre corps, toujours sur des coussins, pour qu'ils soient à la hauteur de vos seins.

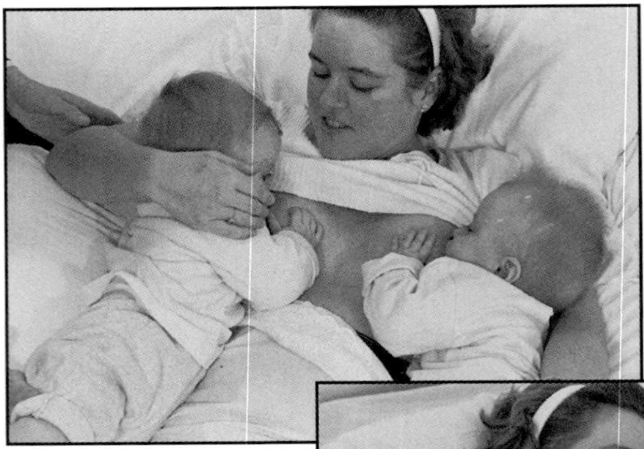

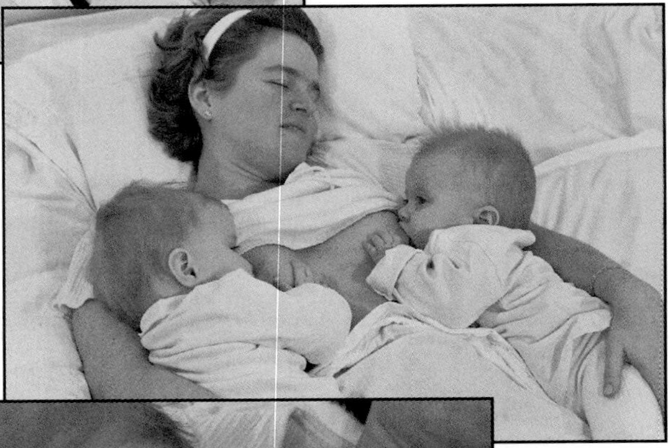

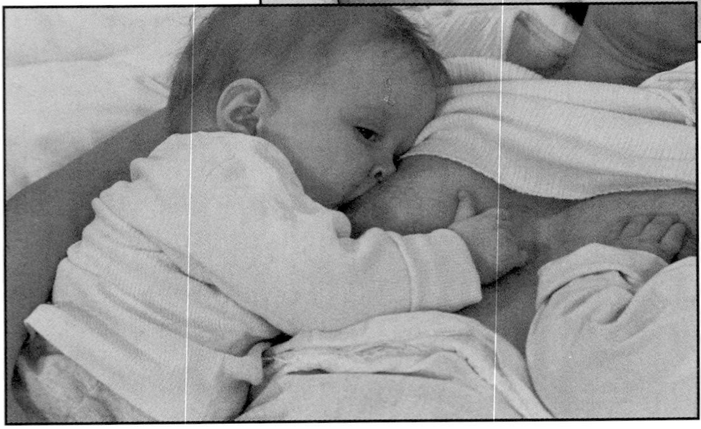

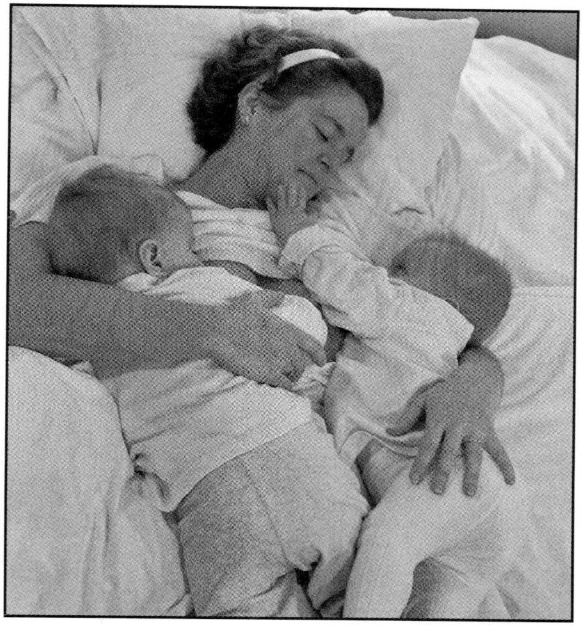

L'avantage d'allaiter simultanément deux bébés de poids différents permet au plus faible de profiter de la succion efficace du plus costaud. Il reçoit du lait sans effort puisque les deux seins fonctionnent en même temps. Le bébé de faible poids retrouve plus vite des forces.

Les mères des jumeaux se préoccupent souvent de savoir quel sein donner à quel bébé et comment s'organiser.

Certains bébés tètent plus que d'autres. Si vous respectez le propre rythme de chacun de vos bébés, vous acceptez également leur différence et donc vous les diversifiez. Cependant, vous vous organiserez de façon à répondre à vos préférences.

Attribuer un sein à un bébé et l'autre sein à l'autre bébé peut être une méthode où la mère ne se préoccupe pas de savoir par quel sein commencer. Cependant, téter aux 2 seins permet une stimulation complète du corps du bébé. Il est tenu une fois à droite, une fois à gauche. Un seul sein stimule toujours le même côté.

Vous pouvez vous imaginer que si vous allaitez un bébé et puis l'autre, que le premier prendra tout le lait et que le second ne recevra rien. Il n'en est rien, le second bébé qui tètera aura assez de force pour stimuler à nouveau vos seins et provoquer un autre réflexe d'éjection. Alternez chaque bébé pour que ce ne soit pas toujours le même qui soit le premier ou le deuxième.

La grossesse, l'accouchement et la naissance d'un bébé provoquent de la fatigue. Chez vous qui avez des jumeaux, la fatigue est encore plus grande. Recevoir de l'aide est très important. Essayez de prévoir avant la naissance des personnes qui pourront exécuter des tâches ménagères, pour vous laisser libre de vous consacrer aux soins de vos bébés et à l'allaitement.

La nuit, vous pouvez allaiter couchée pour vous permettre de bénéficier d'une position favorable au repos. Vous pouvez vous endormir en allaitant. Certaines mères répondent aux réveils nocturnes de leurs bébés sans perturber leur sommeil respectif. Par contre, d'autres femmes, afin de bénéficier d'un laps de temps plus long de sommeil, allaitent les 2 bébés simultanément, en les réveillant tous les deux en même temps. Ou encore, l'un à la suite de l'autre. Au réveil du premier, elles l'allaitent puis allaitent le second bébé tant qu'elles sont réveillées.

Votre mari ou conjoint peut prendre en charge certains repas de temps en temps la nuit. Vous pouvez éventuellement tirer du lait la journée (voir : Extraire le lait maternel, page 253) pour qu'il puisse le donner à l'un ou l'autre bébé. Pour éviter tout risque de confusion sein-tétine, utilisez une cuiller ou un biberon-cuiller (voir : Confusion sein-tétine, page 185). Cette éventualité peut très bien se faire la journée également pour vous permettre de souffler un peu si vous en avez besoin.

Pour une naissance multiple, le père se trouve plus impliqué. Il est sollicité pour prendre l'un ou l'autre bébé dans les bras afin de le cajoler, le calmer, le promener, le changer, le laver, le positionner auprès de vous pour la tétée. Lors des sorties, il a souvent la charge de porter un des bébés. Son implication dans les soins des bébés est très intense.

Lorsque les bébés sont nés prématurément, se référer au chapitre Prématurés, page 138.

Allaitement de triplés ou quadruplés

Cela paraît utopique et pourtant certaines mères ont réussi à allaiter exclusivement des triplés et quadruplés (Duggin, 1994 et Mead, 1992). Les triplés ou quadruplés sont souvent des bébés nés prématurément (voir : Prématurés, page 138). Le principe est le même que pour les enfants seuls et les jumeaux : plus les bébés tètent plus la mère aura du lait. Une mère peut allaiter deux bébés simultanément et le troisième après. Elle peut tirer du lait pour en avoir toujours de disponible si tous les bébés réclament en même temps. Une tierce personne peut offrir à l'un d'eux la tasse, la cuiller ou le biberon-cuiller avec du lait maternel pendant que la mère allaite 2 des bébés. La mère fera attention à ce que ce ne soit pas toujours le même qui soit nourri séparément afin qu'un équilibre s'installe. Pour réussir un tel exploit, l'encouragement, l'aide extérieure sont importants.

Bien entendu, si la production lactée peut être suffisante pour nourrir 3 bébés, voire 4, le temps que cela prend à allaiter peut déranger certaines mères. Un allaitement mixte peut être envisagé.

Allaitement mixte pour une naissance multiple

L'allaitement mixte vous permet d'offrir le sein à un bébé ou 2 en cas de triplés, pendant que le dernier reçoit un substitut. L'allaitement mixte ne vous offre pas spécialement la possibilité de vous reposer plus. Au contraire, vous devrez nettoyer et stériliser les tasses, cuillers ou biberon-cuiller. Il est préférable d'éviter le biberon (voir : Confusion sein-tétine, page 185). Chaque mère, fera le choix qui lui convient le mieux. En effet, car dans le cas de triplés ou quadruplés, elle peut avoir l'impression d'allaiter à longueur de journée et de nuit, ce qui peut être éprouvant.

J'ai eu une césarienne, j'ai eu des jumeaux prématurés et je devais tirer mon lait. Il m'a fallu tout mon courage, toute la patience et l'affection de mon mari, tout le soutien et l'expérience des infirmières et même toute leur bonne volonté pour arriver à allaiter mes bébés. Tirer son lait n'est pas la chose la plus extraordinaire qu'il soit. De plus, il faut en trouver non seulement l'envie mais surtout le temps. Une accoucheuse me conseillait de tirer jusqu'à 8 fois par jour. Mais comment faire ? Entre le bain, les tentatives de mise au sein, ma propre toilette et mes repas, sans parler des visites et des crises de larmes, j'arrivais à peine à me reposer. J'avouerai que je n'ai jamais tiré plus de 3 ou 4 fois par jour. Lorsque j'ai commencé à tirer mon lait, 2 jours après la naissance, il me fallait 20 minutes pour obtenir 20 ml de colostrum. Le 5ème jour, j'ai eu la « montée de lait ». Cela devenait plus encourageant car les quantités étaient plus grandes, je pouvais enfin tirer 100 ml. Après deux semaines Gabrielle semblait développer le réflexe de succion. J'ai tout de suite sollicité la pédiatre pour tenter la mise au sein. Ok, me dit-elle, mais pas plus de 5 minutes. Comment faire, j'avais bien eu des explications et des conseils. Mais la réalité, c'est autre chose. Je me suis allongée, l'infirmière a couché Gabrielle près de moi, sa petite bouche ne cherchait pas vraiment mon sein. Elle hésite, le lâche plusieurs fois. Je l'encourage secrètement. Et ça y est, elle saisit mon sein. Les premiers coups que Gabrielle a tirés ont été douloureux mais quel bonheur ! Enfin je donnais la vie. Et je sentais le lait passer directement en elle. J'aurais voulu que cela dure une heure. Après ce moment magique, les tentatives suivantes ne furent pas toujours couronnées de succès, loin de là. Simon éprouva plus de difficultés à prendre le sein.

Mes bébés sont encore restés 10 jours à l'hôpital, sans moi. Je faisais les allers et retours. Ce fut très dur. Certains jours, nous repartions le cœur gros, car rien à faire, ni Gabrielle ni Simon n'avaient bu assez. Mais quelle fierté lorsqu'un des deux prenait suffisamment de lait et qu'il ne fallait pas lui donner de complément. Je continuais à tirer mon lait à chaque fois que je le pouvais, chose nécessaire mais vraiment pas agréable. A cela venait s'ajouter le « risque du biberon ». Après avoir enlevé les sondes gastriques et lorsque mes bébés ne prenaient pas assez de lait au sein et la nuit, on donnait le biberon. Même si je ne m'en suis jamais inquiétée, le risque qu'ils perdent le réflexe de succion était réel. De retour à la maison, j'avais très peur. Ramener deux bébés si petits et si fragiles chez soi, sans infirmière pour accourir à mon secours, ce n'est pas facile. Pour la première fois, je les ai mis chacun à un sein. Extraordinaire. Pour nous trois. Je pouvais enfin les tenir dans mes bras tous les deux. Et encore aujourd'hui après 12 mois, je peux encore difficilement les prendre dans les bras tous les deux sauf lorsque je les allaite. Depuis ce jour, je n'ai plus un seul cœur mais deux cœurs, un dans chaque sein et à chaque fois que je les nourris, je ressens tout mon amour pour eux passer dans mes seins et dans mon lait. Durant deux mois où je les ai nourris nuit et jour, les nuits étaient très longues et les journées très courtes. Je finissais par redouter les nuits. L'unique inconvénient que j'ai trouvé à l'allaitement s'est fait ressentir à ce moment-là. J'étais liée à mes bébés. Par moment, je me sentais emprisonnée. Je ne compterais pas les heures que j'ai passées assise ou couchée à les allaiter. Plus ou moins 7 tétées par jour par bébé, à raison d'une heure par tétée. J'étais coincée des heures dans mon fauteuil, mais cela me permettait de leur consacrer mon temps. Je regrette un peu de ne pas avoir continué à donner un unique biberon par jour qui m'aurait permis de me changer les idées et de prendre un peu de repos. J'étais très fatiguée durant les 3 premiers mois. Malgré cela, il n'était pas question d'arrêter. L'élément le plus tangible, c'est tout simplement la prise de poids de Gabrielle et Simon. Spectaculaire. A la première visite de l'ONE, la pédiatre n'en revenait pas. Ils font un départ en trombe. Et depuis longtemps déjà, ils n'ont plus rien du bébé prématuré. Lorsque mes bébés ont commencé à passer leurs nuits vers 2 mois et demi, petit à petit, j'ai repris du poil de la bête. Je me réveillais les seins gonflés de lait et j'en profitais pour faire des réserves (très utiles lorsque j'ai repris le travail). Je reprenais vie. Grâce à l'allaitement, j'ai pu prolonger mon congé de maternité bien trop court, pour me reposer et surtout pour apprécier la nouvelle vie que j'avais. Le dernier mois a été merveilleux. Enfin, je pouvais savourer des moments de tendresse, de jeux, de câlins, et même de rigolade avec mes bébés.

Sylvie

La nature nous réservait une surprise de taille : le bébé attendu cohabitait avec un jumeau ! Pour faire face au choc qu'a représenté cette nouvelle, je me suis ruée sur la littérature spécialisée. Par chance, j'ai dans mon entourage amical proche plusieurs mamans de jumeaux qui ont pu m'aider à me faire une idée plus vivante de la grande aventure qui nous attendait. L'allaitement maternel semblait tout à fait possible, pour autant que je n'accumule pas trop de fatigue et que je sois très disponible. Vaste défi dans une famille de quatre enfants avec un mari de profession indépendante ! Mes parents et beaux-parents habitent à proximité et dès mon repos prophylactique, ils ont mis les bouchées doubles pour m'aider autant par rapport aux aînés (sorties d'école, mercredis après-midi, accompagnement aux activités sportives en cours, etc.) que face aux tâches ménagères. La dame que je payais chaque semaine pour une matinée de ménage a accepté de venir une seconde fois et de consacrer plus de temps au rangement. J'étais déterminée à tenter l'expérience, qui me semblait, en outre, pouvoir m'aider à consacrer un temps de relation individuelle forte avec chacun des bébés. J'ai accouché à 36 semaines. Tom et Léo ont été au centre de néonatologie. Des hémorragies m'ont empêché de me lever le premier jour. L'infirmière m'apportait régulièrement des photos et me donnait des nouvelles. Mais ma question préoccupante « Quand vais-je les nourrir ? » ne trouvait que la frustrante réponse « Aujourd'hui, nous leur donnons des petits biberons ». Et me voilà tout à fait impuissante, vide de mes deux petits locataires avec lesquels je n'avais plus de contacts chaleureux, privée du premier tête-à-tête et très inquiète d'imaginer le démarrage de l'allaitement déjà compromis. Ce vilain sentiment m'a poursuivi jusqu'à la « montée de lait », qui s'est un peu fait attendre. L'accoucheuse m'a parlé de l'allaitement mixte, qui respectait mon choix d'allaiter tout en le rendant souple et vivable à long terme. Je me suis dit qu'un démarrage mixte ne m'empêcherait pas de les allaiter complètement à mon retour si je le souhaitais. Et ce démarrage ne s'est pas fait sans mal. Malgré la place importante laissée au dialogue et le soutien bienfaisant du personnel de néonatologie, je regrette qu'une information importante ne m'ait pas été donnée alors qu'elle m'aurait évité beaucoup de doutes et d'anxiété : un bébé prématuré peut manquer de force pour téter le sein de sa mère jusqu'à satiété ; il est donc normal qu'il traîne à trouver l'aréole, qu'il tète peu, s'endorme sur le sein, qu'un complément de lait artificiel soit nécessaire après ces séances de mise au sein qui peuvent avoir une fonction davantage stimulante que nourricière. Ignorante de cela, j'ai vite perdu confiance face à ces bébés « paresseux » et aux infirmières pressées de leur servir leur complément. Tout doucement, Tom a mieux pris le sein et a rassuré sa maman puis Léo l'a suivi. Quand ils sont venus dans ma chambre, le cinquième jour, les compléments de lait artificiel sont devenus moins nécessaires. J'étais enfin tout à fait autonome le jour, j'ai repris confiance et cela m'a permis d'apprécier correctement l'assistance des infirmières la nuit : pendant que j'allaitais un des bébés, une infirmière donnait le biberon à l'autre. J'ai tenté un jour d'allaiter complètement mes bébés, l'un après l'autre, sans demander de biberon pour m'apercevoir très vite que je ne tiendrais pas longtemps dans cette voie, compte tenu du temps que cela nécessitait déjà pour des nourrissons qui ne buvaient pas encore de grandes quantités. J'ai essayé également de nourrir les deux en même temps, mais là, le côté un peu « animal » me déplaisait. Me voilà tout à fait rassurée sur mon choix mixte avant de reprendre la direction de notre maison. Dès la première nuit, mon mari a donné le biberon au bébé que je n'allaitais pas. Il s'est vaillamment levé avec moi toutes les trois heures pendant de très nombreuses nuits. J'ai vraiment apprécié ce sentiment que nous faisions face ensemble aux difficultés et à la fatigue occasionnée par ces soins nocturnes au long cours. En outre, je pense que sa contribution permanente a permis la création très rapide d'un lien privilégié de chacun des jumeaux avec leur papa. Nous avons bien sûr un peu cherché notre rythme, j'ai rempli beaucoup de tableaux pour ne pas me tromper de bébé, j'ai souvent réveillé celui qui avait pris le biberon au repas précédent pour ne pas laisser trop d'écart entre leurs repas, mais dans l'ensemble, l'alternance sein-biberon s'est bien équilibrée. Comme beaucoup de mamans, j'ai eu des engorgements les premières semaines et il m'arrive encore toujours d'avoir des crevasses, peut-être dues à l'emploi du biberon, alors que Tom et Léo ont presque quatre mois. Finalement, j'utilise encore beaucoup la téterelle dont la texture a peut-être aidé mes bébés à toujours alterner sans broncher sein et biberon. Bien évidemment, l'allaitement mixte a permis aux grands-parents et à l'entourage proche de m'épauler, me soulager parfois, voire de garder quelques heures l'un des bébés ou même les deux. Lorsque le temps du sevrage s'annoncera, il me faudra reprendre la gymnastique intellectuelle des premières semaines (tableaux à l'appui) pour diminuer équitablement les repas maternels de chacun. J'imagine que ce sevrage se déroulera tout en douceur pour ces deux frimousses qui connaissent déjà bien les biberons. Un arrêt de travail d'une année me permet de prendre le temps pour cette prochaine étape. Ce choix d'un allaitement mixte m'aura permis de répondre à mon désir d'allaiter, même si j'ai eu deux bébés. L'alternance sein - biberon amène toute la souplesse dont moi j'ai besoin pour ne pas me sentir enchaînée. Cet allaitement ne sollicite pas plus d'énergie que si j'avais eu un seul bébé. Plus que lors de ma première expérience avec l'aîné, j'aurai apprécié le plaisir de ces rendez-vous avec mes bébés, sans les vivre comme une contrainte. Qu'il me semble important aussi pour les aînés, garçon et fille, d'apprendre à la vision de ce double mode d'alimentation tout le naturel de l'allaitement maternel, mais aussi la participation simultanée et active du papa dans les soins aux petits et son soutien apporté à la maman.

Annick

Giada et Luca sont nés prématurément à 6 mois et demi. Ils pesaient chacun 1kg700 et ils ont été au centre néonatal pendant 2 mois et demi. J'ai accouché par césarienne. Mes bébés souffraient d'un problème intestinal et Luca d'un problème cardiaque, en plus. Toutes les 3 heures, j'allaitais mes bébés au centre en même temps, puis, je tirais du lait pour le leur donner lorsque je ne pouvais me rendre à leur côté et surtout pendant la nuit. Sur les conseils des infirmières et du pédiatre, je stimulais au maximum mes seins et je faisais des réserves de lait. Au début, on leur donnait mon lait par gavage, ensuite, à l'aide d'une seringue et puis avec des biberons. Rentrés à la maison, je leur donnais le sein simultanément. J'avais énormément de plaisir de les voir ensemble et j'aimais répondre à leur demande. Faire attendre l'un ou l'autre me frustrait énormément. Cependant, la fatigue causée par la grossesse, l'accouchement et les difficultés inhérentes à l'hospitalisation de mes bébés (trajets et conditions) m'avaient complètement épuisée. Je tirais mon lait et le leur donnais de temps en temps au biberon. Celui-ci d'ailleurs allait plus vite et me permettait de mieux organiser les besoins de ma famille. Leur père de retour du travail pouvait leur donner à manger et ainsi les prendre dans les bras et les cajoler, il en était d'ailleurs satisfait. Ce qui comptait pour moi, c'est que mes bébés reçoivent au maximum mon lait qui leur était nécessaire pour une bonne santé. Avoir des jumeaux, ce n'est pas facile, que ce soit pour l'allaitement ou pour tous les soins que l'on peut leur donner.

Emilia

J'ai accouché par voie basse à 38 semaines de grossesse de jumelles. Léa avait 2 kg et Juliette 2 kg 680. Elles sont restées au centre néonatal durant 3 semaines. On ne m'a pas proposé directement de tirer mon lait de suite après l'accouchement, ce ne fut que le lendemain. Entre le moment de la naissance et le moment où j'ai tiré mon lait, mes bébés ont reçu du lait artificiel et de l'eau sucrée. Grâce à la stimulation du tire-lait électrique, la « montée de lait » s'est faite très rapidement et j'avais du lait en abondance. Pendant 3 semaines, j'ai tiré mon lait qu'on leur donnait à la tasse en complémentation après les avoir mises au préalable au sein. J'étais très fatiguée, donc ça m'arrangeait très bien. J'ai essayé de les allaiter simultanément, c'était très avantageux pour Juliette car Léa tétait d'un côté et l'autre sein coulait pour Juliette qui avait plus difficile de téter. J'aurais souhaité allaiter couchée, il me semble que ça aurait été plus facile mais je n'ai pas pu. Les positions n'étaient pas confortables, je n'aimais pas du tout. Alors je me suis consacrée à les allaiter une à la fois, à leur rythme. Les infirmières spécialisées en allaitement étaient de bon conseil mais me laissaient souvent seule pour les tétées. Ce qui fait que, parfois, dès que j'étais livrée à moi-même, Léa ou Juliette lâchait le sein et je ne parvenais pas facilement à la replacer. J'aurais aimé être plus suivie. Au centre, ils étaient un peu trop braqués sur le temps que je pouvais laisser téter mes filles, 20 minutes maximum. Cependant, je sentais qu'elles prenaient un petit peu de lait et c'était au-delà de ce laps de temps qu'elles commençaient à bien boire. J'avais donc tendance à les laisser plus longtemps mais en même temps, j'avais aussi l'impression de ne faire que ça. Je consacrais une heure à Juliette, puis une heure à Léa et comme il fallait également la quantité de lait pour la nuit ou quand je n'étais pas là, je tirais mon lait pendant ½ heure, ¾ d'heure, il était déjà l'heure de recommencer avec Juliette. Rentrée à la maison, j'ai encore allaité Léa. Par contre, Juliette avait goûté au biberon à la clinique puisqu'elle n'arrivait pas bien à téter et malgré le fait que je lui présentais de temps en temps le sein, elle préférait le biberon. Avec le sein, elle s'énervait, avec la tasse, le lait coulait sur le côté, ce n'était pas évident. Léa a été allaitée pendant deux mois et je l'ai sevrée à la suite d'une lymphangite.

Isabelle

J'ai accouché par césarienne de triplés à 37 semaines, de deux filles et un garçon. Jacinta pesait 2kg370, Francesco 2kg230 et Maria-Antonieta 1kg900. Grâce à l'anesthésie péridurale, j'ai pu entendre mes bébés dès leur naissance. Ils ont été emmenés aussitôt au centre néonatal. Je suis allée les retrouver moins de 24 heures après la naissance, en chaise roulante. J'ai pu allaiter tout de suite Maria-Antonieta qui était la plus petite. L'infirmière accoucheuse me l'a mise sur moi et je pouvais sentir sa petite bouche délicate sur mon sein. Elle y est restée une heure. Elle tétait très bien. Par la suite, je devais respecter un horaire précis par rapport à l'allaitement. Je me rendais au centre et offrais le sein à un bébé à la fois toutes les 3 heures. Les autres recevaient des biberons de lait artificiel. On ne m'a jamais proposé de tirer mon lait pour le leur donner, ni de placer deux bébés en même temps au sein. Francesco avait parfois des difficultés à téter convenablement, il chipotait, il refusait le sein, alors après une demi-heure d'essai infructueux, il recevait un complément au biberon. Lorsque nous sommes rentrés à la maison, je n'ai plus suivi cet horaire. J'ai donné le sein à mes bébés lorsqu'ils le désiraient, même après une demi-heure s'ils le réclamaient. Bien entendu, ils recevaient des biberons de lait artificiel, que Jacinta a préféré, pour ne plus du tout prendre le sein vers l'âge de 4 mois. J'ai essayé pourtant de la remettre de temps en temps mais le biberon reste sa préférence car le lait coule tout seul, elle aime lorsque le lait vient rapidement. J'allaite mes bébés un à la fois, en alternant avec les biberons. Mon mari est très présent et m'aide énormément. La difficulté avec des triplés, réside surtout dans le fait que lorsque je suis seule, ils pleurent tous en même temps, je leur donne le biberon à tous les trois. J'essaye toujours de les nourrir séparément pour les garder dans les bras, soit en leur donnant le sein, soit en leur donnant le biberon. Nourrir trois enfants au sein sans aide extérieure me semble très difficile. Allaiter deux bébés et nourrir le troisième au biberon ou nourrir deux bébés au biberon et nourrir le troisième au sein ou encore les nourrir tous les 3 au biberon, cela demande de l'organisation et une bonne coordination dans les gestes sans oublier la préparation des biberons et le travail qui s'en suit. Domiciliés en Italie, nous n'avons pas l'opportunité de bénéficier d'une aide ménagère et d'une puéricultrice comme en Belgique. Grâce à l'allaitement, je ressens un lien très fort entre Maria-Antonieta, Francesco et moi. Ce lien, cette connivence, je ne la perçois pas avec ma fille Jacinta qui refuse le sein. Cette différence m'attriste et me met mal à l'aise par rapport à Jacinta.

Santina

PRÉMATURÉS (au-dessus de 34 semaines de grossesse)

Naître prématurément est une perturbation pour le bébé, puisqu'il n'est pas à maturité physiologique. Il a encore besoin de votre chaleur, des aliments apportés à travers le placenta, ... pour évoluer normalement.

Si vous accouchez prématurément, vous subissez certainement un bouleversement lorsque vous prenez conscience que votre bébé ne pourra être près de vous, que vous ne pourrez le prendre aussi souvent que vous le souhaitiez dans vos bras, le cajoler, l'embrasser, vous en occuper et surtout le nourrir par vos seins, si vous désirez allaiter. L'allaitement maternel permet à la relation mère-bébé de s'installer et le lait maternel est très avantageux pour votre bébé prématuré. Vous produisez du lait spécifiquement adapté à votre bébé. Ce lait est de composition différente de celui d'une mère accouchant à terme. Il contient plus d'anticorps (Mathur et al, 1990), plus de protéines, de sodium, de fer, de chlorure et d'acides gras (Lemons et al, 1982).

Si vous n'allaitez pas votre bébé il recevra un lait industriel pour les bébés prématurés. Si vous désirez allaiter, votre bébé sera nourri par votre lait et complété si nécessaire par un lait artificiel.

Si votre bébé prématuré naît après la 34ème semaine de grossesse, il peut être nourri par voie veineuse, par gavage, c'est-à-dire par sonde gastrique et à la tasse. Votre bébé à ce stade peut sortir la langue et laper le lait à l'intérieur de la tasse. Le lait va de la pointe de la langue vers le fond de la bouche et puis est avalé. Petit à petit, il boit par petite gorgée avant d'être prêt et capable de téter au sein.

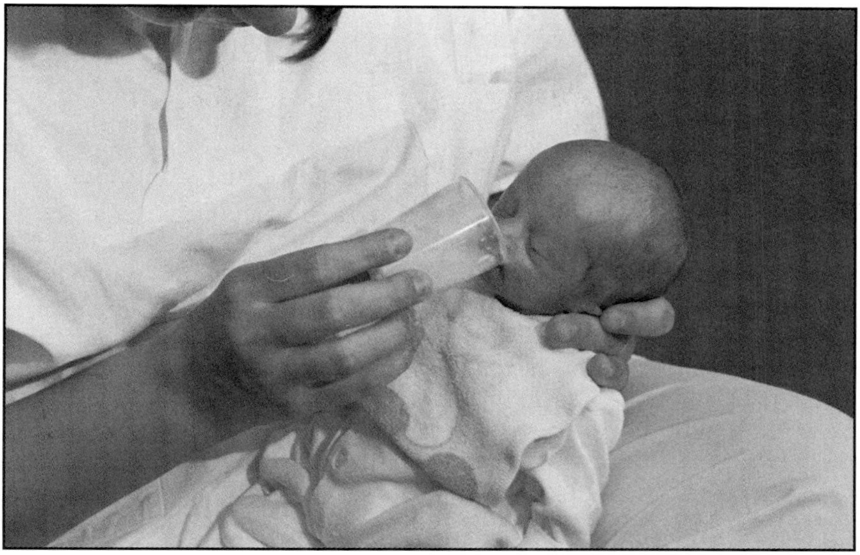

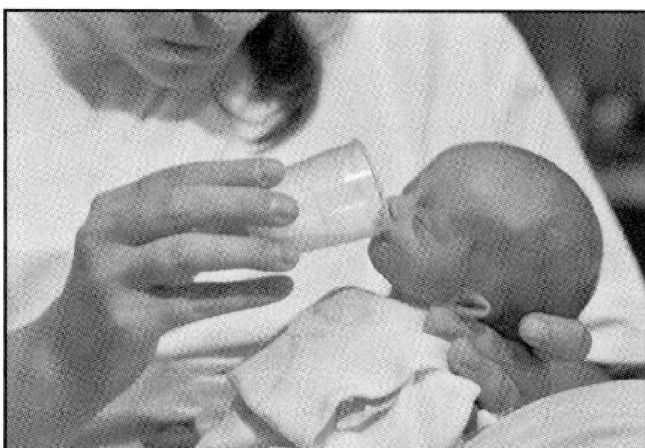

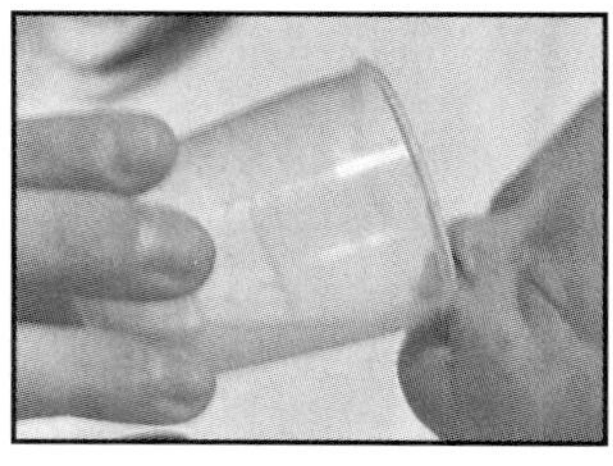

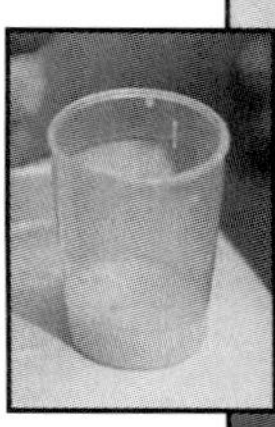

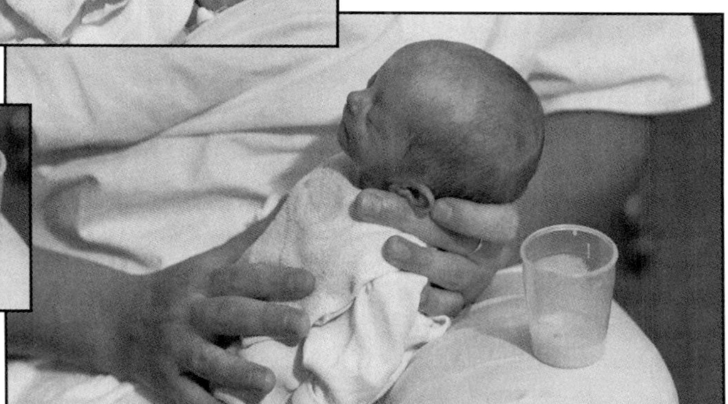

Préserver le réflexe de succion spécifique au sein et donc ne pas utiliser des tétines est idéal. La confusion sein-tétine décrite au chapitre V (page 185), est d'autant plus grande avec des prématurés. Certaines équipes restreignent au maximum le biberon. Cependant, lorsque vous ne pouvez être présente au centre de néonatologie et si votre bébé pleure encore après avoir été nourri à la tasse, il n'est pas facile d'assouvir son besoin de succion sans tétine. Ainsi, certains spécialistes proposent une sucette pour répondre au besoin de succion de votre bébé. Mieux vaut bien entendu ne pas associer manger et besoin de succion.

Les premières mises au sein sont des tétées de contact et d'apprentissage et deviennent peu à peu des tétées nutritives suivant l'évolution de votre enfant.

Vous devez tirer votre lait pour stimuler vos seins et accumuler des réserves de lait pour votre bébé. La stimulation de vos seins, le plus tôt possible après la naissance, est idéale. Stimulez les seins par un tire-lait électrique ou manuel, toutes les 2 à 3 heures, au minimum 7 à 8 fois par jour et au moins une fois la nuit (voir : Extraire le lait maternel, page 253). Profitez des moments où vous êtes près de votre enfant pour tirer du lait, car cela est plus facile.

Le fait de l'avoir près de vous, de le regarder, de le sentir, permet au réflexe d'éjection de se mettre en place plus rapidement. Certaines mères, même les plus motivées, n'obtiennent parfois aucune goutte de lait lorsqu'elles ne sont pas en présence de leur enfant. Si les conditions du service ne permettent pas cette opportunité, regardez la photo de votre bébé, sentez un vêtement qu'il a porté pour favoriser l'éjection du lait. Plus vous stimulez vos seins par un tire-lait, plus votre sécrétion lactée va augmenter. L'entretien de celle-ci vous permet de donner votre lait et d'être prête pour répondre aux besoins de votre bébé directement dès qu'il sera en âge de le faire. Lorsque votre bébé peut profiter des tétées de contact avec vous, vous pouvez en même temps, tirer du lait à l'autre sein (voir : Tire-lait, page 255). Le lait sera produit grâce à la stimulation du tire-lait et votre bébé en bénéficiera sans effort (cf. photos page suivante).

Le contact physique, pour la santé psychique de votre bébé et la vôtre est important également. Dès que vous en avez l'occasion, si l'état de votre bébé est suffisamment stable, vous pouvez le poser sur votre corps au lieu de le laisser en couveuse. Mettez votre bébé nu sur votre poitrine, peau à peau en le maintenant bien au chaud. Cela lui permet de retrouver les sons qu'il ressentait lorsqu'il était dans l'utérus : les battements de votre cœur, votre souffle, votre voix. Ces stimulations vont le rassurer ; c'est la méthode kangourou, que le père peut aussi pratiquer.

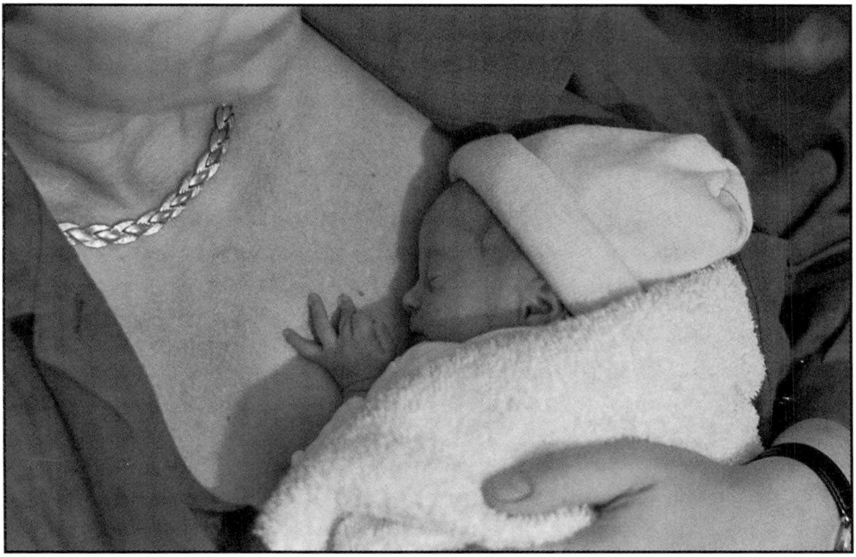

Souvent, les parents ne pensent pas spécialement qu'ils pourraient effectuer eux-mêmes les soins de leur bébé ; ils ont l'impression qu'ils ne seraient pas capables de le faire, car il est si petit, si fragile. Demandez la permission auprès du personnel soignant de pouvoir vous occuper vous-même des soins de votre bébé, à part les soins proprement médicaux bien sûr, pour permettre à votre bébé de se sentir mieux et d'évoluer beaucoup plus vite.

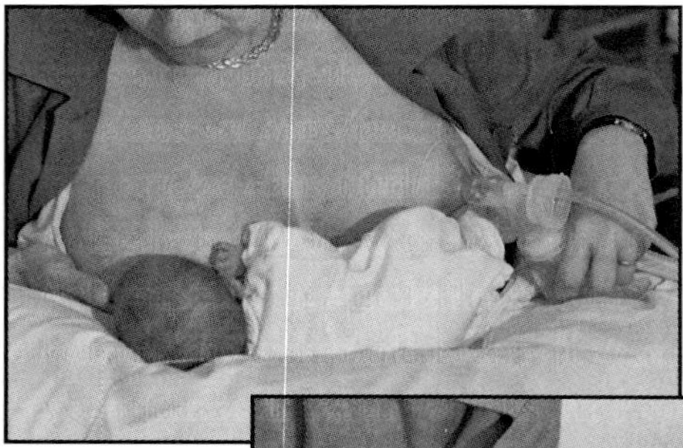

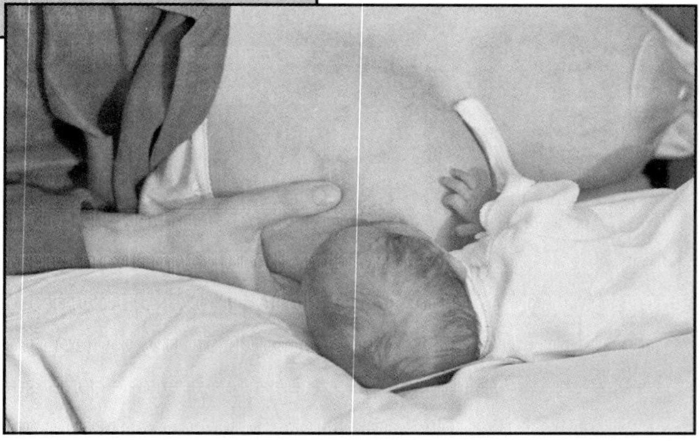

S'il y a des aînés dans la famille, votre bébé aura peut-être moins le privilège de profiter de votre présence, même si vous mettez tout en pratique pour qu'il puisse en bénéficier le plus possible, car les autres enfants ont également besoin de vous.

Certaines cliniques autorisent les visites des aînés au centre de néonatologie afin que les liens fraternels se créent. Installés confortablement et avec votre assistance et celle de votre mari ou conjoint, votre ou vos aîné(s) peu(ven)t recevoir quelques instants votre bébé dans les bras. Ils peuvent bénéficier de ce contact précoce et de la confiance que vous leur donnez. Les grands-parents ont l'opportunité de venir voir le bébé au centre une à deux fois par mois.

ALLAITER UN BÉBÉ PRÉMATURÉ.

Docteur Marc FLAUSCH, Centre Néonatal, Edith Cavell à Uccle

Les avantages du lait maternel sont encore plus importants chez un prématuré que chez un nouveau-né à terme notamment en ce qui concerne ses qualités anti-infectieuses et la tolérance intestinale.

Comment sont nourris les prématurés ?

S'ils sont très prématurés (par exemple en cas d'accouchement moins de 32 semaines après la date des dernières règles) ou s'ils sont malades, les nouveau-nés ne peuvent être, dès le début, nourris exclusivement avec du lait. Dans ces circonstances, la première alimentation sera intraveineuse comme c'était le cas avant la naissance, à travers le placenta. Cette alimentation peut-être complète et leur apporter tout ce dont ils ont besoin pour grandir : des sucres, des graisses, des protéines, des vitamines, etc. Après quelques jours, on introduira progressivement du lait pour passer en 2 à 10 jours à une alimentation uniquement lactée. Si le bébé est moins prématuré et en pleine forme, il pourra être nourri d'emblée avec du lait seulement.

Quel lait utilise-t-on pour les prématurés ?

Le lait maternel a une composition différente chez les mères qui ont accouché prématurément, du moins les premières semaines. Il est notamment plus riche en protéines et en sel ce qui le rapproche des besoins plus particuliers des prématurés. Pour se rapprocher encore plus de ces besoins spécifiques, beaucoup d'équipes néonatales enrichissent avec un fortifiant le lait des mères pour les prématurés les plus immatures. Certains services néonatals disposent d'une banque de lait maternel pour les nouveau-nés très prématurés dont les mères n'ont pas assez de lait. Ce lait est offert par certaines mamans qui en ont trop et est contrôlé avant d'être administré à d'autres bébés. Lorsque la maman ne souhaite pas ou ne peut pas allaiter, les prématurés reçoivent des laits artificiels spécialement conçus pour répondre à leurs besoins.

Comment donner le lait au bébé ?

Les prématurés les plus jeunes sont incapables de boire car ils ne coordonnent pas du tout la succion, la déglutition et la respiration. Ils doivent être alors nourris par une sonde, c'est-à-dire un fin tuyau qui traverse leur nez ou leur bouche et descend jusqu'à l'estomac. On administre toutes les 2 ou 3 heures une certaine quantité de lait à l'aide d'une seringue que l'on branche sur cette sonde. C'est ce qu'on appelle le gavage. Le terme anglais d'alimentation par sonde serait mieux venu car le mot gavage fait penser aux oies que l'on gave pour rendre malade leur foie afin de le déguster. Le gavage des prématurés est destiné à leur administrer le lait dont ils ont besoin. S'ils sont un peu plus âgés, ils arrivent souvent à boire au sein, à la tasse, à la cuiller ou au biberon mais de manière inconstante et partielle c'est-à-dire soit seulement une partie du repas soit seulement un repas de temps en temps. Le reste du lait qu'ils doivent recevoir sera administré par gavage. En complément des tétées au sein, certaines équipes néonatales préfèrent utiliser la tasse plutôt que le biberon car boire à la tasse ressemble plus à la succion au sein qu'à celle au biberon ce qui diminue le risque éventuel de confusion sein-tétine.

L'alimentation à la tasse peut être aussi parfois utilisée pour les bébés qui sont encore trop jeunes pour coordonner la succion au sein. Progressivement le bébé boira de plus en plus souvent, de plus en plus vigoureusement et on pourra diminuer puis supprimer les gavages. Il passera vraisemblablement par une dernière étape d'allaitement à la demande afin de s'assurer qu'il n'a plus besoin qu'on lui fixe des heures de repas ou des quantités minimales de lait à prendre. S'il continue à grossir dans ces conditions, il aura montré qu'il a acquis cette dernière maturité, qu'on peut lui faire confiance pour ressentir ses besoins, les exprimer et boire les quantités de lait dont son corps a besoin. C'est généralement alors que la sortie pourra être décidée.

<u>*Quels sont les besoins alimentaires d'un prématuré ?*</u>

Un nouveau-né à terme, en bonne santé, n'a pas besoin qu'on décide pour lui combien il doit boire. Les parents, les soignants peuvent lui faire confiance. Il a acquis les différentes maturités nécessaires pour être « autonome » avec l'aide d'un adulte qui lui fournit du lait. Cette autonomie nécessite : de ressentir la faim, d'exprimer la faim, d'avoir la force de boire une quantité suffisante assez régulièrement pour boire en 24 heures une quantité de lait qui répond à ses besoins et cela instinctivement et spontanément. Si ce bébé à terme dort, c'est qu'il ne doit pas boire. S'il s'arrête de boire après 5 ou 30 minutes, c'est qu'il n'a pas besoin de plus. Par contre un prématuré n'a pas acquis tous les éléments de cette autonomie. Il ressentira et exprimera peu la faim, n'aura pas la force de boire suffisamment. C'est donc au pédiatre néonatologue de fixer les quantités de lait à lui donner afin qu'il soit aussi bien nourri que s'il était resté dans le ventre de sa mère, afin qu'il grandisse aussi bien que si la grossesse avait pu être poursuivie jusqu'à son terme.

<u>*Autres particularités de l'allaitement d'un prématuré*</u>

La lactation d'une mère qui a accouché prématurément est le plus souvent plus lente à s'installer pour plusieurs raisons qui s'additionnent. La séparation mère-enfant, l'inquiétude concernant son bébé, la tristesse, la culpabilité d'avoir accouché plus tôt sont autant de freins à une lactation rapide.

Par ailleurs, la faible succion du bébé et la nécessité de passer par un tire-lait ne favorisent pas toujours une lactation immédiate. Malgré ces entraves la lactation s'installe progressivement récompensant la persévérance de la maman. Quelle joie quand enfin le bébé prend 10 ou 20 g au sein ! Parfois la maman n'obtient que de faibles quantités de lait au tire-lait et doit tout en persévérant, attendre que son bébé tète vigoureusement au sein pour que la lactation augmente. Certains bébés, trop jeunes pour ressentir la faim, se sentent tellement bien au sein qu'ils s'y endorment dès qu'ils y sont installés. Dans ce cas aussi, c'est de patience qu'il faut s'armer.

Accepter la prématurité de son enfant, accepter qu'il ne soit pas encore capable de faire aussi bien que plus vieux que lui, accepter de donner du temps au temps permet de soulager le bébé et la mère d'une attente trop impatiente qui freine souvent le bébé dans son évolution.

Lorsqu'un prématuré commence à boire, il est le plus souvent inconstant et alterne des « bons » repas et des repas où il ne prend presque rien tant il est endormi. Rien ne sert de se désespérer, il faut respecter son rythme, ses possibilités. L'autonomie viendra en son temps.

Chloé est née 3 semaines à l'avance avec un petit poids de 1 kg 600. Ce fut un choc pour nous les parents car rien ne nous prédestinait à une telle situation. Jusque là, la grossesse s'était bien déroulée et c'est lors d'une échographie de contrôle à la clinique que l'on a pu voir qu'elle maigrissait dans mon ventre. Dès lors, ce fut la césarienne en urgence et puis la couveuse. J'ai dû m'armer de patience et tirer mon lait dès le premier jour. J'allais le porter chaque matin à la biberonnerie du centre néonatal. Après 10 jours, Chloé était prête à prendre le sein. Tout s'est très bien déroulé. Elle est encore restée 15 jours en néonatologie et tous les jours, j'allais l'allaiter. Je m'y suis acharnée. Quand nous l'avons ramenée à la maison après +- 3 semaines de couveuse, elle pesait un peu plus de 2 kilos. Petit à petit, elle a repris du poids, elle s'est remplie. Je l'ai allaitée complètement jusqu'à 5 mois et demi, puis, comme elle allait chez une gardienne, j'ai continué matin et soir jusqu'à 17 mois. Durant sa première année, elle n'a jamais été malade. Nous avons senti et observé que c'était très important d'allaiter un bébé au départ si fragile et ça nous a stimulé à continuer l'allaitement si longtemps.

Béatrice et Dominique

Pendant 6 années, j'ai écouté, assisté, encouragé et aidé des mères désireuses d'allaiter leur bébé prématuré ou ayant eu des problèmes à la naissance. Je n'y connaissais pas grand chose et c'est en lisant mais surtout en observant mes collègues qui avaient elles-mêmes allaité que j'ai pu conseiller les mères. Aujourd'hui, j'ai un fils, je l'allaite et je me rends compte combien les informations données étaient d'ordre théorique : position du bébé, de la mère, bien prendre l'aréole, importance de la stimulation des seins au tire-lait pour un bon démarrage,... A présent, je pense que je m'y prendrais tout à fait autrement car à la clinique, l'infirmière ne se soucie pas assez du vécu de la mère, de ses expériences antérieures, de comment elle vit ce don d'elle-même, de ce que pense le père de l'allaitement, de comment ils vivent ensemble le stress des horaires au sein du centre néonatal. Il me semble primordial d'accorder plus de temps pour mieux connaître la mère et ainsi pouvoir mieux l'aider. Quand je revois les images d'il y a quelques années d'ici où l'on faisait allaiter les mamans sur une chaise, sans accoudoir, au milieu du service !

C'est incroyable. Heureusement, beaucoup de choses ont changé grâce à notre volonté d'améliorer la situation. Il y a des paravents, des coussins d'allaitement, un coin aménagé pour les mères dont les bébés peuvent être détachés du monitoring. Chaque service de néonatologie devrait avoir des médiatrices de l'allaitement maternel pour les infirmières spécialisées en allaitement qui assureraient uniquement le suivi des mères qui allaitent.

Dominique,
Infirmière pédiatrique, Centre néonatal Edith Cavell à Uccle

Au cours de ma première grossesse, je désirais déjà allaiter car je considérais la tétée comme une relation indispensable entre la mère et l'enfant, riche d'affection et de dons, vision d'un amour entier. Je me suis alors souvent imaginé tenir mon bébé au sein. Mais la réalité bouleverse bien des rêves et quand, inopinément, l'accouchement se déclencha au 6ème mois de gestation, je ne pus assouvir ce besoin d'allaiter. En effet, ma fille trop prématurée dont le poids n'excédait pas le 1kg265, reçut une alimentation par gavage. Les infirmières s'occupèrent des soins de mon enfant jusqu'à son terme et toutes les trois heures, on alimentait ma fille en introduisant une sonde par la bouche jusque dans l'estomac. J'espérais encore pouvoir réaliser l'allaitement lorsque l'état de mon enfant le permettrait, je n'ai donc pas hésité à tirer mon lait pour l'offrir à ma fille, cela en outre me semblait nécessaire pour sa santé. J'ai supporté donc non sans amertume le lien à la machine appelée tire-lait, je me suis vue à la traite des vaches laitières. Désagréable vision ! Ce traitement, je n'ai pu le tenir que par intime conviction et parce que je voulais allaiter !

Hélas, malgré ma ténacité durant 2 mois à raison de 6 fois par jour, j'ai du rendre les armes après une semaine de tétées d'essais infructueuses, prouvant par-là les difficultés qu'on peut rencontrer dans le début d'un allaitement. Il fallait que ma fille sache boire le lait toute seule et le biberon l'aida à trouver son autonomie, alors que la tétée au sein lui demandait trop d'efforts, celle au biberon lui profitait bien. Ainsi sombra un beau projet mais je pus rentrer avec mon beau bébé à la maison et m'en occuper intensivement !

Fabienne

Nous avons vécu un grand bonheur et un grand malheur. J'ai accouché à 35 semaines d'une merveilleuse petite fille et d'un merveilleux petit garçon qui malheureusement nous a quittés 2 jours après la naissance. Cela a été dramatique et très difficile à vivre. Mon désir était d'allaiter et malgré toutes ces émotions, je voulais y arriver pour ma fille. Ce fut très difficile. Elle n'avait pas la force de téter. J'ai donc commencé par tirer mon lait. Il a fallu 2 jours pour avoir le colostrum et une semaine pour avoir une quantité de lait suffisante à ses besoins. En attendant, elle avait du lait industriel plus le peu de lait que je tirais. Son papa lui donnait à la seringue avec son petit doigt qu'elle tétait à côté de l'embout, moi je la nourrissais à la tasse. Nous étions tous les trois motivés et nous voulions y arriver. Après beaucoup de volonté, elle a enfin pris réellement le sein après 15 jours avec une téterelle. Ce fut la joie pour nous trois.

Sigrid

Au centre néonatal, nous faisions pratiquement tous les soins de nos bébés. Nous pouvions leur donner les vitamines, nous les nourrissions à la tasse ou à la seringue, nous les changions, nous leur donnions le bain. Nous tenions à faire le maximum de soins, mon mari et moi. Au début, les infirmières étaient un peu méfiantes car tout est fort médicalisé. Les explications sont très denses et elles regardaient ce que nous faisions, comment nous nous y prenions, … mais très vite, elles ont compris que tout allait bien et elles nous ont laissé faire. Dans l'ensemble, c'était très positif, elles proposaient directement le paravent pour plus d'intimité puisque Juliette et Léa étaient dans une chambre de 5 bébés. Ce qui était dur, c'était de s'habiller à l'entrée, se désinfecter les mains, prendre la température à toutes les tétées, entendre les autres enfants qui pleuraient, les autres alarmes qui sonnaient, …

Isabelle

CÉSARIENNE

Vous accouchez par césarienne, vous éprouvez certainement des sentiments qui peuvent être ambigus. Soit, l'accouchement est prévu et vous avez le temps d'accepter cette éventualité et pour certaines, vous pouvez vous sentir soulagée car l'accouchement par voie basse vous fait peur. Soit si en plein travail d'accouchement, une urgence prévoit la naissance de votre enfant par césarienne, votre rêve d'accoucher naturellement s'anéantit et vous êtes déçue et contrariée.

Mis à part vos sentiments, l'accouchement par césarienne, ne vous met pas dans l'impossibilité d'allaiter.

Si vous désirez allaiter, signalez-le à votre gynécologue. Les dosages des anesthésiants seront adaptés pour que vous puissiez le faire le plus rapidement possible. Sous péridurale, il n'y a pas de problème, votre bébé peut être allaité dans la demi-heure qui suit l'accouchement, pour autant que vous soyez tous les deux disposés à le faire. Lors d'une anesthésie générale, suivant la quantité de produit injectée, votre bébé pourra téter lorsque les effets de l'anesthésiant seront dissipés et que vous serez réveillée.

Bien évidemment, le rôle du père (ou d'une personne proche) ici a une grande importance, car s'il prend votre enfant en charge, il peut lui raconter ce qui lui arrive, où vous êtes, et pourquoi il est séparé momentanément de vous. C'est lui qui va prendre le relais et vous remplacer jusqu'à ce que vous puissiez vous en occuper et le nourrir.

Lors des tétées, les contacts privilégiés du corps à corps vous rapprochent de votre bébé et permettent d'oublier l'éloignement subi lors de l'accouchement par césarienne (Morhbacher et Stock, 1999, page 497).

La fatigue n'est pas forcément une conséquence de la césarienne. Cependant, grâce à la position allongée qui est requise le plus souvent possible, vous pouvez vous reposer au maximum. Beaucoup de femmes ont remarqué que leur lait de transition arrivait plus vite après une césarienne qu'après un accouchement normal car elles étaient plus relaxées et mieux reposées. Un des avantages de l'allaitement après un accouchement par césarienne, est que l'utérus est contracté par l'ocytocine, grâce à la stimulation des seins. Celui-ci reprend sa place assez rapidement et permet de se remettre de l'opération plus vite (Lawrence, 1999, page 508).

La douleur de la cicatrice peut être importante, c'est pourquoi adopter une position particulière et adaptée est nécessaire. Allaitez couchée, sur le dos, en plaçant votre bébé de façon à ce qu'il ne touche pas votre ventre (voir : D'abord, installez-vous, page 82). Votre bébé peut être positionné de manières diverses.

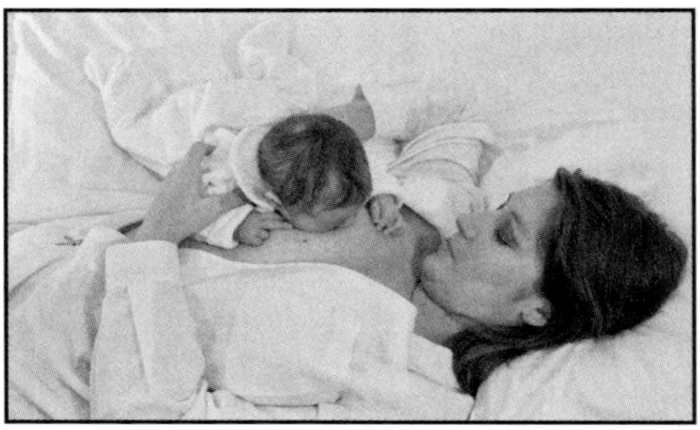

Vous aurez besoin d'aide pour que l'on s'occupe de votre bébé, vous devrez faire appel plus souvent au personnel soignant.

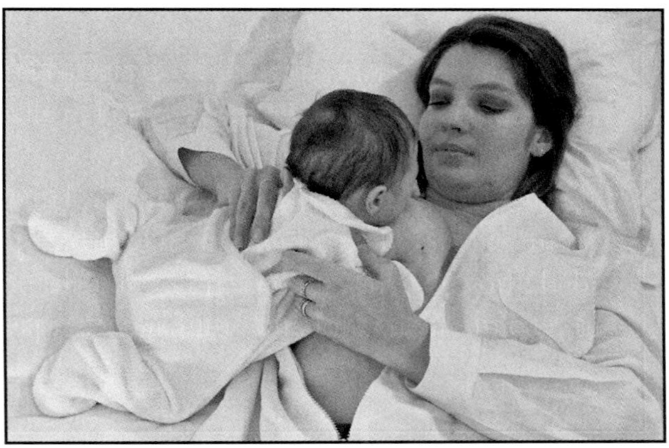

Rien ne s'est déroulé comme je l'avais imaginé, j'ai subi une césarienne. Je n'aurais jamais cru donner naissance dans des conditions pareilles. Le mot fatidique a été pour moi ressenti comme un échec, je n'étais pas capable de mettre au monde mon bébé. J'ai beaucoup pleuré, j'étais effondrée. Je me sentais vidée, fatiguée. J'étais dans un autre monde, j'étais une autre personne. Ce n'est pas facile d'expliquer des sentiments aussi forts. ¾ d'heure après l'accouchement, on m'a mise dans une chambre où j'étais à moitié consciente. J'entendais vaguement l'accoucheuse expliquer à mon compagnon comment mettre Arthur au sein. Mon choix d'allaiter a été respecté car Arthur n'a rien reçu d'autre que mon lait, ni eau, ni complément. Pour la tétée suivante, j'ai dû faire appel à l'accoucheuse car je n'y arrivais pas toute seule. Elle m'a montré comment m'y prendre. J'ai eu tout de suite envie de prendre Arthur dans les bras et de le garder, de l'avoir tout contre moi. Malgré l'avis contraire du pédiatre, dès la première nuit, mon bébé a dormi près de moi. C'était beaucoup plus facile car je ne pouvais pas me lever. Chaque fois qu'Arthur devait être langé, je devais appeler une infirmière. Pendant 2 jours, je dépendais de l'équipe soignante ou des visiteurs.

Caroline

Pour moi, une césarienne cela ne signifie pas donner la vie. Je le dis car réellement, j'ai un manque, un vide. Je n'ai pas l'impression profonde d'avoir donné la vie à mes bébés.

Sylvie

Juliette est née par césarienne pour cause de souffrance fœtale pendant le travail. Environ 2 heures après la naissance, l'accoucheuse me l'a donnée pour la mise au sein. Nous avons toutes les deux un peu pataugé ; je ne savais pas vraiment bouger pour m'installer et elle n'ouvrait pas assez la bouche. Grâce à l'aide de l'accoucheuse et d'une infirmière, nous y sommes quand même arrivés.

Laurence

Pour Nathalie, on a dû faire une césarienne à cause d'une éruption d'herpès en dernière minute. J'avais choisi : l'anesthésie péridurale pour pouvoir la voir, la toucher, l'allaiter même sur la table d'opération ! Hélas, l'anesthésie n'a pas vraiment « pris ». Je l'ai à peine vue, perdue dans ma douleur, avant qu'on me l'emporte. Pendant qu'on me suturait, on m'a « endormie » totalement. Je me suis réveillée, l'aiguille de la péridurale toujours plantée dans le dos, dans ma chambre de maternité. Et, cette fois, consciente de l'importance du lien mère-enfant dès la naissance, j'ai insisté auprès de mon mari et du personnel hospitalier pour la voir ! A défaut de l'avoir… car on me l'avait mise en couveuse : « Les bébés nés par césarienne ont plus de mal à se réchauffer ». Même un petit « boulet » de 4,630 kg ? Suite de l'aventure. On lui a donné 2 ou 3 biberons, elle n'a pas été mise au sein à la naissance, on l'a laissée plus de 12 heures d'affilée sans téter. Attachée à tous mes « tuyaux » et autres appareils, j'étais impuissante ! J'ai néanmoins « cassé les pieds » à mon mari et c'est « en lit » qu'il m'a conduite jusqu'au centre néonatal où j'ai pu voir mon beau bébé dans son bocal. Voir sans toucher. Quand je l'ai enfin eue dans ma chambre, je n'avais pas encore de lait, juste quelques gouttes de colostrum. Le lendemain, mon mari vient me rendre visite. Nathalie est au sein.

Nancy

Lorsque Émilie, mon 1er bébé, est né par césarienne, je me suis sentie affreusement vidée de tout mon corps. Ils m'avaient pris mon bébé pour le mettre dans une couveuse. J'ai dû attendre la dissipation de l'anesthésie totale avant de mettre mon bébé au sein. Émilie a tété pendant 5 minutes. J'étais très très mal installée. Je n'y connaissais rien, j'étais épuisée. Pour Simon, mon 4ème bébé, ce fut également une césarienne, sous anesthésie totale. J'ai eu des crevasses, certainement dues à une mauvaise position d'allaitement. Les infirmières m'aidaient à m'installer confortablement, cependant, elles ne plaçaient pas Simon. Je n'aimais pas les déranger. Malheureusement pour moi, infortunée de la nature, j'ai encore accouché par césarienne d'urgence pour Clément, notre dernier enfant. Pour moi c'était une catastrophe de ne pas pouvoir prendre directement mon bébé dans les bras, j'ai à peine pu le toucher à travers la couveuse. Ce ne fut que le lendemain que j'ai pu me rendre au centre néonatal pour le faire téter, cependant, près de lui, un supplément de lait industriel était prêt pour le lui donner. Je me suis précipitée vers lui en criant : « Attendez que je le fasse téter ! ». « Mais non, me répondirent les infirmières, il doit grossir ! ». Avec 3 kg 300 comme poids de naissance, il doit grossir, je n'y comprenais plus rien. J'ai fait téter mon bébé pour qu'il profite du colostrum, j'ai laissé le supplément là.

Fabienne

J'ai dû subir une césarienne qui n'était pas prévue, mais comme j'étais déterminée à allaiter, ça s'est bien passé. Beaucoup de personnes pensent que le fait d'accoucher par césarienne ne permet pas d'allaiter parce que c'est soi-disant trop pénible ou que ce n'est pas possible. Le manque de sommeil, la douleur, n'empêchent pas d'allaiter. Je ne sais pas si on lui a donné quelque chose juste après mais à un moment donné, une infirmière accoucheuse m'a apporté Ugo en me faisant coucher sur le côté pour donner le sein le plus vite possible. Ce fut assez douloureux de me retourner à cause de la cicatrice. Si je devais subir une autre césarienne, je placerais mon bébé sur moi pour qu'il ne touche pas ma blessure. Allaiter sur le dos est tout à fait possible, il n'était pas nécessaire de me retourner. Le problème avec la césarienne, c'est que dès que mon bébé pleurait, même la nuit, j'étais tributaire des infirmières, pour m'apporter mon bébé lorsqu'il avait besoin d'être près de moi. J'ai été dépendante des autres pendant 2, 3 jours. Par la suite, ça a été tout seul, dès que j'ai pu me lever.

Anne

V. DIFFICULTÉS DE L'ALLAITEMENT

J'AI MAL AUX SEINS

Mamelons douloureux et crevasses

La peau des mamelons est une peau sensible, comme celle des lèvres. Si elle est irritée, il se crée une fissure qui s'ouvre : c'est une crevasse, une plaie qui peut saigner, mais elle ne doit pas empêcher la mise au sein. Votre enfant peut avaler un peu de sang, cela ne présente aucun danger pour lui (Mohrbacher et Stock, 1999, page 478).

Bien avant d'allaiter, les futures mères entendent autour d'elles le mot « crevasse » qui est leur hantise. La plupart d'entre elles s'imaginent que les crevasses sont un passage obligé, une épreuve à endurer. Toutes les mères n'ont pas forcément des crevasses en allaitant. Si le bébé prend bien le sein, il ne devrait pas l'endolorir et l'endommager avec des crevasses.

Si vous trouvez les causes éventuelles des douleurs aux mamelons ou des crevasses et que vous les supprimez, une amélioration de la situation peut se manifester généralement dans les 24 heures à 48 heures.

La couleur de la peau ou des cheveux n'intervient pas dans la douleur des mamelons. On a trop souvent fait croire que les blondes et les rousses ont une peau sensible et propice aux crevasses. Faisons disparaître ce mythe qui perturbe les mères désireuses d'allaiter.

Voici quelques conseils qui vous permettront de ne pas avoir des douleurs aux mamelons.

• Il n'est pas nécessaire de préparer vos mamelons avant la naissance. L'aréole et le mamelon se préparent spontanément pendant la grossesse en vue de l'allaitement. Les glandes de Montgomery lubrifient l'aréole et modifient le PH de la peau qui évitent la prolifération de bactéries sur l'aréole et le mamelon (Williams, 1992).

• Évitez l'usage de produits sur les mamelons, car la peau de l'aréole et du mamelon peut être desséchée par le savon, crème, onguent, … Ceux-ci contribuent à enlever la protection naturelle de la peau et à dessécher le mamelon, qui risque de se crevasser. De plus, suite à l'usage de certains produits, vous pouvez présenter un eczéma ou une dermite. Étalez plutôt avec vos doigts lavés, une goutte de colostrum ou de lait maternel sur le mamelon et l'aréole, si nécessaire. C'est efficace, grâce aux facteurs anti-infectieux qu'ils contiennent. Ils maintiennent la peau souple et hydratée. Évitez tout parfum qui risque d'altérer votre odeur personnelle que votre bébé pourrait ne plus reconnaître. En effet, les glandes de Montgomery émettent une odeur qui attire votre bébé (Relier, 1993). Une toilette quotidienne est amplement suffisante pour les seins et les mamelons. Les soutiens-gorge en coton sont l'idéal, ils ne devraient pas trop serrer la poitrine.

• La succion et la position de votre enfant doivent être correctes. Son corps est collé à votre corps, face à face. Il ne doit pas tourner la tête pour happer le sein et sa bouche est à la hauteur du mamelon. Son nez et son menton touchent le sein. Il ouvre grand la bouche, prend le mamelon dans son entièreté et une partie de l'aréole.

• Endormi ou trop nerveux, votre bébé ne tètera pas correctement, il peut blesser le mamelon.

• La langue de votre bébé doit être placée en dessous de l'aréole pour bien stimuler le sein. Si elle est mal positionnée, elle peut endommager le mamelon, engendrer des douleurs et éventuellement des crevasses. Abaissez doucement la lèvre inférieure qui doit être retroussée, pour vérifier si sa position est correcte.

• La durée et la fréquence des tétées n'ont rien à voir avec l'apparition des crevasses (De Carvalho et al, 1984). Faites confiance à votre enfant en le laissant téter à son rythme. Vous lui permettez ainsi de prendre la quantité de lait dont il a besoin. Les tétées ne doivent pas être limitées.

• Le doigt qui tire la peau du sein vers le haut peut occasionner des crevasses.

• Évitez toute interruption brutale de la tétée. Si la tétée doit être stoppée, introduisez doucement le petit doigt dans l'angle de la bouche de votre bébé. Il ouvrira la bouche, le mamelon peut être retiré sans risque de lésion. Parlez à votre enfant et indiquez-lui ce qu'il doit faire. Vous pouvez lui exprimer que vous avez mal et que vous ne pouvez l'allaiter ainsi. Avec beaucoup de patience, votre bébé comprendra et ajustera sa position.

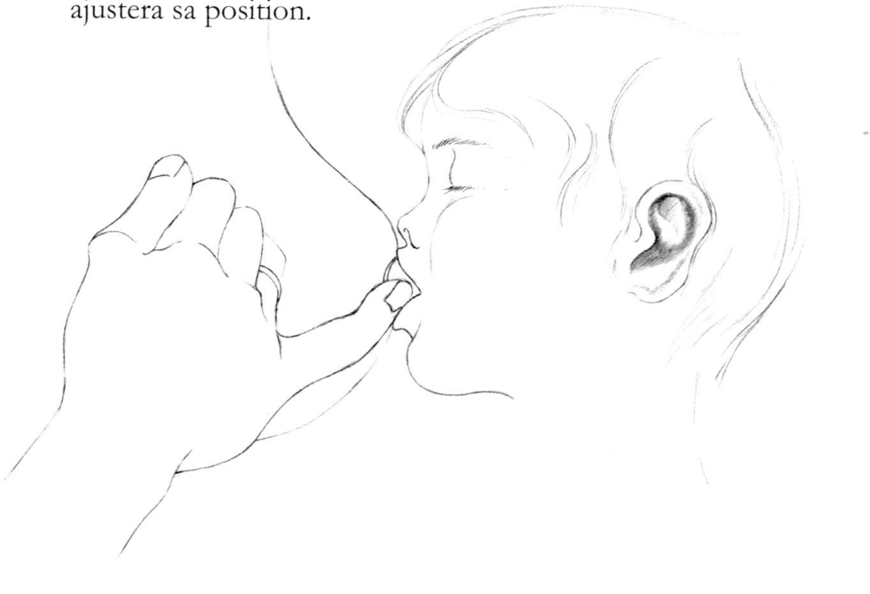

• Enclenchez le réflexe d'éjection par massage de l'aréole, avant de mettre votre bébé au sein, pour diminuer une éventuelle douleur grâce à la propagation des hormones de l'allaitement (la prolactine et l'ocytocine).

• Reposez-vous pour permettre une croissance cellulaire des tissus qui favorise la cicatrisation.

• Suivant la localisation de la crevasse, vous pouvez étudier diverses positions d'allaitement qui aideront à la diminution de la douleur, puisque la bouche du bébé va appuyer différemment sur le mamelon et l'aréole. Ces positions laisseront la cicatrisation se faire rapidement, par exemple, la position du bébé placé comme un ballon de rugby (voir : Comment allaiter ?, page 79).

• Il y a des cas où les douleurs ou crevasses aux mamelons sont dues au fait que le bébé a une mauvaise succion, ce sont des cas où en observant la tétée un professionnel de santé peut aider la mère à améliorer la situation.

Pendant les 3 premières semaines, j'ai eu des douleurs aux mamelons. Les débuts des tétées étaient fort douloureux. Comme palliatif de ces inconvénients, j'ai placé des téterelles. Je pensais que c'était normal d'avoir mal. Lorsque Danaë tétait, elle faisait énormément de bruit. Je l'ai montré à mon accoucheuse, on a essayé d'autres positions d'allaitement mais rien n'a amélioré les tétées. Je conseille aux mères dans une situation semblable, d'investiguer auprès de personnes vraiment compétentes en allaitement qui auraient pu trouver la solution directement. J'aurais peut-être évité de souffrir pour rien.

Nadia

J'avais mal aux mamelons, parfois à en pleurer, mais je m'obligeais à continuer parce que je pensais que c'était cela « être une bonne mère ».

Claire

Le troisième jour, mon bébé pleurait beaucoup. Une infirmière m'a dit qu'il était déshydraté. On lui a donné un complément de lait industriel à la tasse. Apparemment, Lucas n'arrivait pas à bien stimuler mes seins et j'avais des crevasses. Les infirmières m'ont conseillé de tirer mon lait car les crevasses étaient très douloureuses lorsque mon bébé tétait.

Pauline

Dans l'heure qui a suivi la naissance, Amandine a tété… Tout était parti pour le meilleur des mondes…Dans l'impression de flottement lié à l'accouchement tout en ayant l'esprit aiguisé à certaines sensations, j'ai remarqué qu'elle tétait « autrement », en référence à notre premier enfant. Que se passait-il ? Cela faisait un peu plus « mal ». Je savais que ce n'était pas dû à une mauvaise position au sein. Je me suis mise en quête de savoir « pourquoi ? ». Je remarquais parfois ses lèvres qui n'étaient pas toujours bien retroussées. Alors, j'interrompais la succion en lui parlant et mettant le bout de mon petit doigt dans le coin de sa bouche. Et ainsi de suite, à chaque fois que je le trouvais nécessaire, pour qu'elle apprenne ainsi à mieux téter en ouvrant suffisamment bien grand la bouche. On aurait dit qu'elle était pressée et que dès qu'elle entrait en contact avec la peau, elle tétait… et c'était bon ainsi ! Souvent, je trouvais qu'elle avait beaucoup de vigueur dans sa succion. Elle se cambrait parfois énergiquement en arrière avec tout son corps, elle devenait raide comme un bâton tout en criant, ce qui devenait un défi pour l'allaiter ! Ainsi débuta le scénario qui allait durer plusieurs mois. Au bout de 3 jours, les crevasses sont apparues… et je me suis dit qu'il y avait un gros problème et qu'il fallait ABSOLUMENT trouver la solution ! Étant animatrice de la Leche League, je commençai ma recherche assidue de renseignements pour pouvoir déterminer la cause de cet allaitement qui ne démarrait pas bien du tout. J'eus la confirmation qu'elle « serrait les gencives », c'est-à-dire que même pour introduire le bout du petit doigt dans sa bouche, c'était très difficile. Il fallait lui dire d'ouvrir, de lâcher (elle entendait très bien, mais ne savait pas relâcher la tension), je devais alors insister en appuyant fermement pour réussir à introduire le bout du doigt. Alors, je constatais ce mamelon libéré, exsangue, avec pour seule rougeur, ces crevasses !

Toutes les tétées se déroulaient de la même façon : en appuyant sur son menton de nouveau-né. Je variais souvent les positions d'allaitement pour soulager les mamelons érodés et tenais mon bébé très près de moi en arrondissant son dos et fléchissant calmement ses jambes. Je veillais aussi à ce que les tétées soient très calmes. Cette méthode a permis aux crevasses de guérir au bout d'une semaine, ce qui était un problème de moins ! La douleur vive du départ disparut petit à petit. Il ne restait plus qu'une douleur « plus supportable », mais constante durant toute la tétée, due à la pression des mâchoires. Ce fût pénible, dur, avec une vive déception de ne pas pouvoir vivre un allaitement agréable et si apaisant comme cela peut l'être quand tout va bien. L'accouchement s'était si bien déroulé et voilà qu'il fallait quand même une dose de difficultés ! Et il en faut une sacrée envie d'y arriver, pour passer au travers de toutes ces tétées, qui font mal, durant 5 mois ! A l'âge de 3 mois, j'espérais donc que la tension allait s'estomper car son système neurologique serait plus mature et Amandine moins hypertonique. C'est vrai qu'à partir de ce cap, les tétées étaient parfois « agréables », presque normales, sans aucune gêne, ni ressentiment, ni… Je savais que je n'avais que le temps et la patience pour seuls alliés. Je devais positionner ces instants difficiles ailleurs dans mon esprit, pour pouvoir les réduire et ne pas me fixer sur la gêne physique. Cette projection m'a beaucoup aidée. Mais le plus important était d'avoir vécu un allaitement précédent sans aucun problème. Si je n'avais pas connu un allaitement « normal » avant, je ne crois pas que j'aurais eu le courage de tenir bon. Car c'est si difficile d'imaginer que la situation ne sera pas ainsi, pour toujours ! Quand on est mal pour quelque raison que ce soit, on estime que cela dure depuis si longtemps déjà que l'on n'arrivera pas à tenir pour une période même plus courte. C'est difficile d'imaginer autre chose. Pourtant, il fallait que je croie en elle, aussi. Et c'est ainsi, effectivement, qu'à l'âge de 6 mois et demi, elle a pu pour la première fois, s'endormir complètement au sein, avec moi, sa mère, qui redevenait enfin moi-même dans ces sensations de bien-être. Une mère enfin apaisée, dans une relation « sans violence », dans le plaisir de ce contact si chaleureux, si vivant, si beau. Une re-naissance. Pouvoir être calme, pour accueillir ces moments si doux, la voir se laisser aller, tout doucement, de lâcher prise, de pouvoir enfin, lui offrir vraiment, ce bon lait dont jamais je n'aurais voulu qu'elle soit privée.

Élisabeth

Mon bébé, Yvan, a 1 mois et j'ai des crevasses aux deux seins. Elles sont extrêmement profondes et la douleur est intense. J'ai envie d'allaiter et de continuer, mais dans ces conditions c'est pénible, je suis démoralisée et j'en pleure. Pleurs causés par les douleurs, pleurs dus au fait de ne pas avoir du plaisir en allaitant. Je fais appel à une spécialiste de l'allaitement, qui me propose de me rencontrer et ensemble, nous étudions le problème lors d'une tétée. Elle me demande de raconter mon histoire d'allaitement avec mon bébé et observe. Lorsque j'en arrive à aujourd'hui dans mon récit, je me sens en confiance avec cette femme, car elle est vraiment à l'écoute. Je m'abandonne d'ailleurs dans les moindres détails qui lui permettront peut-être d'identifier et de résoudre mon problème. Elle est douce et posée. Elle me suggère de positionner mon bébé plus en parallèle avec moi, plus contre moi, comme s'il adhérait à mon corps, comme si nous ne formions qu'un, sa bouche grande ouverte.

Elle m'explique avec ses mots simples comment lui offrir le sein, tout en restant confortablement assise. Elle m'a d'ailleurs préalablement détendue en m'installant convenablement. Je suis réellement étonnée de me rendre compte que la douleur est moins intense que d'habitude, j'entrevois une lueur de guérison soudaine qui me réjouit, je n'en reviens pas. Un sourire apparaît sur mon visage. Je suis contente. Tout en allaitant, je m'abandonne à cette femme. Je lui raconte mon bonheur et l'enthousiasme que j'ai de vouloir continuer l'allaitement. Elle me fait remarquer ce que je fais de ma main droite. Sans m'en rendre compte, je tire mon sein vers le haut à l'aide de mon index pour bien dégager le nez de mon fils. Comme suggéré, et puisque cette manœuvre risque d'entretenir mes crevasses, j'essaie de ne plus toucher mes seins. Mais dès que je pense à autre chose, ma main se porte automatiquement sur le sein. Très doucement, et avec une grande diplomatie, cette dame me le fait remarquer. Comment faire pour éliminer ce réflexe ? J'ai l'habitude de porter des chemisiers qui se déboutonnent pour allaiter, et avec une blouse cachant la totalité de mes seins, cela m'aiderait sans doute à ne plus poser mes doigts sur les seins. Dès que je suis rentrée à la maison, j'ai suivi les conseils qui m'ont été donnés et en 48 heures mes crevasses avaient presque disparu. Je pouvais allaiter tranquillement, sans douleur. Quel bonheur !

Marie-Ange

Lorsque je suis rentrée à la maison, j'avais des crevasses qui me faisaient mal et je croyais que c'était normal. En fait, à la clinique, on m'avait expliqué que je devais nettoyer les bouts de sein avec de l'eau physiologique avant et après la tétée. C'est alors qu'un membre de l'a.s.b.l. V.S.W. Boerstwoding me fit prendre conscience que la bouche de Jeroen autour du mamelon était mal positionnée. Effectivement, mon bébé suçait la lèvre inférieure avec le mamelon. J'ai donc à chaque tétée repositionné Jeroen et les crevasses ont disparu. En une journée j'ai pu le rééduquer à téter mieux.

Anne

Aux premières mises au sein, avec Zoé, j'ai très vite eu mal, très mal, surtout quand elle attrapait le sein. Je serrais les dents de douleur et pourtant, je ne suis pas douillette. Vu la douleur, je comprends maintenant les mamans moins motivées qui arrêtent d'allaiter. J'ai eu des crevasses. Zoé est pourtant bien face au sein, mais je crois qu'elle ne fait pas une assez grande bouche quand elle tète. Un soir, dans son berceau, Zoé régurgite du lait rosé ! Après 5 secondes de panique, je me rappelle que j'ai des crevasses et qu'elles peuvent saigner. C'était bien ça. L'infirmière me dit que le sang est indigeste et qu'il ne faut plus donner ce sein pendant quelques tétées, le temps qu'il se cicatrise. J'y arrive sans engorgement. Arrivée à la maison, voilà l'autre sein qui saigne ! J'enlève Zoé du sein (qu'elle a bien stimulé) pour la mettre à l'autre. Je m'effondre en larmes. Si je mets Zoé pendant 24 heures au sein qui a saigné en premier, j'ai peur qu'il saigne à nouveau. Et avec deux seins qui saignent, selon le raisonnement des infirmières, je dois suspendre l'allaitement. Mais je ne veux pas, même pour une courte durée. En pleurs, je téléphone à une animatrice de la Leche League qui me rassure. Zoé peut boire du sang. Ouf ! Finalement, tout rentre dans l'ordre. Zoé ne fait pas toujours une grande bouche et j'entends souvent sa langue qui claque mais la stimulation est bonne. Je n'ai plus mal mais les seins restent sensibles.

Kallima

Mamelons plats, rétractés ou invaginés

En général, avant et pendant la grossesse, les mamelons non stimulés, sont plats. Ils pointent lorsqu'il fait froid, lorsqu'on les touche. La succion de votre bébé étire le mamelon. De vrais mamelons plats ne ressortent pas lorsqu'ils sont stimulés. On trouve de rares cas où les mamelons ne s'étirent pas par la succion du bébé, notamment lorsque les mamelons sont rétractés ou invaginés ou lorsqu'il existe des adhérences fibreuses dues à une mauvaise cicatrisation suite à une opération chirurgicale. Les mamelons invaginés se replient sur eux-mêmes. Ils sont attachés vers le bas. Le décollement de la peau les fera ressortir. Un saignement est inévitable. Les mamelons rétractés rentrent avec la pression des doigts. Le bébé rejette le mamelon car celui-ci ne va pas assez loin. Les mamelons peuvent être douloureux.

La littérature sur le sujet est assez complexe car chaque cas est particulier. Si vous présentez des mamelons plats, invaginés ou rétractés à la naissance de votre bébé et que celui-ci présente des difficultés pour prendre le sein, l'aide d'une personne qualifiée en allaitement peut être utile.

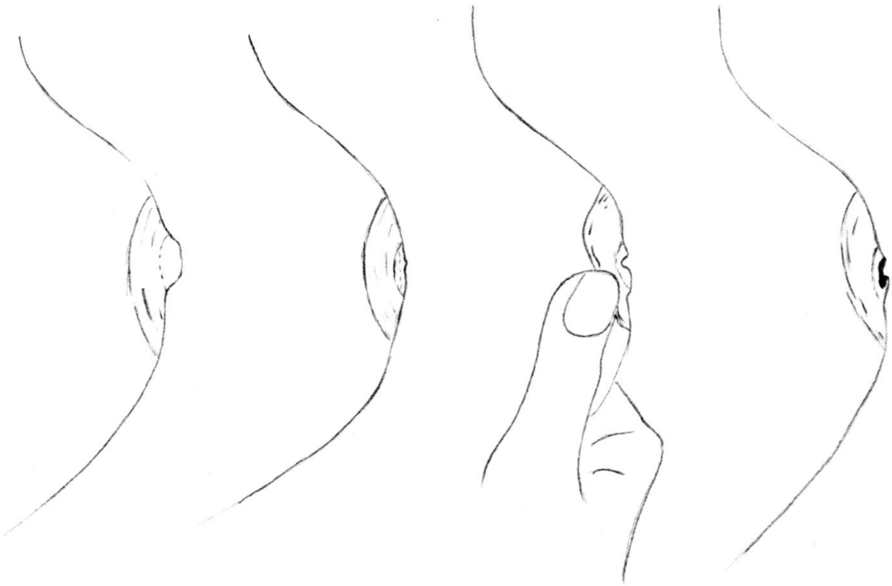

Mamelon normal | Mamelon plat | Mamelon rétracté quand on pince | Mamelon invaginé naturellement

Je n'ai pas pu allaiter parce que mes mamelons étaient invaginés. Personne ne m'a aidée pour que je puisse donner le sein à mon bébé. A l'époque, il y a 15 ans maintenant, je n'imaginais même pas que je puisse le faire. Alors, j'ai tiré mon lait avec un instrument de torture et ai donné à mes trois garçons des biberons pendant +- 6 mois à chacun d'eux.

Aparecida-Maria

« Vous avez les mamelons invaginés, ça ne va pas être facile ». Cette accoucheuse aurait dû me dire : « Ce sera plus difficile mais vous y arriverez, faites confiance à votre bébé ». Car lui il a envie d'y arriver même s'il doit s'énerver au début. Et c'est avec toute son énergie qu'il est parvenu à faire sortir ces petits bouts restés cachés depuis tout ce temps.

Catherine

Téterelles, cupules ou boucliers

Bon nombre de personnes proposent l'emploi de téterelles ou de cupules. Ce sont des artifices qui risquent de perturber la poursuite sereine de l'allaitement. La téterelle peut engendrer une confusion sein-tétine de la part de votre bébé. Le lait s'accumule dans le bout de la téterelle et pour faire sortir le lait, le bébé pince avec ses gencives (voir : Confusion sein-tétine, page 185). La stimulation du sein est moins forte, puisque votre bébé tète sur une couche de silicone et non directement sur la peau de l'aréole. La production de lait sera diminuée et ne répondra pas à ses besoins (Woolridge et al, 1980). La téterelle n'aide en rien votre bébé à prendre le sein correctement. Celui-ci s'y habitue et peut refuser par la suite de prendre le sein sans elle.

Les cupules sont des ustensiles assez durs qui peuvent blesser le mamelon par le frottement des vêtements causé par les mouvements. Les femmes ayant utilisé les cupules ou boucliers pendant la grossesse pour des mamelons plats, invaginés ou rétractés ont plus tendance à abandonner l'allaitement que les mères n'en utilisant pas (Alexander et al, 1992).

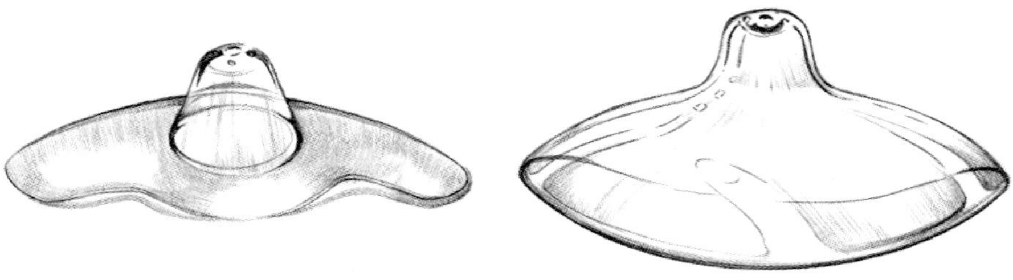

Téterelles

Avec la téterelle, ce qui était contraignant, c'est de devoir la laver, la stériliser après chaque tétée alors que la seule chose qui m'aurait fait plaisir c'était de rester au lit ou de dormir la nuit, par exemple. C'est un artifice qui n'aide pas à un allaitement serein. Parfois, de l'air se mettait entre la peau et la téterelle et il fallait la replacer. Je me rappelle que dès qu'il y avait de la visite et si c'était le moment de la tétée, je montais dans la chambre, non pas parce que mes seins étaient à découvert car avec un tee-shirt on ne voit rien, mais le fait de devoir allaiter avec une téterelle était gênant.

Isabelle

Le deuxième jour après la naissance, j'ai essayé d'appliquer la téterelle car mon bébé refusait le sein. Au départ, cela avait l'air de marcher un peu mieux. Mais, au bout du troisième jour, elle avait perdu plus d'un dixième de son poids et on a constaté qu'elle tétait un peu mais n'avalait rien.

Effi

J'ai allaité ma fille à l'aide d'une téterelle à la maternité et en rentrant à la maison, mon mari m'a suggéré d'essayer sans et ça a marché. Un seul inconvénient, c'est que la succion avec la téterelle se rapproche du biberon. Donc, j'ai eu des crevasses car elle tétait mal sur le mamelon nu. Je devais donc la retirer chaque fois qu'elle tétait mal et la repositionner. Et seulement quand la tétée était correcte je lui laissais.

Sigrid

Seins douloureux, engorgement

Lorsque la glande mammaire ne fonctionne pas suffisamment et de façon équilibrée, soit parce que votre bébé ne peut être mis au sein, soit parce qu'il ne tète pas correctement (enfant malade, qui a des maux de dents, qui a du mal à téter, qui commence à espacer les tétées de nuit, …) ou lorsque le sevrage est trop rapide (voir : Sevrage, page 267), le débit sanguin peut augmenter fortement au niveau des seins qui deviennent durs, tendus, lourds et douloureux car ils se préparent à produire du lait. La succion de votre bébé au sein stimule l'aréole et permet la production de lait au même moment.

La congestion se résorbe en quelques jours à condition d'allaiter souvent. Elle peut même parfois passer inaperçue si votre bébé tète très souvent et donc être moins douloureuse (Moon et Humenick, 1989).

L'engorgement peut se présenter pendant la semaine qui suit l'accouchement, c'est la congestion des premiers jours ou appelée à tort « montée de lait » ou à n'importe quel moment de l'allaitement.

Le lait de transition apparaît au moment de la congestion des premiers jours. Certaines mères ont besoin d'être encouragées à mettre plus souvent et correctement leur bébé au sein pour qu'il stimule l'aréole de façon efficace.

<u>Remèdes</u>

• Allaitez souvent (au moins toutes les heures à 2 heures) vous permet de traiter l'engorgement. Proposez à votre bébé de boire aux 2 seins à chaque tétée. La succion de votre bébé est la façon la plus efficace de faire sortir du lait, cependant, s'il est incapable de téter ou que la prise du sein est difficile pour lui parce que la peau de l'aréole est tendue et que les mamelons sont plats, exprimez un peu de lait par massage aréolaire ou avec un tire-lait (voir : Extraire le lait maternel, page 253).

• Prenez des douches chaudes, en massant les seins délicatement du haut vers l'aréole avec la douche pour induire le réflexe d'éjection (Morhbacher et Stock, 1999, page 468).

• Placez des compresses ou des gants de toilette froids sur le sein, pour diminuer l'œdème et soulager la douleur entre les tétées (Morhbacher et Stock, 1999, page, 464 ; Lawrence, 1999, page 281).

• Si la congestion est douloureuse, un massage aréolaire peut vous aider à soulager les seins (voir : Extraire le lait maternel, page 253).

• Détendez-vous, reposez-vous dans le calme, avec votre bébé. Le lit toute une journée et toute la nuit aide à récupérer de toute la fatigue accumulée (Lawrence, 1999, page 280).

• Les soutiens-gorge et les vêtements trop serrés sont déconseillés, car ils peuvent comprimer les canaux lactifères et le lait a alors du mal à être acheminé vers les mamelons.

La disparition de l'engorgement peut se réaliser dans une période de 24 à 48 heures.

La congestion des premiers jours était très douloureuse, mes seins avaient triplé de volume. C'était intenable. J'ai mis mon bébé au maximum au sein, mais il ne voulait pas toujours téter, alors j'ai massé mes seins au niveau de l'aréole, délicatement, pour en faire sortir quelques gouttes. J'étais fière de voir le lait qui perlait comme la rosée du matin et malgré la douleur, je me réjouissais. Toutes les deux heures, et même la nuit, mon compagnon et moi massions et drainions ces seins volumineux. Après 24 heures, comme notre conseillère en lactation nous l'avait annoncé, je n'avais presque plus rien. J'étais soulagée, heureuse, allégée.

Lucie

Quand Valentine, ma première fille, est née, l'infirmière m'a donné des conseils sur comment me positionner, comment placer le bébé pour qu'il avale bien, etc. Ca a bien démarré. Mais apparemment, la « montée de lait » prenait son temps. Dès que je la mettais au sein, elle tétait une fois ou deux, puis n'étant pas très satisfaite apparemment de ce qu'elle recevait, se mettait à hurler.

Les infirmières m'ont dit d'être patiente, que parfois les démarrages étaient pénibles mais que tout allait s'arranger. Ca n'a pas été le cas. Un soir où nous tentions encore de convaincre la petite de téter, elle s'est tellement énervée qu'elle a avalé de travers, lait ou salive qui sait et sa respiration s'est bloquée. L'infirmière l'a de suite emmenée dans une salle et m'a expliqué après qu'elle avait aspiré le liquide pour l'aider à respirer. Inutile de décrire les secondes d'angoisse vécues. On m'a alors conseillé de tirer mon lait avec une machine pendant un certain temps, jusqu'à ce que mon lait soit plus abondant. Ca a été un vrai calvaire pour quelques gouttes. Je dois avouer franchement que j'en avais marre et je me voyais mal continuer ce manège à la maison. Valentine buvait si tranquillement au biberon, tout avait l'air tellement plus simple ainsi. Alors j'ai laissé tomber l'allaitement et Valentine est passée au lait artificiel définitivement.

Béatrice

La « montée de lait » s'est très bien passée, mieux que pour mon premier allaitement. J'ai eu moins de douleur, je l'ai mise souvent au sein.

Marthe

A l'hôpital, les infirmières me demandaient de lui donner les deux seins à chaque tétée mais quand je voulais changer Thomas de sein, il ne voulait plus boire. J'ai donc fait un sein à la fois. Il tétait les 2 premiers jours, pendant ½ heure toutes les heures mais je ne m'inquiétais pas, après 3 jours, le lait a commencé à venir. C'était la « montée de lait ». C'était très douloureux mais mon époux était là, à chaque seconde pour me soutenir. En effet, le 4ème jour, cela faisait déjà moins mal.

Cindy

Lorsque la « montée de lait » s'est manifestée, cela s'est passé très naturellement, les infirmières m'avaient prévenue sans m'alarmer. Tristan n'arrivait pas à prendre l'aréole car mes seins étaient durs. J'ai alors tiré un peu de lait à l'aide d'un tire-lait.

Muriel

> *J'ai eu deux engorgements, durant mon premier allaitement que j'ai traités en mettant mon bébé souvent au sein. Après une journée, l'engorgement disparaissait.*
>
> Marthe

Mastite

La mastite est une inflammation localisée du sein accompagnée ou non de fièvre due à un canal lactifère bloqué ou une infection du sein (Mohrbacher et Stock, 1999, page 466).

Le canal lactifère bloqué se manifeste par une boule ou traînée rouge visible sur votre sein, douloureuse au toucher. Le blocage ne laisse plus passer le lait par le canal lactifère est bloqué. Votre température est en dessous de 38°C et vous vous sentez généralement bien.

L'infection du sein se situe le plus souvent au niveau du cadrant supéro-externe du sein. Cette partie du sein est rougeâtre, chaude, douloureuse avec un placard rouge chaud, très sensibles. Vous pouvez sentir les symptômes d'une grippe, avec de la température supérieure à 38°C.

Les principales causes sont :

• Votre sécrétion lactée est surabondante et inadaptée aux besoins de votre bébé.

• Votre glande mammaire est comprimée et ne laisse plus passer le lait (soutien-gorge ou vêtements trop serrés, votre position pour dormir écrase vos seins).

• Vous êtes excessivement fatiguée (Lawrence, 1999, page 273 ; Riodan et al, 1990).

• Les tétées sont fort espacées.

• La position d'allaitement est toujours identique et ne permet pas de drainer tous les canaux.

• Vous comprimez les canaux lactifères avec votre doigt sur le sein pour laisser respirer votre bébé.

Lorsque la mastite est infectieuse, elle est peut être causée par des crevasses au mamelon qui est une porte d'entrée pour les germes.

Le drainage du sein est recommandé en permettant à votre bébé de téter le plus possible :

• Le repos complet au lit, bien au chaud avec votre bébé pendant 24 heures. Buvez et nourrissez-vous suffisamment.

• Si votre bébé ne veut pas téter ou ne tète pas suffisamment, exprimez un peu de lait manuellement ou à l'aide d'un tire-lait (voir : Seins douloureux, engorgement, page 166).

• Des compresses chaudes sur l'endroit douloureux peuvent soulager la douleur avant l'allaitement (Morhbacher et Stock, 1999, page 468).

• Diversifiez les positions d'allaitement, afin de drainer tous les canaux lactifères.

• Pour le canal lactifère bloqué, positionnez votre bébé de façon à ce que son menton touche la zone douloureuse.

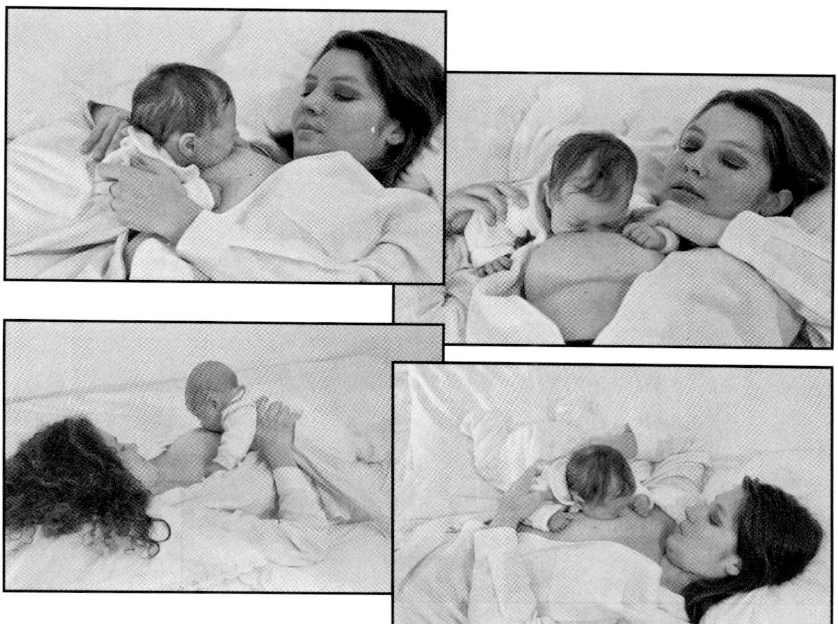

Peu après la naissance de Francis, j'ai eu un engorgement localisé dans un sein : sans doute un canal lactifère bouché, avec sensation de chaud et de douleur. En changeant mon petit bébé de position, j'ai réglé le problème après quelques jours.

Nancy

« Il suffit de l'allaiter par-dessus ton épaule ! ». Voilà la solution que tu me proposais tandis que je te décrivais la boule (une noisette hier, une noix aujourd'hui qui durcissait dans mon sein gauche). Et j'y suis arrivée ! Sans vraiment y croire d'abord, j'ai pensé que je n'avais rien à perdre. J'ai donc couché Théo par-dessus mon épaule et l'ai porté à mon sein gauche. Ce n'est pas évident de se détendre dans cette position. Après dix minutes de tétée, la noix me semblait déjà plus molle. Mais n'était-ce pas mon imagination ? Pour la tétée suivante, même position sous le regard fort douteux de mon époux et du docteur qui prônait un traitement médicamenteux couplé à l'arrêt de l'allaitement. Je relève donc Théo après la tétée et mes doigts vont à la recherche de la noix familière. Je cherche, plus de noix, rien qu'un sein mou et détendu, tout aussi fier et détendu que moi ! Pendant cette deuxième tétée, j'avais juste senti comme un petit courant électrique au niveau du sein, rien de plus. Par la suite, j'ai veillé à faire téter mon bébé dans cette position de temps en temps, à chaque sein, de façon à ce que chaque région mammaire travaille. Je n'ai plus jamais rien eu de semblable.

Claire

J'ai eu régulièrement des canaux qui se bouchaient et j'avais l'impression que le lait ne passait pas toujours comme il fallait ou que mes seins s'engorgeaient. Je massais souvent mes seins aux endroits douloureux, délicatement, et j'essayais de faire sortir du lait. Ce qui me soulageait.

Anne

Une mastite se traite par des tétées fréquentes en privilégiant le sein douloureux.

Vous pouvez prendre un antidouleur compatible avec l'allaitement prescrit par votre médecin si la douleur est trop importante.

Une mastite bien traitée se guérit en 24 à 48 heures maximums. S'il n'y a pas d'amélioration, malgré les tétées fréquentes, le repos, etc. il faut suspecter une mastite infectieuse qui nécessite éventuellement une prise d'antibiotiques compatibles avec l'allaitement.

Un matin, je me rendais chez mes parents, le chemin était long et lorsque je suis arrivée, j'étais fiévreuse, les seins endoloris, tendus et chauds, un peu rouges également. Ma mère s'est inquiétée car lorsqu'elle a allaité ma sœur, elle a eu un abcès. Le médecin de famille est venu. Il m'a prescrit une médication et m'a conseillé l'arrêt immédiat de l'allaitement : « Tristan a 9 mois à présent, il en a bien profité, il vaut mieux le sevrer car l'allaitement te fatigue. Pour éviter l'abcès, voici des antibiotiques ». J'étais pétrifiée et n'ai rien su lui répondre. Quand le médecin est parti, j'ai hurlé et sangloté. C'était impossible et impensable pour moi de sevrer Tristan sans l'avoir décidé auparavant, lui et moi, sans aucune préparation. J'ai pris un rendez-vous avec la gynécologue. Elle m'a conseillé d'allaiter au maximum et de prendre un antidouleur. Le lendemain, ayant bien suivi les conseils, je n'avais plus rien ! C'était un petit problème technique qui aurait pu être dramatique juste parce qu'un médecin mal informé et très influent (puisqu'il est le médecin de famille), n'avait pas voulu prendre le risque de sauver cet allaitement.

Muriel

Mon sein était engorgé et je n'arrivais pas à tirer du lait manuellement. Finalement, j'ai eu une mastite avec 39° C de fièvre. J'étais mal. L'animatrice de la Leche League me rassure. Zoé peut boire le plus souvent possible. Je dois aussi beaucoup me reposer. Après 3 jours, la fièvre tombe. Je fais tout de même venir le médecin avant le week-end. Il me prescrit un antibiotique à prendre si la fièvre revient. Elle ne revient pas, mais je sens que mon sein n'est pas tout à fait guéri. Bien que je déteste les médicaments, je prends l'antibiotique car j'ai trop peur d'un problème et de devoir arrêter d'allaiter.

Kallima

Après deux mois d'allaitement, j'ai eu une mastite. Mon médecin m'avait conseillé de ne pas donner le sein à mon bébé et d'y appliquer des compresses d'eau chaude pendant 15 minutes, puis de tirer mon lait pendant 20 minutes. Puis appliquer des glaçons pendant 25 minutes, à toutes les tétées y compris la nuit. Ce fut une période très fatigante. Quand j'allaitais Léa, je la pesais avant et après la tétée, je lui donnais un complément car elle ne prenait pas assez, mon médecin m'avait interdit de la nourrir aux deux seins. Puis je tirais du lait au sein infecté, j'appliquais les compresses, glaçons et il était déjà l'heure de redonner le sein. Ce n'était pas possible de continuer dans ces conditions, d'autant plus que mon médecin m'avait dit de le faire pendant 10 jours. J'ai donc tout doucement sevré Léa. Juliette, sa sœur jumelle, était déjà au biberon depuis un certain temps. Aujourd'hui, je me rends compte que j'ai été très mal conseillée et je le regrette.

Isabelle

Abcès

L'abcès est en général une complication d'une mastite non ou mal traitée. Lorsqu'il y a abcès avec collection de pus, le lait n'est pas contaminé, mais cela nécessite une intervention chirurgicale pour le drainage. L'allaitement peut être poursuivi en évitant tout contact entre le bébé et l'incision. Une antibiothérapie adaptée et compatible avec l'allaitement doit être prescrite.

« MON BÉBÉ NE GROSSIT PAS »

Mon bébé boit-il suffisamment ?

Durant les trois premiers jours, votre bébé perd du poids. Il peut perdre jusqu'à 10% de son poids de naissance. Ce phénomène est physiologique. Cette perte de poids ne résulte pas d'une inadéquation du colostrum. Votre bébé perd de l'eau et élimine le méconium, première selle, noire et collante. Lorsque l'allaitement démarre bien et que votre bébé est mis au sein correctement et souvent, sa perte de poids reste inférieure à 7% (De Marzo et al, 1991). Il a été démontré que les bébés qui tétaient de 8 à 12 fois par jours recevaient plus de lait sur 24 heures que ceux dont les tétées étaient inférieures au nombre 6 (Yamauchi et Yamanouchi, 1990). Votre bébé commence normalement à reprendre du poids avant le 6ème jour post-partum. En clinique, il fait souvent très chaud et sec, prenez votre bébé souvent dans les bras car grâce à la chaleur humide, il se déshydrate moins. Si vous le laissez nu, vous rendez plus intense l'évaporation de l'eau. La pièce peut être humidifiée en plaçant des essuies de bain imbibés d'eau sur les radiateurs.

Surveillez l'évolution de la courbe de poids en pesant votre bébé au maximum une fois par semaine. Les bébés allaités présentent parfois des poids en dessous de la moyenne. Les courbes de croissance pondérales utilisées en Belgique ne concernent pas les bébés allaités mais tout venant.

Le gain de poids de votre bébé par semaine devrait varié de :

- 115 à 225 g depuis les 3 à 4 premiers jours à 4 mois ;
- 85 à 140 g de 4 à 6 mois ;
- de 40 à 85 g de 6 à 12 mois

(Cohen et al, 1995, Dewey et al, 1992).

Quelques critères pour évaluer la situation de votre bébé :

• Votre bébé a au moins 2 selles par jour.

• Les selles sont noires et collantes durant la période colostrale.

• Les selles sont liquides, de couleur jaune or dès que votre bébé reçoit du lait de transition ou du lait mature, c'est-à-dire, juste après la congestion mammaire des premiers jours.

• Le nombre de langes mouillés par des urines doit être de 5 à 6 sur 24 heures, soit 30 à 60 ml par couche.

• Lorsque votre bébé pleure ou crie, il est énergique.

• Lorsque votre bébé n'est pas en phase de sommeil, il est bien éveillé.

• Votre bébé est tonique, vif.

• Il n'est pas malade.

Si votre bébé ne remplit pas ces critères, il devrait être surveillé par un médecin.

Poussées de croissance

On constate souvent l'arrêt de l'allaitement, dans la majorité des cas, vers l'âge d'un mois. Du jour au lendemain, votre bébé se met à réclamer le sein toutes les heures ou plus, alors qu'il avait un rythme bien précis, auquel vous étiez habituée. Votre bébé devient insatiable, il pleure sans arrêt. Vous doutez alors de votre lait et de la quantité que vous produisez, …

Il est important de savoir qu'un bébé présente des poussées de croissance qui se situent souvent vers 3 semaines, 6 semaines et 3 mois. L'enfant demande à téter plus souvent pour augmenter la sécrétion lactée et répondre à ses besoins croissants. Le nombre de tétées augmentera pendant quelques jours. Puis, le rythme redevient normal. Ne vous précipitez pas sur des compléments de lait industriel qui compromettront l'allaitement. Toutefois, vérifiez que la succion de votre bébé est correcte, que les tétées ne sont pas douloureuses, que votre bébé est en bonne santé, qu'un éventuel traitement médicamenteux chez vous ne perturbe pas l'allaitement.

Lorsque je suis rentrée à la maison, l'allaitement avait bien démarré. Je me nourrissais et buvais convenablement, j'avais du lait qui répondait bien à la demande de mon bébé mais au bout de 6 à 7 semaines, je me suis rendu compte qu'après avoir donné les 2 seins pendant ½ heure à chacun d'eux, Marie pleurait. J'en avais donc déduit qu'elle n'avait pas eu suffisamment de lait. J'ai donc essayé de lui donner un biberon de lait artificiel pour voir ce qu'il en était. Effectivement, elle avait tout bu et elle pleurait encore. Je lui en ai redonné un autre et elle buvait sans interruption. En l'espace de quelques minutes, elle avait pris 120 ml de lait artificiel, ce qui l'avait calmée. Elle s'est enfin endormie. J'ai alors appelé mon médecin traitant, qui me confirmait que je n'avais plus de lait ou que mon lait n'était pas suffisamment riche pour la petite. D'après lui, il valait mieux en rester là. J'ai réessayé encore une fois la tétée d'après pour la remettre au sein. Mais encore une fois, ce fut le même scénario. Elle pleurait, elle n'en avait pas son compte. J'ai donc mis fin à l'allaitement. J'étais très déçue car j'aurais voulu continuer un peu plus longtemps. Mon entourage disait que c'était déjà ça, qu'elle avait reçu un peu de mon lait mais dans le fond de moi-même, j'aurais tant aimé aller plus loin.

Thérèse

Quand j'ai été enceinte de Sarah, ma deuxième fille, j'ai évidemment pensé que ce serait un bonheur de l'allaiter. Mais évidemment, j'avais beaucoup de craintes. Je me suis pas mal documentée, j'ai été à quelques séances d'information sur l'allaitement, bref, je me sentais bien préparée. Et puis je me disais que cette fois, je tiendrais moins compte de l'avis des autres et que je ferais ce que je sens. Quand on me l'a mise au sein et qu'elle a tété sans pleurer, j'étais au 7ème ciel ! Quelle sensation de bonheur partagé ! Je me levais même avec un certain plaisir la nuit pour nourrir mon bébé. Il était quand même écrit que je ne serais pas une bonne laitière. Après un mois et demi seulement de loyaux services, j'ai dû abandonner les soutiens-gorge d'allaitement. Sarah avait l'air de réclamer bien plus que ce que je ne pouvais lui donner et les compléments de lait devenaient de plus en plus importants. J'ai arrêté avec un peu de regrets, certes, mais pas trop quand même. J'avais connu cette sensation unique et j'en étais déjà très contente. J'avais tellement peur de revivre les angoisses du premier bébé.

Béatrice

On se demande ce qui arrive quand le bébé réclame sans arrêt la tétée. Les journées paraissent interminables et éreintantes, mais au redémarrage, la production de lait n'en est que plus fructueuse ! Heureusement que j'avais reçu l'information au préalable au sujet des poussées de croissance. Beaucoup de mamans se disent qu'elles n'ont plus assez de lait.

Nathalie

Tristan était alors âgé de 3 mois, je m'inquiétais car il tétait souvent. Les autres mères autour de moi disaient n'allaiter leur petit que 10 minutes toutes les 3 heures, ... Moi, c'était 1 heure 3 fois sur la matinée, 3 fois l'après-midi et 3 fois le soir. Une répondante d'Infor-Allaitement m'avait bien expliqué que les besoins en nourriture devenaient plus grands à cet âge et que c'était normal que le bébé demandait à téter plus pour augmenter la production de lait. J'étais rassurée.

Muriel

Pour Laure, je suis restée 5 semaines à la maison. Cela aurait dû bien se passer, mais non ! J'étais assez démunie face à ce premier bébé (organisation, pleurs la nuit et culpabilité de ne pas pouvoir être sur mon lieu de travail où ma présence était essentielle). Après 3 semaines, Laure ne prenant pas beaucoup de poids, la pédiatre a décrété que je devais passer au lait artificiel. Ce fût pour moi un échec mais ce qui était donné était pris.

Dominique

Je l'ai allaitée exclusivement jusqu'à 4 mois et comme elle ne grandissait pas bien, d'après l'ONE, on m'a forcée à introduire des solides à ce moment-là. Moi qui voulais continuer l'allaitement maternel exclusif au moins jusque 5 mois.

Marthe

Au départ, la courbe de poids de Pierre n'était pas géniale. Cependant, mon pédiatre m'a encouragée à continuer comme ça. Il a eu confiance en notre fils. Aujourd'hui, il est en super forme et il a récupéré son poids. Il n'a jamais reçu que mon lait.

Louise

Sylvain avait perdu plus de 10% de son poids de naissance, il refusait le sein. Au moment de sortir de la maternité, l'infirmière voulait lui donner un complément.

Mais j'ai refusé car mes seins étaient congestionnés : « C'est à la tétée que ça va partir », lui ai-je répondu. Elle m'a alors proposé de tirer mon lait et de les donner à Sylvain avec des biberons. Il a alors pris 150 grammes en une journée qui m'ont permis de retourner à la maison. Depuis, je tire mon lait et je le lui donne à l'aide du biberon.

Monique

Je n'ai pas assez de lait

Généralement un allaitement bien conduit vous permet de produire assez de lait pour répondre aux besoins de votre enfant, même pour deux, si vous avez des jumeaux, par exemple.

Mais vous pensez que vous n'avez pas assez de lait, parce que votre bébé ne semble pas satisfait après la tétée, il pleure, il s'énerve au sein. Les critères à observer pour vous assurer que votre bébé reçoit ce dont il a besoin ne sont pas bien remplis (voir : Mon bébé boit-il suffisamment, page 175). Dans ce cas, augmentez le nombre de tétées en vous assurant que votre bébé tète de façon efficace (voir : Comment allaiter ?, page 79). Plus votre bébé tète, plus il stimule les seins, plus la quantité de lait augmente. Allaitez souvent et reposez-vous avec votre bébé durant cette période. Si vous donnez des compléments de lait industriel à votre bébé, vous produirez moins de lait et votre bébé au sein ne sera pas satisfait. Toutefois, si la situation est critique, votre médecin vous suggèrera de donner un complément de lait en attendant que votre production lactée augmente. Évitez de donner le supplément au biberon si possible (voir : Confusion sein-tétine, page 185). Continuez à faire téter votre bébé et stimulez vous-même les seins si nécessaire pour produire plus de lait (voir : Extraire du lait maternel, page 253). Persévérez, vous en serez récompensée.

Parfois le soir, j'ai l'impression de ne pas avoir assez de lait, cependant, mon bébé dort bien et semble bien satisfait. Pourquoi me tracasserais-je ?

Caroline

Dès que je suis rentrée de la clinique, je n'avais presque plus de lait ! J'étais littéralement épuisée, fatiguée par la grossesse et l'accouchement. Alors comme on m'avait donné un paquet de lait, j'ai donné le complément de lait industriel au biberon en alternance avec le sein. Au bout de 3 mois, j'ai arrêté complètement de l'allaiter, je n'avais plus de lait. Lorsque Marie est née, notre troisième fille, les infirmières m'ont imposé d'emblée des biberons de complément sous prétexte que je n'avais pas assez de lait. Avec l'expérience de mes deux premières filles, je pensais que j'étais constituée ainsi, j'étais de celles qui n'avaient pas assez de lait. Pourtant, je sentais mon lait monter et ça coulait fort, au point que je devais mettre des compresses d'allaitement. Lorsque Marie tétait à un sein, l'autre coulait, c'était épouvantable. Si le lait coulait, c'était bien la preuve que j'en avais. Alors pourquoi m'apporter ces biberons à la maternité ? Même lorsque je suis rentrée à la maison, l'infirmière ONE me conseillait des suppléments. Elle était obsédée par le poids de mon bébé.

Fabienne

Avant la naissance de ma fille, je pensais que je n'aurais pas eu assez de lait car je suis assez finette et fragile. Je suis heureuse de me rendre compte du contraire.

Nadia

J'ai l'impression que je n'ai plus assez de lait car lorsque Zoé tète, elle ne reste pas longtemps au sein, elle s'énerve. Je me dis qu'elle tète et que le lait ne vient pas comme elle voudrait. Mes seins ne s'engorgent plus comme au début. Ca fait longtemps que je traîne avec cette impression de ne pas avoir assez de lait, surtout en regardant sa courbe de poids qui ne bouge pas beaucoup.

Sandrine

Je nourrissais mon bébé toutes les 4 heures, voire toutes les 3 heures, lorsqu'il pleurait un peu trop fort, comme on me l'avait suggéré à la clinique. Dès que je fus rentrée à la maison, ce fût infernal. Mon bébé pleurait tout le temps. Je n'en pouvais plus, pourtant mon lait semblait couler de mes seins, parce que lorsque je les massais, une goutte perlait au-dehors. J'étais heureuse lorsqu'une amie ou un ami la prenait pour essayer de la calmer le soir, lors d'une visite, parce que je commençais à déprimer. La courbe de poids de mon enfant augmentait très doucement.

Anonyme

Écoulements de lait

L'écoulement de lait est un phénomène qui existe souvent durant la période où la sécrétion lactée se met en place, c'est-à-dire, l'espace de quelques semaines, le temps pour votre organisme de s'adapter aux besoins de votre bébé. Cependant, certaines mères ont les seins qui coulent pendant toute la durée de l'allaitement. D'autres ne connaissent jamais ce phénomène.

Lorsque la mère nourrit son bébé d'un sein, l'autre peut couler. Des compresses d'allaitement en coton, lavables à 95°C ou en papier, jetables, vendues en pharmacie permettent de répondre à ce problème. Des écoulements de lait peuvent se manifester également avant la tétée ou lorsque votre bébé se met à pleurer.

Lorsque vous sentez le réflexe d'éjection, croisez les bras sur la poitrine et appuyez avec les mains sur les mamelons pour permettre l'arrêter de l'écoulement. A faire exceptionnellement.

> *Pendant des semaines et les premiers mois, j'étais trempée la nuit. C'était vraiment des inondations. Le fait d'avoir du lait qui coulait me rassurait sur le fait qu'elle ne pouvait manquer de rien puisqu'en allaitant, on ne sait pas la quantité de lait que le bébé reçoit durant la tétée.*
>
> Sandrine

Mon bébé dort souvent et ne grossit pas bien

Un bébé de petit poids qui dort trop, peut oublier de se nourrir. Il économise son énergie. La faiblesse le rend somnolent. Dans de telles situations, l'évaluation de l'allaitement est absolument nécessaire et sans tarder. Elle peut déboucher sur une ré-alimentation. Une surveillance médicale doit être mise en place.

Moins le bébé mangera, plus il dormira et moins il grossira. Si c'est le cas de votre bébé, vos seins ne seront pas assez stimulés et ne produiront pas la quantité de lait nécessaire pour répondre aux besoins nutritionnels de votre bébé.

Offrez fréquemment le sein, c'est primordial. Devancez la demande de votre bébé, afin de permettre d'occasionner des tétées fréquentes qui lui sont nécessaires. Ces bébés ont tendance à se rendormir après 5 minutes, ne tètent parfois pas assez vigoureusement, et ne reçoivent pas les éléments nutritionnels en quantité suffisante pour les aider à évoluer.

Comment favoriser les tétées ?

- Offrez les deux seins à chaque tétée pour que votre bébé reçoive plus de graisses qui lui permettront de reprendre plus vite du poids (Woolridge et Fisher, 1988) (voir : Allaiter d'un sein ou des deux seins, page 99).
- Alternez plusieurs fois les seins durant une même tétée.
- Stimulez le sein avant la tétée afin de provoquer le réflexe d'éjection. Dès qu'il se déclenche, proposez le sein à votre bébé. Il reçoit ainsi le lait qu'il déglutit avec moins d'effort.
- Vous pouvez tirer du lait jusqu'à ce que vous arriviez à la phase des lipides. Offrez le sein à ce moment-là pour que votre bébé reçoive le lait de fin de tétée riche en graisses sans trop se fatiguer. Le lait est plus onctueux, plus épais, il change de texture et devient plus difficile à exprimer. Le lait gras lui permet d'avoir de l'énergie.
- Entre les tétées, vous pouvez exprimer du lait pour provoquer des flux afin que le mécanisme de fabrication du lait se mette bien en place.
- Tirez du lait pendant que le bébé tète (voir : Extraire le lait maternel, page 253).

Comment réveiller mon bébé pour le faire téter ?

• Déposez sur ses lèvres une goutte ou deux de lait maternel, pour lui en donner un avant-goût.

• Frottez-lui les joues, massez-lui la plante des pieds, des mains. Frottez et tapotez le dos de votre bébé avec les doigts. Bougez-lui les jambes et les bras.

• Parlez-lui fréquemment pour l'aider à rester éveillé.

• Changez-lui son lange dès qu'il ne semble plus téter efficacement et remettez-le au sein par après. Changez de sein souvent sauf si votre bébé semble stressé ou désorienté.

• Faites-lui prendre un bain afin de l'éveiller au maximum et permettez-lui de retrouver une sensation de faim.

• Réveillez votre bébé, dès qu'il est en phase d'éveil : ses yeux s'agitent sous les paupières, sa langue remue légèrement dans la bouche, ses membres bougent. Vous pouvez le prendre, le réveiller et lui offrir le sein à ce moment-là. Il sera plus facile à maintenir éveillé à ce stade du sommeil (agité).

• Posez un linge frais et humide sur le front et sur les joues de votre bébé.

• Tapotez-le du bout des doigts près de la bouche.

• N'éclairez pas trop vivement la pièce car votre bébé risque de fermer les yeux.

• Durant la tétée mettre la main en forme de C et maintenir le menton du bébé pendant qu'il tète pour qu'il ne se fatigue pas trop vite (voir : Comment allaiter ? page 79).

• Faites téter votre bébé dans la position debout (voir : Comment allaiter ? Position orthostatique, page 90).

• Maintenez votre bébé en position madone inversée, la main sous la tête (voir : Comment allaiter ? Allaiter assise, page 87).

• Chatouillez les lèvres de votre bébé avec le mamelon de haut en bas.

• Déshabillez votre bébé. S'il a trop chaud il risque de somnoler.

CONFUSION SEIN-TETINE

Instinctivement, un nouveau-né en bonne santé et né à terme, est prêt à téter. Une mise au sein précoce favorise un bon démarrage de l'allaitement, car l'éveil de votre bébé est à son maximum endéans l'heure qui suit la naissance. Le réflexe de succion de votre bébé est immédiat et puissant. Le réflexe diminue puis revient après 48 heures (Archavsky, 1953). L'utilisation d'une tétine en alternance avec le sein dans les premières semaines peut causer des problèmes d'allaitement (Newman, 1990). Au début d'une lactation, il est préférable que vous évitiez de donner des biberons. Certains bébés éprouvent des difficultés pour prendre le sein ou le refusent lorsqu'ils ont reçu des biberons. Ils ont tendance à choisir ce dernier et oublient la façon de téter qui stimule les seins. N'oubliez pas que l'action mécanique de la tétée au sein stimule et entretient les sécrétions hormonales (ocytocine et prolactine), chez vous, qui servent à produire le lait nécessaire à votre bébé. Il est préférable de lui offrir, si cela s'avère médicalement nécessaire, un complément à l'aide d'une tasse, d'une cuiller, d'un biberon-cuiller, …

Le bébé né à terme, en bonne santé et capable de téter, place sa langue sous la cuiller comme sous l'aréole et avale de petites gorgées de lait. Par exemple, le biberon-cuiller possède un embout souple en forme de cuiller, il est pratique grâce à son réservoir.

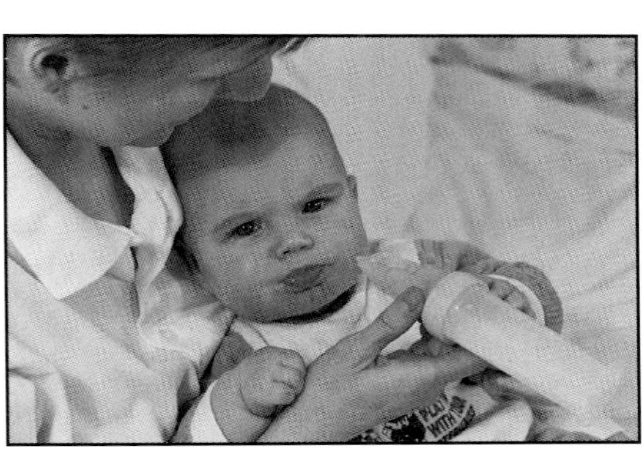

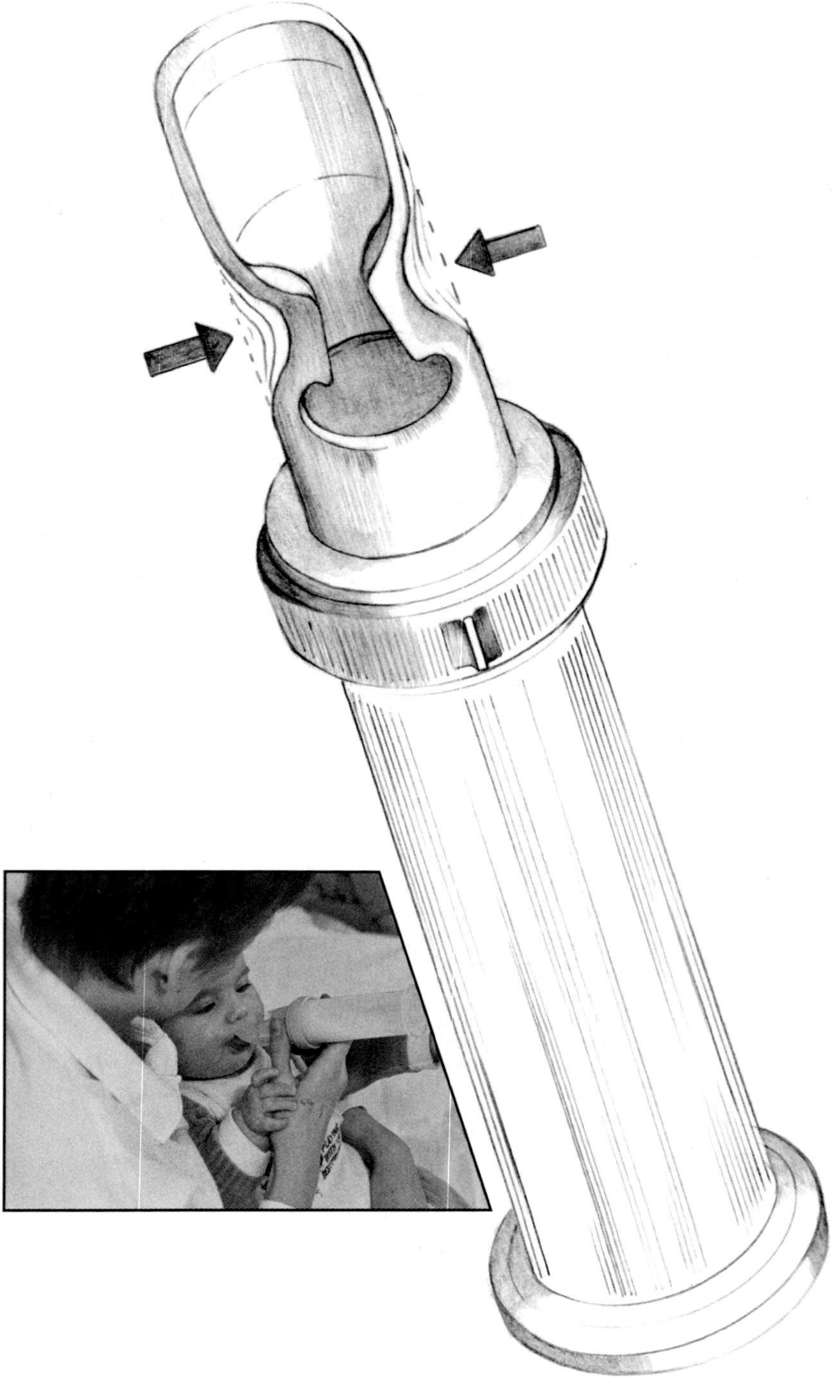

<u>Les mouvements des deux modes de succion sont bien différents.</u>

Au sein, votre bébé ouvre grand la bouche sur la zone aréole-mamelon qui est étirée en longueur. Il place la langue sous l'aréole, qu'il stimule en faisant des mouvements de pression. Cette stimulation provoque dans votre organisme une décharge d'hormones qui permet de fabriquer et éjecter le lait au moment de la tétée. Le lait sort en jet du sein. Le bébé doit donc effectuer un effort pour faire sortir le lait.

Lors de l'allaitement artificiel, votre bébé n'a pratiquement aucun effort musculaire à fournir, juste un mouvement vertical des gencives qui écrasent la tétine pour diminuer ou stopper le débit de lait. La pression est importante, le lait coule tout seul. La position de la langue induit une activité musculaire moins importante. Les lèvres sont moins toniques. C'est une fonction passive chez l'enfant et donc peu stimulante.

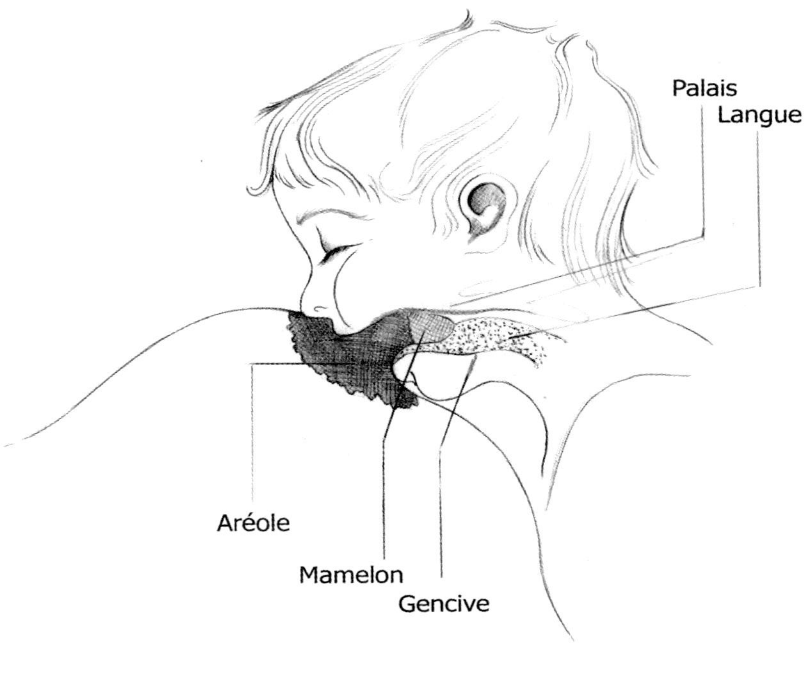

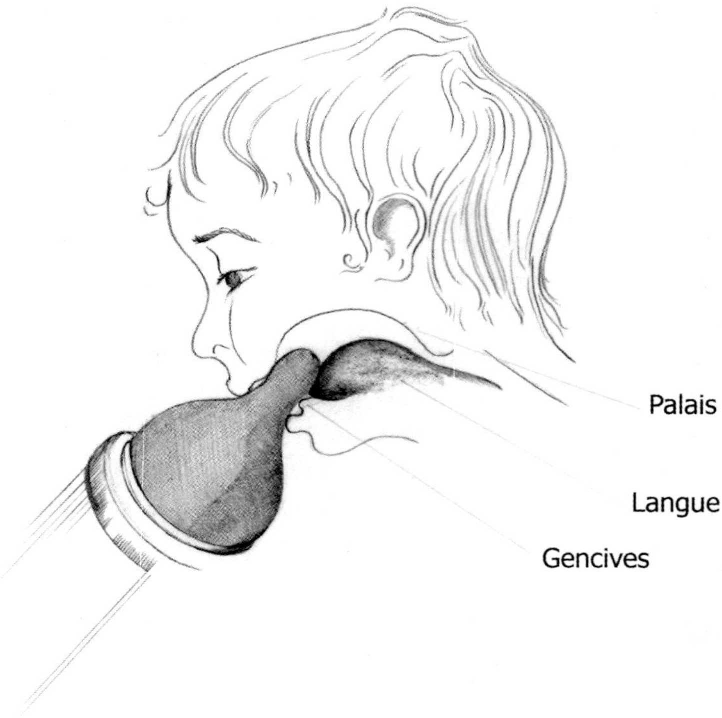

Texte du Professeur Michel LIMME,
Université de Liège

La tétée au sein maternel est le mode d'alimentation physiologique naturel pour le nouveau-né car, ne l'oublions pas, nous sommes des mammifères ! Depuis plus de deux siècles, l'Homme a cru pouvoir se passer de la Nature en l'imitant, avec l'alimentation artificielle au biberon. Si les qualités diététiques des laits artificiels sont bien adaptées aux besoins de l'enfant, il n'en est pas de même du travail musculaire que doit développer l'enfant dans les deux cas.

D'un côté, la tétée au sein nécessite un puissant travail de la part de toute la musculature buccale du nourrisson ; de l'autre côté, le biberon laisse souvent s'écouler le lait sans qu'il ne soit nécessaire de développer beaucoup d'activités au niveau de la cavité buccale. Or le vieil adage « la fonction fait ou mieux, modèle l'organe », trouve ici aussi toute son expression. Lors de l'allaitement maternel, le travail musculaire de l'enfant va produire d'importantes stimulations sur des structures qui sont en croissance et à une époque où le potentiel de croissance est considérable. En revanche, le biberon provoque peu de stimulations et donc, les structures se développent moins et les mâchoires restent plus petites, plus étroites.

Actuellement, on estime que 2/3 des enfants présentent, à des degrés divers, des problèmes relevant de l'orthodontie : encombrements et chevauchements dentaires, malocclusions, … Ce n'est pas la génétique qui peut expliquer la plus grande partie de ces dysmorphoses mais bien des conditions de l'environnement. Mastication insuffisante, déglutition atypique, respiration buccale, succion du pouce et autres parafonctions participent au développement des problèmes orthodontiques. Mais il est vraisemblable que dans beaucoup de cas, l'absence d'allaitement physiologique et naturel chez le nourrisson, et dans les mois qui suivent, ait conditionné, dès le plus jeune âge une insuffisance de croissance, qui sera responsable plus tard des problèmes au moment où les dents de lait, et plus tard les dents définitives, feront leur éruption.

L'allaitement maternel apparaît donc aujourd'hui comme un moyen, peut être le seul dans le jeune âge, pour prévenir le développement de problèmes orthodontiques. Son abandon total ou précoce pourrait ainsi presque être considéré comme une « perte de chance » pour le développement de l'appareil masticateur de nos jeunes enfants. Apprenons à respecter la Nature et redécouvrons les conduites que celle-ci a patiemment développées avec efficacité tout au long des millénaires.

Juliette a un peu moins d'un mois. A la pesée, on se rend compte qu'elle a perdu 200 grammes. Le médecin, d'un ton accusateur, me dit : «Vous n'avez pas assez de lait, vous devez donner des compléments ». Stupéfaite, malheureuse, inquiète, je donne ces compléments au biberon. Lorsque je mets mon bébé au sein, il refuse, hurle. Ne voulant pas faire de la tétée une séance de torture, je laisse le biberon gagner du terrain. A la visite chez mon pédiatre, j'explique la situation et je m'entends dire : « C'est dommage, c'est normal que parfois, les débuts soient difficiles, il faut le temps de trouver son rythme, ses repères, … ». Mais c'est trop tard, le biberon a gagné. Quelle différence dans le discours ! Maintenant, mieux informée et après avoir vécu cette expérience, j'espère pouvoir mieux comprendre mon second bébé et aussi, je pense pouvoir me faire plus confiance.

Laurence

J'ai eu très mal au dos pendant deux à trois semaines après l'accouchement et j'étais soulagée quand mon mari pouvait donner le biberon de lait que je tirais avec un tire-lait à notre bébé. Plus tard, j'ai essayé de le remettre au sein. Il a tété pendant une demi-heure, puis alors que je le croyais repu, il s'est mis à pleurer. Je lui ai alors donné un biberon de mon lait et il l'a bu complètement ! Cette expérience m'a un peu découragée, d'autant plus que, finalement, le tire-lait me convenait bien. Je n'ai donc pas insisté.

Pauline

Quand Laura avait 8 mois, je suis partie deux jours pour le travail. Elle a reçu des biberons de mon lait par son papa. A mon retour, j'ai donné le sein à Laura, comme d'habitude. C'est le lendemain matin que Laura n'en voulait plus. Pas moyen de le lui faire prendre. J'ai pris un biberon, de l'eau et du lait en poudre. J'ai demandé à Laura de choisir. Le biberon était prêt sur la table et je lui ai proposé le sein. Je lui ai expliqué que si elle choisissait le biberon, s'en serait fini du sein… Elle s'est redressée et a tendu les bras vers le biberon. Je n'ai pas insisté. Je trouvais qu'il valait mieux que cela se passe ainsi que d'avoir des problèmes de sevrage. Je n'étais pas triste. L'allaitement avait eu son temps.

Kallima

Souvent, ma mère ou ma belle-mère donnait à un des jumeaux le biberon de mon lait et à l'autre, je le mettais au sein, c'était harmonieux, je pouvais profiter d'un de mes bébés sereinement pendant que l'autre était en de bonnes mains et ne manquait de rien. Je pouvais le faire quand je voulais car j'avais des réserves au congélateur. Cependant, j'ai remarqué après un certain temps que lorsque j'offrais le sein, mes bébés ne tétaient pas bien. Confondaient-ils la façon de téter au biberon avec celle du sein ? J'ai donc arrêté d'allaiter mes bébés et j'ai tiré mon lait que je leur donnais avec le biberon.

Emilia

Mon bébé a reçu, à partir de 3 mois et demi, pendant que je travaillais, et à raison d'une fois par jour, 6 jours par semaine, mon lait à l'aide d'un biberon dont la tétine était soi-disant adaptée à l'allaitement. C'était un biberon avec lequel Ugo prenait beaucoup de temps pour boire, comme pour une tétée au sein. Ca lui permettait d'assouvir ses besoins de succion. Ce n'est qu'à partir de 12-13 mois qu'Ugo a commencé à me mordiller le sein. Était-ce une confusion sein-tétine ou parce qu'il n'avait plus vraiment envie de boire au sein ? Toujours est-il que je n'appréciais pas particulièrement et donc ai sevré Ugo à 13 mois.

Anne

J'ai accouché de Danaë à la maison mais comme j'avais une hémorragie causée par une déchirure lors de l'expulsion, mon accoucheuse préférait que je me rende par sécurité aux urgences. Danaë était restée à la maison gardée par une deuxième accoucheuse qui lui a donné de l'eau sucrée durant mon absence. Après 2 heures de séparation, mon mari me l'a apportée et je l'ai mise au sein. J'ai eu des douleurs aux mamelons. La petite me pinçait, ça tirait. La succion du départ n'a pas du tout été une sensation agréable. L'image de l'allaitement maternel qui est considéré comme quelque chose de naturel était en contradiction avec la douleur que je ressentais. Ce premier contact a été un peu comme un choc. Confondait-elle déjà la succion au sein avec celle du biberon, par ce premier biberon d'eau sucrée ?

Nadia

Lorsque j'ai repris le travail, j'ai continué à allaiter Pierre, mais durant mon absence il recevait des biberons. J'avais bien entendu parler de « tasse et de cuiller » mais j'étais démunie devant cette information. Je ne savais pas comment faire, j'imaginais qu'il était trop jeune. C'est insidieusement que sa succion s'est modifiée, presque imperceptiblement. Cela a mis 9 mois. Durant le dernier mois, il a reçu des quantités de lait industriel de plus en plus importantes, jusqu'à ce que je sois malade. Pour mon traitement, j'ai reçu des médicaments incompatibles avec l'allaitement. Pendant cette période, j'ai tiré le lait durant 12 jours afin de stimuler les deux seins et après, quand je lui ai proposé de téter, il ne voulait plus du sein. J'étais déçue, je ne voulais pas que cela s'arrête comme cela, j'aurais bien continué…

Patricia

Le papa se sent parfois un peu « exclu » de cette relation privilégiée et souhaiterait donner de temps à autre un biberon. Cependant, c'est prendre le risque de la confusion sein-tétine. C'est pourquoi, nous n'avons jamais donné de biberon à Sofia. Même lorsque j'ai repris le travail, j'ai voulu éviter de le lui donner. Car à partir du moment où j'avais des réserves et où j'avais décidé de l'allaiter tout en travaillant, je ne voulais pas mettre l'allaitement en danger pour une simple tétine de biberon. Je tenais à ce qu'on lui donne mon lait avec un biberon-cuiller.

Carole

Comme Nell réclamait plus souvent, l'infirmière ONE m'avait proposé de donner le biberon de lait industriel. Je n'étais pas d'accord. J'ai longtemps hésité de peur que Nell ne préfère la tétine au sein. Cependant, j'avais besoin d'être rassurée et de savoir quelle quantité de lait buvait mon bébé. Par après, l'infirmière me dit que je pouvais compenser le biberon de lait en poudre par un biberon de lait maternel. Cette solution me convenait si cela me permettait de me reposer. Dommage que ce soit si pénible de tirer mon lait. Je m'y prenais 4 à 5 fois par jour pour obtenir ce fameux biberon. Mon plus grand plaisir dans le fait de préparer le biberon pour mon bébé était que son papa pouvait le lui donner. Et c'est une habitude que nous avons gardée jusqu'au jour où les tétées devinrent plus « mouvementées ». Nell pleurait, s'énervait : tirait sur le mamelon puis le lâchait en pleurant. J'ai vite compris qu'elle s'énervait parce que le lait n'arrivait pas assez vite contrairement au biberon ! Plus Nell s'énervait, plus je m'angoissais, moins mon lait avait de chance de jaillir. Je finissais par me lever et bercer Nell pendant qu'elle tétait et une tétée qui auparavant durait 10 minutes, en prenait maintenant 20 à 25 minutes. J'ai suivi les bons conseils d'une maman qui allaite depuis longtemps et j'ai mis Nell au sein le plus souvent possible, environ toutes les heures pendant 3-4 jours avant que ma lactation redevienne normale et satisfasse complètement ma fille. Ce furent des jours très difficiles mais je ne regrette rien. Aujourd'hui, Nell a plus de 8 mois et est toujours allaitée exclusivement ! Finis les biberons, lorsque je dois m'absenter, elle boit du lait à la cuiller ! Je n'ai pas l'intention de cesser l'allaitement maintenant et ma fille non plus apparemment !

Annick

L'utilisation d'une sucette qui permet à votre enfant d'assouvir ses besoins de succion, peut être un risque pour la poursuite de l'allaitement. Dans les premières semaines, la sucette peut contribuer à un gain de poids lent (Newman, 1990). Si votre bébé a une sucette, il peut ne pas exprimer la faim. Les tétées sont alors espacées et la production de lait diminue.

Il peut également avoir des problèmes d'allaitement à cause d'une confusion sein-tétine (Neifert et al, 1995; Newman, 1990). La sucette peut induire un sevrage précoce (Barros et al, 1995).

L'idéal serait que vous évitiez la sucette dans les premières semaines. Peut-être avez-vous peur que votre sein représente une sucette pour votre enfant, cependant, si vous proposez le sein plus souvent pour assouvir les besoins de succion de votre bébé pendant quelques mois, cela vous permet de réduire les problèmes éventuels de poids. De plus, la sucette ou le pouce engendre des problèmes d'orthodontie par la déformation du palais et des gencives.

Mis à part les risques que cela comporte, l'utilisation de la sucette reste votre choix. Si votre bébé a tendance à téter trop souvent après vérification du bon déroulement de l'allaitement, cette situation peut s'avérer insupportable pour vous.

Elle prenait la sucette lorsqu'elle devait s'endormir. En fait, au départ, elle essayait de mettre son pouce en bouche alors comme je savais que sur le plan de l'orthodontie ce n'est pas spécialement bon, j'ai préféré lui offrir une sucette, qui je sais n'est pas spécialement mieux.

Sandrine

Ugo avait une sucette qui lui permettait de combler son besoin de succion durant mon absence.

Anne

A la maternité, un infirmier voulant faire mes soins, a trouvé que j'allaitais trop souvent Hélène et m'a fait la réflexion suivante : « Il existe des bébés qui ont de plus grands besoins de succion. Il ne faut pas chaque fois l'allaiter ! Si cela se trouve, elle n'a même pas faim. Il existe des tétines ». Je me suis dit qu'il avait peut-être raison. J'ai donc donné à Hélène la sucette et là, les ennuis ont réellement commencé. Elle tétait cette tétine et ne stimulait plus assez mes seins. En réalité, Hélène avait besoin de très petits et nombreux repas, elle n'avait pas assez à manger. Par conséquent, elle a commencé à perdre du poids. Je lui donnais le sein puis elle s'endormait. Je croyais qu'elle avait bu assez. Et après quelques minutes, elle se réveillait et je lui donnais la tétine pour son fameux « besoin de succion » au lieu de la nourrir encore. Quand je me suis rendu compte de la situation, nous nous sommes rendus chez un pédiatre qui comme beaucoup de pédiatres, bien sûr, n'a toujours qu'une seule solution pour les différents problèmes que peuvent rencontrer les mamans en début d'allaitement : le biberon de lait artificiel. Ce qui fait que je me suis encore plus enlisée dans le cercle vicieux de la confusion sein-tétine. Cependant, j'essayais de tirer mon lait pour stimuler ma lactation. En lisant des livres sur l'allaitement, je me suis rendu compte du problème engendré par la tétine et l'ai supprimée petit à petit. Je mettais Hélène au sein au maximum. Aussi, je parlais beaucoup à Hélène, je lui expliquais la situation et là le miracle s'est accompli. Hélène s'est mise à téter efficacement. Au bout de 15 jours de calvaire, je l'allaitais à 100 %.

Emmanuelle

MUGUET

Le muguet est une mycose, c'est-à-dire une infection causée par un champignon. Il peut se développer en particulier dans le tube digestif et la bouche de votre bébé. Il peut aussi atteindre vos organes génitaux (vagin). Son apparition est souvent, mais pas systématiquement, en relation avec la prise d'antibiotiques et de contraceptifs oraux contenant des œstrogènes (Odds, 1988). C'est une infection qui est plus fréquente dans les climats chauds et humides. Ce n'est pas une infection grave, mais elle est gênante et difficile à éliminer ; l'allaitement reste toujours possible.

Quels sont les symptômes ?

• Vous pouvez ressentir des brûlures aux seins, même à l'intérieur du sein, lors des tétées et après les tétées.

• Vous pouvez avoir une vaginite.

• Votre bébé peut avoir un érythème fessier et des taches blanches dans la bouche.

• Vous pouvez avoir des taches blanches sur les mamelons.

• Pendant la tétée, votre bébé peut être parfois maussade.

Quels sont les remèdes ?

• Une hygiène fréquente des mains est indispensable.

• Rincez le mamelon et la bouche de votre bébé avec de l'eau bouillie.

• Stérilisez les objets que votre bébé a l'habitude de mettre en bouche pendant au moins 20 minutes.

• Remplacez régulièrement les compresses d'allaitement. Jetez celles en papier, lavez à 95°C celles en tissu.

• Un traitement médical doit être prescrit par votre médecin, il est important de bien suivre le traitement durant 15 jours.

• Inutile de stopper l'allaitement. Cependant, si vous exprimez du lait, il n'est pas recommandé de le conserver, ni de le congeler durant cette période.

Robin avait des petites taches blanches dans la bouche. Lorsqu'il tétait, mes mamelons étaient douloureux. Il tétait subitement trop rarement par rapport à ce qu'il buvait auparavant et ne désirait aucun autre aliment. Le médecin a diagnostiqué le muguet. Je prenais un antibiotique à cette époque et effectivement comme la consultante en lactation me l'avait signalé, j'avais une irritation au niveau du vagin. Tout coïncidait avec le muguet. Pendant une dizaine de jours, j'ai suivi le traitement local prescrit simultanément chez Robin et moi-même. Je me lavais soigneusement les mains avant chaque tétée et j'ai stérilisé les jouets que Robin mettait en bouche. Il était âgé à l'époque de 8 mois. Après 5 jours, les taches ont disparu et tout est rentré dans l'ordre.

Isabelle

MAUX DES BEBES

Coliques

Le mot « coliques » est un peu un mot « passe-partout » qui signifie « douleurs abdominales violentes et persistantes dont on ignore la cause exacte chez les bébés ». Dès qu'un bébé pleure et se contorsionne, le mot « coliques » fait son apparition.

Qu'est-ce qui provoque les coliques ?

- Lorsque votre bébé reçoit uniquement du lait de début de tétée, riche en lactose et pas assez de lait de fin de tétée, riche en graisse, votre bébé peut avoir des coliques car son système digestif est trop stimulé, le lait se déplace trop rapidement. Les selles peuvent être très liquides et verdâtres (Woolridge et Fisher, 1988).
- Une alimentation trop épicée ou comprenant certains aliments indigestes (poivrons, choux, …) chez la mère peuvent provoquer d'éventuels maux de ventre car le système digestif de votre bébé est encore immature. Il atteint sa pleine fonctionnalité vers l'âge de 6 mois. Ces aliments peuvent être différents d'un bébé à l'autre.
- Une trop grande consommation de caféine ou de boissons contenant des édulcorants artificiels (+ de 750 ml par jour) peuvent provoquer des coliques (Nehlig et al, 1994).
- Si votre bébé est sensible aux protéines du lait de vache,

et que vous en consommiez beaucoup, il peut souffrir de coliques (d'après une étude comparative entre les bébés dont les mères consomment et ne consomment pas de produits laitiers, Clyne et Kulczycki, 1991). L'élimination des produits laitiers chez la mère diminue les coliques (Jakobsson et Lindberg, 1983) (voir : Que puis-je manger ?, page 116 ; Allergies, page 214).

• Certains médicaments ou vitamines peuvent rendre votre bébé irritable.

• Le tabagisme peut provoquer de l'irritabilité chez votre bébé.

Si votre enfant souffre de coliques, ne remettez pas en question l'allaitement, car le lait maternel est le meilleur aliment possible qui soit pour lui.

<u>Que faire pour l'aider ?</u>

• Prenez votre enfant dans les bras et parlez-lui, afin de le rassurer.

• Évitez de lui donner de l'eau ou des compléments de lait industriel, qui ne feraient qu'empirer la situation.

• Offrez-lui le sein. Certains bébés se soulagent par la tétée.

• Exprimez du lait jusqu'à ce que vous arriviez à la phase des lipides et offrez le sein à ce moment-là pour que votre bébé reçoive le lait de fin de tétée riche en graisses.

• Donnez-lui un bain chaud.

• Massez-lui le ventre dans le sens des aiguilles d'une montre pour favoriser le transit intestinal.

• Couchez votre bébé à plat ventre, à califourchon sur l'avant-bras, la tête un peu plus haute que les pieds et bercez-le.

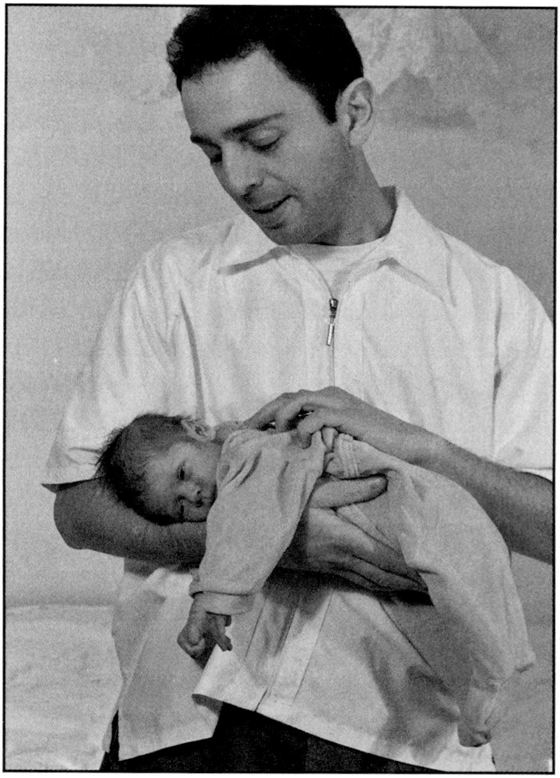

Rots ou renvois

Faire faire un rot à votre bébé après la tétée n'est pas toujours obligatoire car les bébés nourris au sein n'avalent généralement pas d'air. Cependant, certains bébés en ont besoin.

Maintenez votre bébé debout sur l'épaule après la tétée pour lui permettre de faire un rot. Vous pouvez tapoter délicatement le dos ou presser légèrement l'estomac pour faciliter le rot. Certains bébés régurgitent lors d'un rot. Parfois, des bébés s'agitent lors de la tétée et semblent insatisfaits car ils ont besoin de faire un rot. Si c'est le cas, interrompez la tétée, placez votre bébé debout, permettez-lui de faire un rot et puis donnez-lui de nouveau le sein.

Régurgitations

Le lait régurgité n'est pas digéré par l'estomac et ne dégage pas d'odeur désagréable, il n'est pas caillé comme lors de vomissements.

Les régurgitations vous inquiètent et vous pensez que votre bébé ne reçoit pas assez de nourriture. Si votre bébé est en bonne santé, que les urines et les selles sont régulières et abondantes, que son poids augmente (voir : Mon bébé boit-il suffisamment ?, page 175), vous pouvez être rassurée sur ce que reçoit votre bébé.

Les régurgitations diminuent vers 4, 5 mois. Manipulez votre bébé avec précaution afin que les retours de lait ne soient pas trop impressionnants. Maintenez-le verticalement le plus possible. La position de votre bébé assis à califourchon sur votre jambe peut l'aider (voir : Comment allaiter ? Position orthostatique, page 90).

Il se peut que votre médecin soupçonne un reflux gastro-œsophagien qu'il est certainement intéressant de rechercher si votre bébé régurgite souvent en hurlant. Certains spécialistes pensent que les régurgitations sont normales pendant la première année chez la plupart des bébés. Celles-ci s'arrêtent avec l'âge. Un bébé qui perd du poids, qui ne grossit pas bien ou qui manifeste des symptômes divers devrait passer des examens médicaux pour dépister un éventuel reflux œsophagien (Sutphen, 1990) ou une sténose du pylore* si le bébé vomit trop souvent.

Parfois, si votre réflexe d'éjection est très puissant, il peut incommoder votre bébé. Dans ce cas là, amorcez le réflexe d'éjection manuellement ou par un tire-lait et offrez-lui le sein lorsque le flux de lait est moins important pour que votre bébé ne s'étouffe pas. La position couchée sur le dos rend le flux moins intense et votre bébé est moins dérangé (voir : Comment allaiter ?, page 79).

Dans d'autres cas, les régurgitations fréquentes peuvent être le signe que votre bébé n'assimile pas éventuellement un aliment ou une substance médicamenteuse que vous prenez ou des vitamines que reçoit votre bébé (voir : Allergies, page 214). En évitant l'éventuel aliment mal toléré par votre bébé, les régurgitations diminuent.

Vous pouvez penser que si votre bébé régurgite votre lait, celui-ci ne lui convient pas. Il est important de vous rassurer que le lait maternel est de loin le meilleur aliment pour votre bébé. Lui donner du lait industriel empirerait la situation.

Aline régurgitait très souvent. J'inclinais son lit. Des tests ont été effectués à l'âge de 4 mois qui ont déclaré un reflux œsophagien significatif. Elle a été sous « Prépulsid » et « Gaviscon » jusque l'âge d'un an. Qu'elle eut été au lait maternel ou au lait industriel, c'était pareil. Le traitement lui faisait du bien. Après la tétée ou les repas solides introduits à partir de 5 mois, elle devait rester assise, on ne pouvait pas la coucher.

Françoise

QUAND LA MALADIE S'EN MELE !

Mon bébé est hospitalisé

Si votre bébé est prématuré ou hospitalisé dès la naissance et qu'il ne peut avoir un contact privilégié avec vous, vous pouvez tirer du lait pour mettre en place la lactation (voir : Prématurés, page 138 ; Extraire le lait maternel, page 253). Si votre bébé est hospitalisé ultérieurement, il est préférable de ne pas interrompre l'allaitement maternel, sauf contre-indications médicales exceptionnelles. Généralement, vous pouvez rester dans la chambre de votre enfant jour et nuit. La présence permanente avec vous permet à votre enfant malade de guérir plus rapidement. En effet, votre absence pourrait être perçue par lui comme un abandon, et même si le corps médical et les infirmières sont aux petits soins avec lui, ils ne pourront jamais remplacer la relation symbiotique mère-enfant nécessaire et sécurisante.

Un enfant malade ou accidenté est dans un état second, qui requiert une attention particulièrement intense de la part des parents. Se retrouver en clinique dans un endroit inconnu, peu sécurisant, où l'on ne sait ce qui peut arriver, peut être troublant, effrayant, traumatisant pour l'enfant.

Les anticorps naturels pour combattre la maladie qui l'habite lui seront fournis grâce à l'allaitement (voir : Mon enfant est malade, page 213).

S'il n'a pas l'envie ou l'appétit nécessaire pour se nourrir, le lait maternel lui procurera les éléments essentiels dont il a besoin et le contact peau contre peau, le stimulera pour guérir. La chaleur des bras le sécurisera.

L'idéal est que vous l'accompagniez chaque instant, durant son hospitalisation afin de le rassurer au maximum par des paroles douces. Si toutefois, pour des raisons quelconques vous ne pouvez rester constamment avec lui, vous pouvez extraire du lait et le lui apporter à la clinique, afin qu'il lui soit donné. Profitez de chaque visite pour le nourrir au sein, afin qu'il ne perde pas l'habitude de téter.

Attention à la confusion sein-tétine, demandez à ce que l'on utilise une tasse ou une cuiller (voir : Confusion sein-tétine, page 185).

Juliette a été emmenée en néonatologie car elle faisait une infection un jour après sa naissance. Sous perfusion et sous antibiotique, elle était gavée. J'ai dû utiliser le tire-lait. Au début, il n'y avait pas grand chose dans les biberons mais le personnel du centre néonatal me rassure, me tranquillise, m'aide et m'encourage à continuer. Lorsque le lait arrive, je suis très « fière » de remplir des biberons pour Juliette. On ne la gave plus mais elle est encore un peu faible et on la nourrit à la tasse. Après trois jours, on recommence la mise au sein. Juliette est vite fatiguée, on doit user des stratégies pour la maintenir éveillée, pour qu'elle tète. Nous avons quitté la maternité après 8 jours et l'allaitement se déroule bien.

Laurence

Pendant la première nuit après l'accouchement, Pierre commençait à gémir dans son petit lit, j'en ai profité pour le prendre. Mais, il ne voulait pas téter, il gémissait sans arrêt, un petit cri plaintif et régulier. Comme la chambre où l'on m'avait placée à la maternité n'était pas équipée d'une sonnette, je me suis levée pour appeler l'infirmière. Elle s'est écriée, ne vous tracassez pas, il doit être « bouleversé » par sa naissance. J'ai donc continué mes tentatives pour le calmer mais rien ne semblait efficace (j'avais enlevé une partie de ses vêtements et mis contre ma peau, je lui parlais, le berçais, je lui avais proposé le sein, je l'avais promené un peu). J'ai alors pensé, ce n'est pas possible, dans mes bras, il ne devrait pas être si malheureux. Je suis allée voir dans le couloir et une autre infirmière se trouvait dans son bureau, comme je tenais Pierre dans mes bras, elle a pu entendre ses pleurs. Elle a immédiatement appelé le pédiatre de garde et l'a emmené en me disant qu'ils allaient l'installer en néonatologie. Elle m'a dit aussi en voyant que je pleurais que dès qu'il serait mis sous perfusion, elle m'emmènerait le voir. Après avoir pris connaissance des mesures d'hygiène et d'organisation de service, j'ai pu le rejoindre. Au petit matin, quand je suis retournée dans ma chambre pour me laver, j'ai déménagé mes affaires dans une chambre, un étage en dessous, en gynécologie. Parce que de toute façon « je n'avais pas mon bébé » (genre de remarque douloureuse dont je me serais volontiers passée). J'ai aussi fait connaissance avec le tire-lait, j'ai même fini par apprécier son usage. Je me sentais utile pour mon bébé quand je tirais mon lait, inlassablement, toutes les 3 heures. Le traitement ne produisait pas l'effet escompté, il devenait chaque jour plus évident que Pierre était très malade. Après la chambre d'hôpital avec le lit de bébé vide, j'allais devoir rentrer à la maison sans mon bébé. Je n'ai pas de plus moche souvenir de toute mon existence. Rentrer dans un appartement où tout est préparé pour accueillir son nouveau-né alors qu'il est dans un état critique a quelque chose d'inhumain. A partir de ce moment, je suis devenue la navetteuse au frigo box. Tous les matins, je partais le voir, avec le lait tiré la nuit. Je passais la journée à son chevet (sauf pendant certains soirs où on m'envoyait dehors). Puis, je rentrais le soir exténuée mais prête à recommencer le lendemain. Il était impensable que je reste chez moi « pour me reposer » puisque de toute façon, je n'aurais pas pu dormir. Après des hauts et des bas (surtout des bas d'ailleurs), Pierre a été transféré à l'Hôpital des Enfants pour y être opéré. Même si le chirurgien avait l'air sûr de lui, ce n'est pas facile de rester sereins quand on sait que son enfant est sur la table d'opération. Comme l'opération devait durer plusieurs heures, nous attendions à la maison (le personnel soignant nous avait dits que c'était plus facile d'essayer de s'y distraire que dans le couloir, et que de toute façon, nous ne recevrions pas d'informations en cours d'opération). Après avoir brûlé l'embout de mon tire-lait (j'ai oublié la casserole qui le stérilisait), nous avons décidé d'y aller tout de même un peu plus tôt. Ouf ! L'opération s'était bien passée. Il a encore dormi deux jours entiers, puis progressivement, il a pu respirer seul. L'amélioration de son état était d'autant plus visible que chaque jour, on enlevait un tuyau, une sonde, … Enfin, il a pu recevoir mon lait. Comme il ne pouvait pas boire de grosses quantités, on m'avait demandé de lui donner au biberon. Mais je n'avais pas envie de lui donner le biberon, cela faisait trois semaines que je tirais mon lait et presque autant que je ne pouvais pas le prendre dans mes bras. Je voulais les deux à la fois, c'était ma récompense ! Nous avons alors essayé de trouver une solution. J'ai proposé de tirer un peu de lait avant sa tétée pour éviter les flux du début (que j'avais eu tout le loisir de constater avec le tire-lait). Ma solution a été acceptée, il a de toute façon mangé la dose permise, il s'arrêtait tout seul. Il était pesé après la tétée mais contrairement à la plupart des mamans, je n'avais pas peur de produire trop peu de lait, j'avais peur qu'il en boive trop. Pour sa convalescence, il a été transféré à nouveau à Saint-Pierre, j'ai pu rester à ses côtés. Ce genre de camping n'est habituellement pas prévu en néonatologie. Mais mon époux, devant mon acharnement pour les visites et l'allaitement, leur a demandé de prendre en considération aussi « la santé de sa maman ». C'est vrai que j'étais dans un triste état. Pour sortir, il devait boire des « quantités normales » pour son âge. Il a donc fallu quelques jours de patience, surtout pour papa, puisque moi je vivais avec lui. Les infirmières ne venaient plus toutes les trois heures, je remplissais moi-même son dossier. Quand le grand jour de sa sortie est enfin arrivé, j'étais très anxieuse. Il avait toujours été surveillé par une multitude d'appareils. Maintenant, il n'y avait plus toute une équipe de pédiatres penchés sur son berceau. J'avais peur de ne pas remarquer à temps s'il était à nouveau malade et si sa maladie n'était pas guérie et si et si et si… Il ne restait plus qu'à remercier toute cette équipe qui avait sauvé notre bébé. C'était un moment très intense, un peu comme une seconde naissance. Ces infirmières qui étaient si dévouées, si maternelles étaient un peu devenues des mamans bis. D'ailleurs, nous leur envoyons toujours des photos et nous passons les voir quand nous allons à Bruxelles en famille.

Patricia

> *J'ai eu un accouchement un peu difficile et mon enfant a été en néonatologie pendant 36 heures. Quinze heures après sa naissance, les accoucheuses me l'ont portée et me l'ont mise au sein. Elle avait bien entendu reçu un biberon de lait industriel auparavant. Je me souviens de la deuxième nuit, où j'avais demandé qu'on me porte Sofia pour l'allaiter mais on lui a donné un complément de lait industriel au biberon à mon insu, le changement de personnel a fait que les accoucheuses de nuit n'avaient pas les consignes que j'avais faites aux précédentes et on m'a oubliée. Heureusement, ces quelques biberons n'ont pas altéré sa façon de téter au sein, je suis cependant triste qu'elle ait reçu du lait industriel au lieu de mon lait qui était disponible. En fait, après l'accouchement, j'étais un peu perdue, déroutée et j'aimais mieux qu'on prenne mon enfant en charge. Je ne me rendais pas compte que ça pourrait être un danger par rapport à l'allaitement maternel.*
>
> Carole

Je suis hospitalisée

Si c'est vous qui êtes hospitalisée, le problème est plus délicat, car votre bébé ne peut pas toujours rester en votre compagnie, surtout si votre état requiert du repos exclusif. Le père ou un autre membre de la famille, la personne qui a la charge de votre bébé, peut vous l'apporter plusieurs fois par jour, afin que celui-ci profite de votre présence au maximum.

Certains hôpitaux acceptent la cohabitation mère-bébé, à condition qu'une tierce personne soit présente pour prendre soin de lui, si vous en êtes incapable momentanément.

Afin de poursuivre l'allaitement maternel, en cas d'hospitalisation, il est important que vous informiez le médecin qui essayera de prescrire des médicaments compatibles avec l'allaitement. Dans ce cas, vous pourrez allaiter aussi souvent que le désire votre bébé.

Toutefois, si les médicaments prescrits ne sont pas compatibles, il sera utile que vous tiriez du lait pour bien stimuler les seins et entretenir la lactation, et ainsi éviter des engorgements. Ce lait sera jeté et votre bébé nourri par un substitut, à la tasse ou à la cuiller. Il n'est pas nécessaire que vous arrêtiez définitivement l'allaitement si vous ne le souhaitez pas. Celui-ci pourra reprendre dès que vous ne prendrez plus les médicaments contre-indiqués à l'allaitement (voir : Prise de médicaments, ci-dessous).

Si l'hospitalisation est prévue à l'avance, vous pouvez extraire du lait et le conserver pour qu'on puisse le donner à votre enfant durant votre hospitalisation.

Prise de médicaments

Avant de prendre tout médicament durant la période d'allaitement, il est préférable de consulter votre médecin traitant, même en ce qui concerne les médicaments vendus sans ordonnance.

Il faut vérifier si les médicaments sont compatibles avec l'allaitement. Il est important de signaler à votre médecin votre désir de poursuivre l'allaitement malgré la prise de médicaments. Parfois, certains médecins insisteront pour que l'enfant soit sevré afin que vous puissiez bénéficier du traitement. Cependant, il existe souvent d'autres possibilités qui préserveront l'allaitement.

Un médicament peut constituer un risque pour la santé de votre bébé. Il est généralement possible d'en prescrire un autre qui ne présente pas de risque. Il existe à l'heure actuelle de nombreux médicaments compatibles avec l'allaitement. Se référer au Centre antipoisons (Coordonnées en annexe). Vous pouvez essayer d'envisager dans la mesure du possible de remettre le traitement médicamenteux à plus tard, lorsque votre bébé sera plus âgé.

Malgré tout, il reste certaines maladies difficilement curables sans une médication spécifique.

Texte du Docteur Bart De CONINCK, Centre antipoisons

Toute femme peut se voir obligée d'être traitée par des médicaments pendant la période d'allaitement. Emettre des recommandations générales sur la prise de médicaments pendant l'allaitement n'est pas chose facile. Il n'est pas possible de diviser les médicaments en deux groupes, l'un concernant les médicaments dangereux, l'autre les produits inoffensifs. La réponse à la question de savoir si l'administration d'un médicament comporte un danger pour l'enfant allaité est dans la plupart des cas très nuancée.

En réalité, l'absence d'études scientifiques pour beaucoup de médicaments empêche de donner une réponse tout à fait univoque. En effet, de nombreux facteurs interviennent dans l'importance du passage du médicament dans le lait maternel, ainsi que dans la quantité de substance active que l'enfant recevra via le lait maternel. Certains facteurs sont liés au médicament lui-même, mais aussi à la dose prise par la mère et au moment de la prise. De plus, il existe une variation individuelle : après avoir reçu une pilule d'un médicament déterminé, la dose de médicament qui passe dans le lait varie d'une femme à l'autre. D'autre part, les effets potentiels de l'exposition du nouveau-né à de petites mais fréquentes doses de médicaments ne sont pas bien connus. En effet, de nombreux médicaments couramment prescrits et bien connus chez l'adulte ne sont que rarement employés par les pédiatres, voire même pas du tout pendant les premiers mois de vie de l'enfant.

Le médecin qui se trouve confronté à la prescription d'un médicament à une femme qui allaite doit donc tenter d'apporter une réponse à ces différentes questions. Avec un certain nombre de médicaments bien connus, le traitement de la femme qui allaite peut se faire sans problème. Dans certains cas, il sera utile de conseiller d'attendre quelque temps entre la prise du médicament et la tétée.

Pour d'autres médicaments, le conseil est plus délicat et les risques potentiels doivent être soigneusement examinés. Le médecin peut alors réfléchir à des alternatives thérapeutiques, bien entendu toujours dans l'intention de minimiser le danger pour le nouveau-né tout en évitant d'interrompre l'allaitement de manière prématurée.

Dans un nombre très limité de cas, il n'est pas possible de trouver une alternative équivalente et il faut choisir soit de traiter la personne et d'interrompre l'allaitement, soit de ne pas la traiter. Cette décision doit être prise en collaboration avec la patiente elle-même.

L'automédication pendant la période d'allaitement est à coup sûr dangereuse. Même pour le médecin, qui dispose de nombreuses données et études, l'évaluation du risque est souvent difficile. Dans la notice de la plupart des médicaments, l'avis est en général donné de ne pas prendre le médicament en période d'allaitement. Pourtant, il apparaît à la pratique que, avec un peu de créativité, les maladies les plus courantes peuvent être traitées sans interrompre l'allaitement.

Une seule chose m'embêtait lorsque j'allaitais : ne pas pouvoir prendre certains médicaments et rester accablée par une douleur (rage de dents, migraine, toux, …). A l'époque, je ne savais pas que je pouvais trouver un médicament compatible avec l'allaitement.

Anonyme

Quand Laura a eu 3 mois, j'ai eu un virus. La période m'a fait suspendre l'allaitement 2 ou 3 jours. Je devais lui donner de la purée de carottes et une solution qui prévient la déshydratation. Etait-ce vraiment utile ?

Kallima

Quatre mois après l'accouchement, je me suis un peu négligée. Le résultat ne s'est pas fait attendre. J'ai eu une petite poussée de sclérose en plaques (je suis concernée par ce problème depuis mes 23 ans). J'avais des vertiges et parfois je voyais double. J'étais incapable de conduire ou même d'aller faire des courses. Je n'arrivais plus à chercher quoi que ce soit du regard sans souffrir d'énormes maux de têtes. J'ai refusé à chercher tous traitements médicaux, car cela aurait pu nuire à l'allaitement. Je savais que si je passais aux biberons, les problèmes de santé débuteraient chez Aurore. Je me suis donc mise au repos le plus complet possible. Bébé dormait, maman dormait et lorsque ma fille se réveillait, je m'occupais d'elle. D'un point de vue alimentaire, je me suis mise au régime crudités (l'aliment qui fatigue le moins l'organisme pour sa digestion est l'aliment cru), je ne mangeais que des fruits et légumes crus avec deux œufs cuits mollets par jour pour les protéines. Au bout d'un mois, mes vertiges avaient quasiment disparu. Ma vision s'était nettement améliorée mais il me fallait toujours des lunettes solaires pour faire face à la forte lumière. Fin juillet, toute la petite famille est partie en vacances à l'hôtel, et là, j'ai vraiment pu me reposer. Maintenant, j'ai regagné mon énergie et avec elle, le poids que les débuts de l'allaitement m'avaient fait perdre. Aujourd'hui, je n'hésite pas à me reposer lorsque je me sens fatiguée, je prends la peine de me préparer des repas équilibrés. Merci la maladie, grâce à toi, j'ai appris que pour bien m'occuper de mon enfant, je dois d'abord m'occuper de moi et surtout accepter mes limites et les affirmer vis-à-vis des autres.

Martine

J'avais envie d'allaiter bien avant d'être enceinte, cependant, je suis un traitement pour l'hépatite B. Mon médecin me déconseillait d'allaiter. Je m'étais donc dit que ce ne serait pas possible. Cependant, j'ai cherché l'avis d'autres personnes. Infor-Allaitement m'avait aiguillée vers la société qui fabrique le vaccin pour l'hépatite B. J'ai donc eu d'autres contacts. J'ai pris des informations via Internet, d'études qui avaient été réalisées sur l'hépatite B et l'allaitement. Et finalement, tout allait dans le même sens, rien ne prouvait qu'il y avait vraiment un risque de contamination par le lait maternel. L'avis défavorable de mon gynécologue et de mon gastro-entérologue ne m'ont pas découragée. J'ai décidé d'allaiter et mon enfant se porte à merveille. Ce que je craignais le plus, c'était les crevasses qui auraient éventuellement provoqué un contact sanguin et donc, il aurait pu y avoir un risque de contamination de l'hépatite mais Ugo avait tout de même reçu le vaccin endéans les 12 heures après la naissance. Il était bien protégé à au moins 98%. Ce qui m'a le plus étonné, c'est ma résistance. Avant la grossesse, à cause de mon hépatite, j'étais très fatiguée. Déjà lorsque j'ai été enceinte et ensuite à la naissance d'Ugo et grâce à la poursuite de l'allaitement, les choses se sont rétablies au niveau de mon organisme, mon foie a fonctionné +- de façon normale, c'est comme si le virus s'était en quelque sorte calmé, il est toujours là mais je me sens mieux qu'avant la grossesse. Ce qui me ravit, c'est qu'Ugo a reçu certains anticorps de l'hépatite B grâce à mon lait. Aujourd'hui, il est sevré et n'a pas contracté cette maladie. Pour les risques de contamination via le lait maternel, certains chercheurs ont détecté la présence du virus dans le lait à très faible dose mais la conclusion, c'est que le risque de contamination à la naissance est de 90 %. Il y avait donc plus de risques qu'il attrape le virus par la naissance que par l'allaitement.

Anne

Mon accouchement a été provoqué en urgence par césarienne. J'ai eu une thrombose des sinus. J'ai eu de la chance de m'en sortir car dans 75 % des cas, on en décède. J'ai reçu un traitement assez lourd, anti-épileptique et des médicaments pour liquéfier le sang. J'ai subit une opération juste après la naissance. Sarah a été transférée en néonatologie. C'est Joseph qui a eu le privilège de s'occuper d'elle. Moi, j'étais aux soins intensifs, les pédiatres avaient interdit que mon bébé me soit apporté là-bas à cause des microbes. Ce ne fut que le 3ème jour après sa naissance que j'ai pu la prendre enfin dans mes bras. Elle avait été nourrie à la seringue par souci qu'elle ne fasse pas une confusion avec la tétine du biberon car je désirais l'allaiter. Le 3ème jour, j'ai eu la « montée de lait » et on me l'a mise au sein. J'étais partie dans l'espoir d'allaiter mon bébé longtemps. Ils me l'apportaient 2 à 3 fois sur la journée car ils avaient peur qu'elle ne refroidisse dans les couloirs. Avec le tire-lait qu'on m'avait prêté, il n'y avait pas grand chose qui sortait. On donnait donc du lait en poudre à Sarah pour complémenter. Transférée dans un autre service, au bout de quelques jours, le neurochirurgien est venu me trouver et m'a posé la question suivante : « Jusque quand comptez-vous allaiter ? », « Je ne sais pas, tant que je peux le faire », lui ai-je répondu. « Pourquoi cette question ? ». « Tant que vous allaitez, Madame, on ne peut pas vous soigner car les médicaments sont incompatibles avec l'allaitement ». C'était clair et net : « Ou vous arrêtez d'allaiter et on peut vous soigner ou vous continuez d'allaiter et vous êtes partie pour rester en clinique pendant x temps et on ne peut pas vous soigner correctement ». J'étais au pied du mur. C'était ou m'occuper de moi car il y avait le risque de refaire une crise ou continuer à allaiter Sarah. J'étais devant un cas de conscience. Que dois-je faire ? Moi ou Sarah ? Cet après-midi là, une accoucheuse est venue me réconforter, j'entends encore ces mots résonner dans ma tête : « Dites-vous, Madame, que votre bébé pourra continuer à évoluer normalement et grandir convenablement avec le lait artificiel, mais vous, s'il vous arrive quelque chose, vous ne serez peut-être pas là pour elle. Ne culpabilisez pas si vous arrêtez d'allaiter. Sarah est là et vous avez 2 autres filles à la maison qui ont besoin de vous ». L'avis du pédiatre allait également dans ce sens. Me soigner avant tout car Sarah prenait bien le lait en poudre. Sarah a donc pris le biberon.

Thérèse

Pendant 2 mois et demi, l'allaitement s'est passé merveilleusement bien. J'adorais allaiter, mon bébé se portait si bien. C'était harmonieux. Cependant, j'ai contracté une maladie et les médicaments utilisés pour la soigner n'étaient pas compatibles avec l'allaitement. Il était important que j'arrête d'allaiter, d'autant que le traitement devait durer 3 mois.

J'étais désespérée. Le sevrage total a dû se faire d'urgence. Je n'aurais jamais pu croire que la maladie aurait pu prendre le dessus sur moi.

Quelle destinée ! Vivre cette expérience sans aucune préparation était terrible. Il a fallu le temps d'en faire le deuil. Deuil de mon lait, deuil du contact privilégié du corps à corps que j'avais avec mon fils. J'ai vécu ce sevrage comme un échec car pour moi un allaitement réussi est un allaitement vécu naturellement du début jusqu'au sevrage naturel. Cependant, je ne culpabilisais pas, ce n'était pas de ma faute, c'était un manque de chance.

Françoise

Mon enfant est malade

Votre bébé ou votre enfant en bas âge qui est malade a de la température, se sent mal. Il est rempli d'angoisses car des troubles et d'étranges sensations (malaises, accélération cardiaque, ...) qu'il ne connaît pas l'envahissent. Il ressent des douleurs, des courbatures, des maux de dents, de dos, ... Il a un désir intense de réconfort, de sécurité. Il lui est nécessaire de connaître la raison de ce qui se produit en lui.

Généralement, les enfants malades n'ont pas faim, ils ne désirent pas s'alimenter. En effet, le corps doit garder toute son énergie pour combattre la maladie et la fièvre. Manger, assimiler et digérer les aliments font travailler le corps.

Vous pouvez lui offrir le sein pour l'alimenter et étancher sa soif, sans devoir fournir de gros efforts d'assimilation. Par la même occasion, il recevra des anticorps qui vont combattre la fièvre, la maladie. En tétant votre bébé transmet l'infection contractée à la glande mammaire. Des anticorps sont produits dans le sein, en réponse à l'infection locale (Gunther, 1975) et transmis à travers le lait dans la bouche de votre bébé.

Prendre le sein, pour votre enfant, c'est également être près de vous, ça le rassure, ça lui fait réaliser que l'on s'intéresse à ce qui lui arrive et qu'il a de l'importance à vos yeux.

> *Il arrive encore de temps en temps que Danaë ait froid, peur, lorsqu'elle est malade, elle vient dormir avec nous. Je trouve ça logique maintenant. Il a fallu 2 ans pour que je conçoive que la petite dorme dans le lit parental. Je ne pense pas qu'elle soit plus gâtée pour cela, c'est plutôt notre intimité à nous qui en pâtit plutôt que son développement personnel. Nous répondons toujours à ses besoins.*
>
> Edmond

Allergies

L'enfant qui manifeste une sensibilité voit son organisme le protéger de manière excessive contre les intrus extérieurs, qui agressent la muqueuse intestinale. L'appareil digestif n'ayant pas atteint la maturité avant l'âge de 6 mois (voir : Raisons d'allaiter, page 46), si l'enfant sensible reçoit une alimentation inappropriée, les organes digestifs ne permettront pas une assimilation et une digestion correctes.

D'après certaines études, les parents allergiques auront tendance à transmettre à leurs enfants un terrain génétique favorable aux allergies. Si les deux parents sont allergiques, les enfants auront 50% de probabilité d'être allergiques. Si un des deux parents est allergique, il aura 30% de probabilité de développer des allergies (Hamburger, 1976). Les parents allergiques devront faire attention aux manifestations de sensibilité de leurs enfants et en chercher les causes.

Même allaité exclusivement, votre bébé peut être sensibilisé à un aliment ingéré par vous à travers le lait maternel (Lust, 1996). L' « intolérance » aux produits laitiers est en fait une « intolérance » au lactose (sucre du lait) qu'ils contiennent. L' « intolérance » au lactose est le résultat d'une diminution dans l'organisme de la lactase (enzyme qui transforme le lactose du lait maternel pour être digéré). Cette enzyme est spécifique chez le bébé et disparaît presque totalement de son système digestif vers l'âge de 4-5 ans, période à laquelle il n'a plus besoin de lait maternel. Certains bébés naissent sans cette enzyme, il s'agit de maladie métabolique génétique. Ce sont de très rares cas.

Par contre l' « intolérance » aux protéines du lait de vache, est en fait une allergie. Avant l'âge de 6 mois, le bébé ne produit pas d'anticorps IgA vis-à-vis de ces protéines étrangères et enclenche une réaction immunitaire (Taylor et al, 1973). Il est vivement conseillé d'attendre que votre bébé ait atteint l'âge de 6 mois, période de la vie du nourrisson où l'élaboration du système digestif arrive à une plus grande maturité physiologique et immunitaire pour introduire ces protéines.

Les formes d'allergie se traduisent par des symptômes et troubles très variés qui sont spécifiques à chaque individu. Troubles ou lésions au niveau de la peau, comme l'eczéma, les croûtes de lait du nouveau-né, l'érythème fessier, des troubles de l'appareil respiratoire, rhume, écoulement du nez, sinusite, toux, otites et bronchites fréquentes, sifflement excessif au niveau des poumons, sans oublier les organes digestifs qui occasionnent des troubles comme vomissements fréquents, constipation, diarrhée, régurgitations et coliques, gastro-entérites, … (Vandenplas et al, 1992).

Des symptômes liés au comportement peuvent se déclarer également, tels que troubles du sommeil, irritabilité excessive, dépression. Ces derniers symptômes sont difficiles à considérer pour d'éventuelles allergies. Le rapprochement est difficile à faire s'il n'y a pas d'autres facteurs qui interviennent. Certains enfants souffrent de douleurs articulaires dans la région de la hanche ou des genoux. Ces douleurs sont dues à un dysfonctionnement des intestins (Besson et Werthmann, 1998, page 28).

Prévenir les allergies aux protéines du lait de vache, c'est d'abord les connaître et ensuite les éliminer. Dans ce cas, vous pouvez diminuer, voire éliminer toute consommation de lait et de ses dérivés (fromages, yaourts, crèmes, beurre, et préparations contenant du lait telles que crêpes, biscuits, gâteaux, etc., lire les composants des produits préparés qui peuvent contenir un minimum de lait, parfois 2% et cela peut suffire pour qu'une réaction se fasse). Vérifiez que les symptômes allergiques chez votre enfant disparaissent.

D'autres aliments allergisants peuvent être la cause de symptômes. En introduisant des solides un à la fois, et en contrôlant ainsi l'apparition de symptômes, l'évitement de l'aliment qui n'est pas toléré se fait plus facilement.

La liste ci-dessous présente les aliments les plus allergisants.

Les œufs, la gliadine ou gluten présent dans les céréales (froment, épeautre, seigle, avoine, kamut, orge), les légumes rouges (tomates, poivrons rouges), le céleri, les oignons, les fruits rouges (fraises, groseilles, framboises), les fruits exotiques, les agrumes, les arachides (cacahuètes, huile d'arachide), les noisettes, les noix, les amandes, la moutarde et donc la mayonnaise, les glaces à base de lait, le coca-cola, le chocolat, le chewing-gum, … Certaines viandes comme le lapin, le porc, et certains poissons comme les sardines, sont riches en histamine, qui favorise les réactions allergiques.

Lorsque les symptômes ont vraiment disparu pendant une quinzaine de jours, vous pouvez tout doucement réintroduire l'allergène. Si la réaction allergique réapparaît, vous l'éviterez à nouveau afin de ne pas encombrer l'appareil digestif de votre enfant.

Vivre avec un enfant allergique n'est pas facile. Il peut y avoir des phases très critiques et votre enfant peut souffrir énormément. Il peut avoir un sommeil très perturbé, qui ne l'aide pas à récupérer, il est irritable et mal dans sa peau.

Si après avoir éliminé tous les allergènes alimentaires, il reste encore des réactions importantes d'allergies, d'autres facteurs non alimentaires peuvent entrer en jeu, par exemple, une allergie à la poussière, aux acariens, aux poils de chien, de chat, allergie aux pollens, à certaines graminées, certains savons ou produits de lessive, certains tissus, …

Favorisez l'allaitement maternel exclusif pendant 6 mois et continuez à allaiter jusqu'à 2 ans au moins (OMS) afin de permettre une diminution des risques d'allergie chez votre enfant.

Pour Émilie, mon premier bébé, rien n'allait plus lorsque j'ai arrêté d'allaiter. Elle régurgitait, elle vomissait lorsque je lui donnais le biberon de lait artificiel. Elle a eu une éruption cutanée assez importante. Était-ce une intolérance au lait de vache, était-ce un reflux œsophagien qui provoquait les régurgitations ?

Fabienne

J'ai allaité Hélène exclusivement jusqu'à l'âge de 9 mois. Je lui ai présenté des solides à partir de l'âge de 6 mois mais elle les refusait. Peut-être était-ce pour se protéger contre les allergies ? En effet, Hélène a hérité de son papa d'un terrain allergique. Elle avait de l'eczéma.

Emmanuelle

Il y eut pour Aurore une période de pleurs qui avaient toujours lieu le soir entre 21 heures et 23 heures. J'ai pensé que mon bébé souffrait de coliques. Cependant, elle avait une « mycose des langes » que je soignais mal. Cela a duré jusqu'à ses trois mois. J'ai supprimé de mon alimentation tous les produits laitiers et tout est rentré dans l'ordre. Les soirées sont redevenues calmes.

Martine

Jusqu'à trois semaines, tout allait à merveille pour Lucas et puis il a commencé à développer un eczéma sévère et une irritabilité quasiment constante. Du bébé modèle, il devenait le prototype du bébé difficile. Après un traitement de choc, l'eczéma est parti, pour mieux revenir. Ce n'est qu'en supprimant TOUS les produits laitiers de mon alimentation que les résultats furent probants. Mon dermatologue avait prescrit de la cortisone, Infor-Allaitement m'avait suggéré l'éviction de tous les produits laitiers et leurs dérivés pendant 15 jours. Après une semaine, les résultats étaient incontestables. Lucas n'a plus revu le dermatologue. Cependant, il est bien difficile de faire comprendre à l'entourage que le régime DOIT être strict. Malgré de patientes explications, la majorité de la population reste convaincue que si c'est en petites quantités, cela n'a pas de conséquences. Dans notre cas, il a fallu que ma sœur voie Lucas en pleine crise (vomissement, irritabilité, démangeaisons) le lendemain d'une « erreur » de régime, pour que je sois prise au sérieux. Il reste encore les problèmes d'étiquetage imprécis de nombreux aliments et les produits laitiers « inattendus » (dans les chips, par exemple).

Patricia

Le risque pour Marie de développer des allergies était présent car son père a un terrain favorable. J'ai pris conscience de ce problème, ce qui m'a poussé à continuer avec le lait maternel. C'était primordial d'allaiter.

Marielle

J'ai allaité Maxime, notre aîné, il y a presque neuf ans. Pour une série de raisons diverses, je n'ai pas souhaité renouveler cette expérience avec sa sœur Romane, née trois ans plus tard. Hasard, lien avéré ou sensibilité personnelle plus accrue. Il se trouve que Maxime n'a pas développé de problèmes allergiques, alors que Romane a connu le cortège de soucis de digestion, de bronchites à répétitions avec des formes asthmatiques et de poussées d'eczéma encore régulières aujourd'hui. Lorsque notre troisième enfant s'est annoncé, mon mari et moi avons rediscuté la question de l'allaitement, que nous avons choisi, notamment pour raison de sensibilité familiale aux allergies.

Annick

VI. GROUPES DE SOUTIEN A L'ALLAITEMENT

Dans une société où l'allaitement maternel n'est pas encore la norme, surtout lorsque l'enfant plus âgé tète encore, les mères se sentent seules et marginales. Il existe de nos jours des groupes de rencontre où chaque mère est soutenue dans l'allaitement. Échanger son expérience, écouter le témoignage d'une autre mère, c'est rassurant. Cela aide à poursuivre ce projet.

LES ASSOCIATIONS POUR L'ALLAITEMENT MATERNEL,

Françoise MOYERSOEN, membre du Réseau Allaitement Maternel

Si une jeune mère ou future mère se pose des questions sur l'allaitement, avec qui peut-elle partager ses incertitudes ? Où peut-elle trouver écoute attentive, informations correctes et compétence dans les suggestions et conseils ? De tout temps, ce fut auprès d'autres mères de son entourage car toutes les femmes ou à peu près, allaitaient leur bébé. Depuis quelques décennies, les jeunes mères ne voient plus allaiter autour d'elles. Souvent leur propre mère n'a pas vécu cette expérience. Quant aux gynécologues, pédiatres et médecins de famille, infirmières et accoucheuses, personnels des consultations pour nourrissons, tous s'accordent à confirmer aujourd'hui la supériorité du lait maternel pour un développement optimal des enfants. Mais eux aussi ont perdu le lien avec cette période où allaiter était l'habitude et, d'une certaine façon, un art du domaine féminin. Quant à leur formation, elle est, pour la plupart, quasi inexistante sur le sujet.

C'est ce qui les amène à se montrer ou se sentir très souvent démunis pour aider une mère et/ou un bébé confrontés à une difficulté d'allaitement, que celle-ci survienne au moment de la mise en route de la lactation, de la période un peu chamboulée du retour de maternité à la maison ou encore de la fin du premier mois où apparaissent parfois craintes et suspicions sur la courbe de poids du bébé. Voilà donc le contexte dans lequel on a vu émerger des circuits informels d'entraide, des réunions de mamans, des échanges innombrables de coups de téléphone, la constitution d'associations, de réseaux d'information et d'actions concertées. L'objectif est de permettre aux familles qui choisissent l'allaitement maternel de mettre en commun leurs expériences et de mener à bien ce projet en toute liberté et connaissance de cause, aussi longtemps qu'elles le souhaiteront pour le bien-être et la santé de tous les leurs.

Depuis une douzaine d'années fonctionnent ainsi en Belgique plusieurs associations d'aide et d'information sur l'allaitement en Communauté germanophone, flamande et française. Une autre encore s'adresse plus particulièrement à la population anglophone. Pour information, en France, il existe actuellement une centaine d'associations locales.

Les fondatrices de ces associations et leurs animatrices actuelles sont des femmes qui ont allaité leurs enfants, une partie d'entre elles étant aussi professionnelles de santé en matière de naissance et de petite enfance. La force de ces associations, c'est tout d'abord une grande convivialité. Puis leur effort tout particulier pour prendre le temps d'« écouter » les mères et de les soutenir dans leurs propres décisions, les concernant elles et leur enfant, par des informations ou suggestions appropriées. Très vite une complicité de mère à mère permet aux petits soucis pratiques, grosses émotions, plaisirs, détails organisationnels, questions apparemment « idiotes », etc. d'avoir plus facilement droit d'audience.

D'autre part, la confrontation permanente entre les questions et difficultés posées par les mères qui font appel aux associations et celles des professionnels de santé, membres ou non de celles-ci, est source de remise à jour continue des informations véhiculées et des conseils donnés.

Depuis quelques années, la circulation d'informations sur la lactation, sur les recherches scientifiques, sur les actions, les campagnes de santé publique, les aspects juridiques et sociaux, etc. se fait à l'échelle mondiale. En vingt ans, les connaissances en matière de lactation humaine ont fortement évolué. Soucieuses de fournir des données pertinentes et des conseils opératoires, les conseillères en allaitement lisent, se forment, discutent les cas difficiles, participent à des rencontres internationales.

Quel tableau rapide pouvons-nous faire pour l'allaitement en Communauté française ?

La Leche League Belgique (LLL), (associée à La Leche League Internationale)

• *Assure une permanence téléphonique bénévole à l'intention des mères et des professionnels de santé.*

• *Propose une information et un soutien, bénévolement, aux mères qui allaitent lors de rencontres. Les animatrices LLL sont des mères ayant elles-mêmes allaité, elles ont toutes reçu une formation en allaitement maternel et une formation à l'écoute.*

• *Offre une bibliothèque de livres et de revues, ainsi que des feuillets sur les aspects spécifiques de l'allaitement.*

• *Édite une revue bimestrielle « LLLiaison » à l'intention des parents.*

• *Organise des congrès nationaux pour les parents et professionnels de la santé.*

Infor-Allaitement

• *Assure une permanence téléphonique bénévole à l'intention des mères et des professionnels de santé. Les répondantes sont formées en allaitement maternel et à l'écoute.*

• *Édite des brochures afin de répondre aux éventuelles questions des mères.*

• *Tient à jour un « guide de l'allaitement » destiné aux professionnels de santé qui regroupe les réponses aux multiples questions pratiques, juridiques, psychologiques et sociales autour de l'allaitement.*

Allaitement-Infos (Charleroi-Naissance)

- *Assure une permanence téléphonique bénévole à l'intention des mères.*
- *Organise des groupes de rencontre entre jeunes parents, mères qui allaitent ou souhaitent le faire.*
- *Offre un lieu de réflexion et de formation pour les professionnels.*

Le Réseau Allaitement maternel (R.A.M.)

Organe de concertation, il réunit une cinquantaine de membres, soit actifs dans les associations susmentionnées, soit médecins, sages-femmes, infirmières, puéricultrices, kinésithérapeutes, ... engagés dans l'accompagnement professionnel de la période périnatale, soit encore formateurs, chercheurs et spécialistes de la communication. Leur objectif commun est de promouvoir, en Communauté française, des initiatives qui favorisent une meilleure information des parents, une meilleure formation des professionnels de santé et un contexte général - culturel, économique, législatif et médiatique – qui privilégie la santé des bébés et de leurs mères par un mode d'alimentation optimal. Le Réseau Allaitement Maternel édite périodiquement un Courrier qui présente des actualités, résultats de recherche, comptes-rendus, programmes de formation, et activités des associations nationales et internationales de soutien à l'allaitement.

Que penser de toute cette énergie associative à laquelle un nombre non négligeable de parents s'adresse et que rejoignent de plus en plus de professionnels ? Mettrait-elle l'accent sur ce qu'on appelle la «santé primaire », une santé physique et mentale de base, avec de bons atouts ? Une santé des relations familiales qui s'appuie notamment sur un démarrage de fonctions parentales responsables et autonomes ? Les parents qui appellent les associations viennent souvent d'être ébranlés dans leur assurance et leur apprentissage par une question ou un avis négatif ou soupçon-

neux. Et ce qu'ils semblent toujours chercher, c'est comment retrouver le contrôle de la situation et ré assumer tranquillement et correctement leur compétence à nourrir et prendre soin de leur enfant. La plupart du temps, leur fournir quelques repères, les rassurer et les encourager dans ce qu'ils envisagent de faire, va suffire. C'est là que les pouvoirs publics pourraient trouver important de soutenir des initiatives : prévention des pathologies conséquentes à une nutrition infantile inappropriée, prévention des troubles relationnels voire des maltraitances intra-familiales. Les associations existantes jouent une part intéressante de cette action préventive… mais aucun moyen financier public n'a encore pu - à ce jour - leur être affecté.

Avant d'être enceinte, je m'étais accrochée à une manière naturelle et respectueuse de materner les enfants. Cette façon de voir les choses m'avaient été échangées, partagées avec une amie qui assistait aux réunions de La Leche League. Quand j'ai été enceinte, je me suis réjouie d'assister à ces réunions. Heureuse et timide à la fois, je n'ai pas tardé à m'installer dans une ambiance de partage, d'espoir, de positivisme et surtout d'écoute. J'ai partagé pendant toute ma grossesse mes peurs, mes angoisses et mes doutes à propos de l'allaitement. Les réunions de La Leche League sont des aides aux mamans qui se sentent perdues dans leur choix d'allaiter ou qui ont des difficultés. Les animatrices et les mères m'ont rassurée plus d'une fois par rapport à mes peurs et mes craintes car je me sentais isolée.

Roser

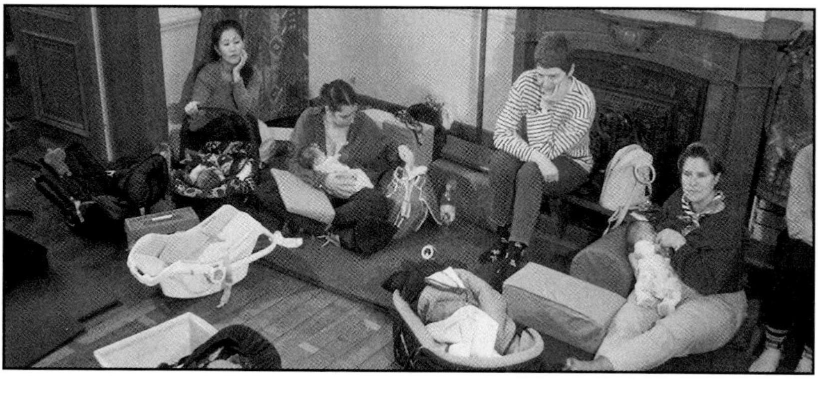

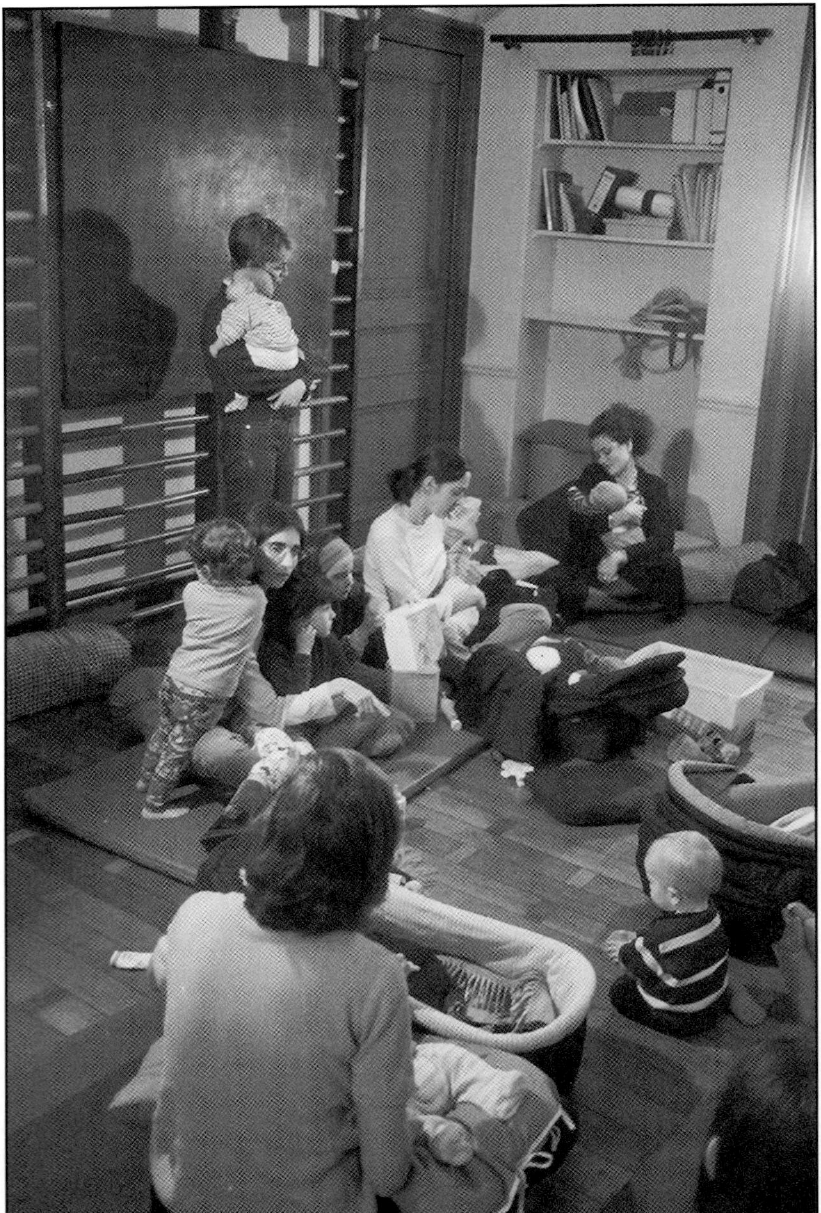

Quand ma petite fille s'est annoncée, je ne connaissais rien à l'allaitement maternel. Tout ce que je savais, c'était que je voulais lui donner le meilleur de moi-même. Mais personne dans ma famille n'avait allaité ou avait été allaité et mon entourage était plutôt favorable au lait industriel. Le père de mon enfant m'a alors conseillé de me rendre aux réunions de La Leche League. J'y suis allée avec quelques réticences au début mais j'étais décidée à faire de mon mieux. Bien plus que la montagne d'informations qui m'ont été prodiguées, ce sont les enfants présents aux réunions qui m'ont convaincue de suivre les conseils des animatrices et des autres mères. Que de joie, d'assurance, de confiance dans les jeux, leurs contacts avec les autres. Mon intuition de future mère se voyait confirmée : il n'y a aucun mal à « gâter » son enfant, que du contraire. Quand je pense à notre première tétée, une trentaine de minutes après sa naissance, les larmes me montent aux yeux, ma gorge se serre… aucun mot ne peut traduire l'émotion qui m'envahit. Comment remercier les animatrices de La Leche League de m'avoir donné assez de confiance en moi-même pour tenir tête aux infirmières qui voulaient mettre mon enfant dans un berceau 5 minutes à peine après sa première tétée (finalement, ma petite fille a bu pendant plus de 90 minutes), sans oublier leurs nombreux conseils pendant la grossesse et à chacun de mes appels. Aujourd'hui, ma petite fille va avoir 5 mois et je continue à assister aux réunions de la LLL avec beaucoup de plaisir, parfois pour poser des questions, parfois pour écouter ou simplement partager de bons moments avec d'autres mères et leurs enfants. Les réticences que j'avais au départ se sont complètement évanouies.

Kristell

Francis *était tout le temps au sein… et au moment où je commençais à douter de ma production, une voisine m'a proposé : « Je vais à une réunion de La Leche League, tu veux venir avec moi ? ». Ma rencontre avec La Leche League a été un vrai déclic pour moi. Même si j'avais bien quelque chose à redire au maternage de l'une ou l'autre, j'avais, pour la première fois de ma vie, devant les yeux, l'exemple de mères qui voient leurs enfants comme des être humains, dès la naissance (et même avant !) et non comme des tubes digestifs (manger, changer, dodo !). Je trouvais enfin ce qui m'avait cruellement (surtout pour les enfants mais pour mon bonheur de mère aussi) fait défaut lors de mes premiers maternages : non pas des ordres (« Tu devrais lui donner un biberon, le laisser pleurer, … ») ou des jugements (« Tu le gâtes trop, ton lait n'est pas assez riche, … »), mais des femmes qui, d'une part, laissent la mère retrouver le fil de son instinct maternel, d'autre part donnent l'exemple d'une félicité dans et par le maternage, versus l'idée sous-jacente de la société actuelle qu'il est normal de s'en départir au plus vite, en les confiant à des crèches ou des écoles maternelles. J'avais devant les yeux des femmes plus « âgées ». En fait, je crois que j'étais la plus âgée, en années, de l'ensemble mais les autres femmes étaient plus âgées en expérience de bonheur maternel que moi.*

Nancy

Allaiter un premier enfant est à la fois simple et à la fois compliqué ! Simple, si on est persuadé que c'est la façon la plus naturelle de nourrir son enfant. Mais cet allaitement nécessite d'être intimement convaincue de son utilité pour laisser « glisser » tous les avis contradictoires. Un soutien psychologique est nécessaire. Pas besoin de thérapie, bien sûr, mais une oreille connue, attentive et compétente permet de se sentir entourée lors de questionnements. Un contact téléphonique me semble idéal. Retrouver une personne qu'on a pu rencontrer 1 ou 2 fois et à qui on osera dévoiler les petits problèmes techniques.

Brigitte

Les séances de rencontres avec d'autres mères qui allaitent me permettent de prolonger mon allaitement car l'expérience de l'une et de l'autre m'encourage et me donne des idées sur la façon de procéder pour allaiter tout en travaillant, par exemple.

Sylvie

Lorsque j'étais enceinte de Clément, mon 5ème enfant, 8 ans après les autres, je suis allée à une réunion de rencontre animée par La Leche League. J'étais heureuse d'avoir l'opportunité de rencontrer d'autres mères et d'être enfin soutenue et conseillée en allaitement. J'ai appris, entre autres, lors de la première réunion à laquelle j'ai participé, l'importance de la position du bébé. Jamais personne ne m'en avait parlé. Je n'aurais pas manqué une seule réunion de La Leche League. Je me sentais entourée par d'autres mères qui vivaient la même chose que moi. C'était un vrai plaisir.

Fabienne

Les réunions de rencontre me permettaient de me ressourcer et ça me suffisait pour repartir. Au début, ça m'a énormément aidée de me rendre compte qu'il y avait beaucoup de mères qui étaient dans la même situation que moi par rapport à l'entourage, par exemple. Les séances sur l'allaitement m'ont apporté beaucoup de soutien et d'encouragement. Je regrette que ce ne soit pas plus connu.

Nadia

Quand on allaite, il y a souvent une difficulté supplémentaire : affronter notre entourage. Celui-ci est souvent issu de la « génération biberon », et ne comprend pas souvent que l'on veuille « retourner » à cette méthode d'alimentation « ancestrale ». Il faut tenir bon ! Pour faire face à cette difficulté, j'ai trouvé un « groupe de rencontre » sur l'allaitement maternel où j'ai pu raconter mon expérience et écouter celle des autres mères : cela m'a redonné confiance dans les moments où j'en manquais. Je suis venue après un mois, 2 mois, … Après 9 mois, lorsque je me rends à ces séances, j'en ai toujours autant de plaisir.

Carole

Quand j'étais enceinte de mon aîné et qu'on me demandait si j'allais allaiter, je répondais que « j'allais essayer et qu'on verrait ». Au fond de moi, j'en avais envie mais je ne voulais pas me prononcer, de peur de ne pas y arriver et d'avoir l'air ridicule. En fait, cela paraît peut-être invraisemblable, mais je n'avais jamais vu une mère allaiter son enfant (à l'exception d'images du journal télévisé, de mères africaines décharnées et sous-alimentées). J'avais bien des amies qui avaient essayé mais toutes avaient arrêté, faute de lait, faute de mamelons adéquats, parce qu'elles avaient mal... Heureusement, j'avais lu, avant d'accoucher, des informations sur l'allaitement maternel qui m'ont permis de bien démarrer mon allaitement. Heureusement que je n'ai pas suivi tous les conseils contradictoires et maladroits du corps médical lors de mon séjour à la clinique. Avec le recul, je me rends compte qu'à plusieurs reprises et bien entendu involontairement, ces conseils m'avaient conduite sur de mauvaises pistes. Se renseigner auprès d'organismes qui promeuvent l'allaitement maternel me paraît juste pour un bon déroulement de son allaitement.

Isabelle

J'ai assisté à des séances d'information. Lors de ces réunions, j'ai rencontré des mamans dont le but était le même que le mien, elles recherchaient le bien-être de leur bébé et la meilleure façon de gérer au mieux l'allaitement. Chaque fois que j'assistais aux réunions, je devenais de plus en plus sûre de moi et de plus en plus convaincue que j'étais sur la bonne voie en voulant allaiter mon bébé.

Cindy

VII. LA VIE CONTINUE

SEXUALITÉ ET ALLAITEMENT

Relations sexuelles et allaitement

Des perturbations se produisent lors de la naissance d'un enfant. Celle-ci implique de la disponibilité de la part du père et de votre part dans les fonctions à remplir pour le bien-être de chacun. La fatigue et les émotions s'accentuent d'une part par la grossesse, les changements hormonaux, le travail de l'accouchement et les soins inhérents au nouveau-né pour vous et d'autre part, par des fluctuations émotionnelles chez votre partenaire.

Vous êtes attentive au bien-être de votre enfant. Par exemple, la nuit, votre sommeil nocturne est coupé par les éveils de votre bébé. Vous pouvez prendre un certain plaisir à blottir votre bébé tout contre vous dans l'intimité de la nuit.

La sexualité pendant un moment est oubliée. Votre sexe est endolori par l'accouchement, entre autres. Dans ce tourbillon de nouveautés, il n'est pas facile de trouver la place pour l'amour physique.

Les générations passées interdisaient les relations sexuelles du couple, soi-disant parce que les rapports sexuels abîmaient le lait. Dans certaines civilisations, la mère qui allaite est mise de côté pour répondre pleinement aux besoins de son enfant. Le père prend une autre femme pour combler sa vie sexuelle. Ces sociétés expliquent ainsi la polygamie.

Mais aujourd'hui, chez nous, des concessions doivent être envisagées pour que le couple continue à exister. Vous êtes transformée dans votre corps et vous vous demandez peut-être si votre mari ou votre compagnon apprécie vos nouvelles formes arrondies, votre bassin élargi, et surtout vos seins gonflés et généreux. Vous pouvez apparaître aux yeux de votre partenaire comme une nouvelle conquête. Ensemble, vous pouvez innover d'autres situations amoureuses, rechercher d'autres façons de se faire plaisir, cela peut représenter un nouveau tournant amoureux.

Mis à part les besoins inhérents aux soins de votre bébé, les effets négatifs de la baisse des œstrogènes sur la libido féminine rendent entre autres, la muqueuse vaginale plus sèche. Un lubrifiant pour contrecarrer les sécheresses vaginales induites par le climat hormonal peut faciliter les rapports. Les bouleversements hormonaux chez la femme sont bien différents chez chacune. Certaines se sentent comblées par la relation intense qu'elles ont avec leur bébé et par contre, d'autres ont envie d'avoir des relations sexuelles avec leur partenaire. Des études ont révélé que les femmes qui allaitent se sentiraient plus libérées dans leur sexualité et donc seraient plus à l'aise dans les relations sexuelles (Masters et Johnson, 1966).

L'allaitement nous a aidé mon mari et moi à créer un lien de plus en plus tolérant envers nos deux corps, grâce au fait que je me sens plus libre corporellement depuis que j'allaite. Une nouvelle sensualité est née entre nous car mon corps, pleinement et sans fausse pudeur (ou à la recherche d'être comme tel « top modèle ») est encore plus apte, à présent, au plaisir et à la jouissance.

Claire

Mon mari avait été choqué lors d'une lecture : « Si vous éprouvez de l'orgasme pendant que vous allaitez, ne soyez pas gênée ! ». Si téter débouchait sur un plaisir sexuel, alors l'allaitement le choquait. Des seins nourriciers ne peuvent pas être des seins « objets » d'excitation car pour lui, le bébé m'aurait donné une satisfaction sexuelle et donc aurait pris sa place.

Muriel

Par rapport aux relations sexuelles, j'avais entendu qu'en allaitant, les femmes avaient moins d'envies sexuelles. Je me faisais une raison mais ça ne me manquait pas trop de toutes façons. Le fait que la petite soit présente, ça générait d'autres comportements, j'avais moins besoin de rapports avec ma femme sexuellement, parce que nous étions tout le temps occupés. Les relations sexuelles ont pris moins de place. Ce n'est pas pour ça que je n'ai pas des envies subites ou spontanées mais ça n'a jamais créé de problème. Nous avons également peu la possibilité d'avoir une certaine intimité, puisque notre fille dort dans la pièce à côté. On essaye d'être un peu plus créatif, on trouve d'autres lieux. Avec le temps, Danaë a presque 2 ans maintenant, nous retrouvons une sexualité qui est à peu près similaire avec celle que nous avions avant la grossesse.

Edmond

Après 5 mois et demi, pour mon premier bébé, j'en ai eu marre de chipoter avec le sein puis le biberon et j'ai tout arrêté. J'étais contente de retrouver mon corps de femme, d'avant ma grossesse, de remettre des soutiens-gorge normaux, des vêtements normaux, … Avec le recul, je pense que ma jeunesse (20 ans) me poussait à retrouver la liberté corporelle, même si j'étais très maternelle.

Fabienne

Je pense que l'allaitement a vraiment eu une influence sur notre vie de couple. Je n'ai pas eu, au départ, beaucoup de demandes sexuelles et je n'en avais pas spécialement envie. Cela ne nous perturbait pas. Nous vivions une autre aventure. Par contre, lorsque j'ai arrêté d'allaiter, le désir d'avoir des relations avec Edmond est revenu.

Nadia

Contrairement à mon premier allaitement où je désirais me retrouver libre dans mon corps de femme, je me plais dans cet état. En allaitant, je suis en harmonie avec mon couple, je me sens très femme.

Marthe

Mon premier contact avec l'allaitement, je l'ai eu en Tunisie, alors que je devais avoir une douzaine d'années, en vacances là-bas avec mes parents. Dans une hutte berbère, une maman d'un âge indéterminé a extrait d'un fouillis de tissus portés façon gréco-romaine, une peau de sein, pour le donner à téter à un petit bébé qui devait être âgé de 1 à 2 mois environ. L'image de ce sein, si naturelle, si normale, cette « désérotisation » de l'organe si logique, tout cela contrastait tellement avec le concept que j'en avais, 100 % occidental, sein = tabou, érotique, qu'elle a dû déterminer ma décision d'allaiter, ultérieurement. Ce spectacle, si paisible, si naturel, d'une mère allaitant son enfant, bulle de bonheur, oasis de paix, m'a troublée, émue, bouleversée et a réveillé au tréfonds de moi-même un écho qui ne devait donner toute sa voix que bien des années plus tard.

Nancy

Contraception

Demandez un avis médical pour le choix d'une méthode contraceptive.

Voici quelques méthodes contraceptives :

• L'abstinence périodique est la méthode la plus naturelle. Elle est efficace si elle est utilisée correctement selon les règles du LAM (Méthode de l'aménorrhée de la lactation) (voir : Fertilité pendant l'allaitement, page 234). Vous devez connaître et interpréter les signes de fertilité. Elle n'a aucun effet sur la lactation bien entendu. C'est une méthode qui offre plus ou moins 98% de protection durant les 6 premiers mois après la naissance (Perez et al, 1992 ; Kennedy et Visness, 1992).

• Le préservatif n'a aucun effet sur l'allaitement maternel et n'a aucun risque sur votre santé et celle de votre enfant.

• La pilule contraceptive est actuellement la méthode de contraception la plus répandue. Il existe deux sortes de pilules, une à base d'œstrogènes et de progestatifs et l'autre à base de progestatifs, appelée mini-pilule. La première est très efficace, mais elle est déconseillée en cas d'allaitement, car les œstrogènes inhibent la lactation et les hormones qui y sont contenues passent dans le lait et modifient sa composition. Par contre, la mini-pilule faiblement dosée permet de ne faire passer dans le lait maternel qu'une faible quantité d'hormones. On n'a pas constaté d'effet négatif sur la santé des enfants jusqu'à présent. Cependant, les œstrogènes peuvent causer une infection dans le tube digestif et la bouche de votre bébé par le « candida albicans » qui est l'agent du muguet (voir : Muguet, page 195) (Odds, 1988).

• Le diaphragme est une membrane souple, placée sur le col de l'utérus. Il doit être réajusté chaque fois que le poids se modifie. Il n'a aucun effet sur la lactation.

• Le spermicide (éponge, crème, mousse, ovules, films) peut irriter la zone génitale et le partenaire. Il n'a aucun effet sur la lactation et n'a aucun effet connu chez l'enfant.

• Le stérilet est efficace, mais son insertion dans l'utérus doit se faire au-delà des 6 semaines post-partum, afin de réduire le risque de perforation de l'utérus. Il est conseillé de le faire placer en période de règles afin de ne pas être blessée. Il n'a aucun effet sur la lactation (Koetsawang, 1987).

• Les interventions chirurgicales chez l'homme (vasectomie, stérilisation volontaire de l'homme) et chez la femme (ligature des trompes, stérilisation volontaire de la femme) sont des opérations qui impliquent un risque lié à l'opération chirurgicale. Il importe d'être vraiment certain qu'un autre enfant n'est pas désiré. Des informations complètes et un accompagnement du couple sont nécessaires.

Fertilité pendant l'allaitement maternel

« Tant que l'on nourrit, l'on rit », dit un dicton.

La méthode la plus naturelle de régulation des naissances est basée sur l'abstinence durant les périodes fertiles du cycle hormonal de la femme. On observe la glaire cervicale, les variations de la température de base, les variations du col utérin, et la sensibilité des seins, pour constater la période de fertilité. Pendant l'allaitement, en l'absence de règles, il n'est pas facile de reconnaître avec exactitude ces périodes cruciales. Tous les critères doivent être remplis. Un critère ne répondant pas exactement aux indications est source de risques.

La régulation des naissances par l'allaitement maternel est obtenue grâce à l'application de certaines conditions, en post-partum jusqu'à l'âge de 6 mois. Après, cette méthode est moins fiable.

Il est avant tout important que vous allaitiez totalement votre bébé, cela implique que le nourrisson ne reçoit du lait maternel que par l'intermédiaire de vos seins, il ne reçoit aucun autre aliment ou liquide et que vous n'avez pas encore eu le retour des règles depuis l'accouchement. Ces trois conditions doivent être remplies, pour atteindre une protection de 98 %. Il est cependant essentiel de respecter les conditions du LAM (Lignes directrices de la « Méthode de l'aménorrhée de la lactation » pour l'espacement des naissances de l'Institute for Reproductive Health de la Georgetown University, 1994) ci-dessous pour un effet optimal d'espacement des naissances :

• Votre bébé doit avoir au minimum 6 tétées par 24 heures, avec au moins une tétée la nuit (idéalement, 2 à 3 x/nuit). L'intervalle entre les tétées ne doit pas aller au-delà de 4 heures.

• La longueur totale des tétées ne peut être inférieure à 60 minutes.

• Votre bébé ne peut combler son besoin de succion par des tétines artificielles ou sucer son pouce.

• L'allaitement complet donné directement au sein est essentiel car tirer le lait n'a pas les mêmes effets sur la fertilité de la femme. Votre bébé a une succion plus efficace que le tire-lait ou le fait de tirer votre lait manuellement.

• Un contact permanent mère-bébé est essentiel pour que votre bébé puisse assouvir ses besoins de nourriture, de succion, d'affection et de sécurité, dès qu'ils se font sentir.

Mes menstruations sont revenues 2 mois après l'accouchement alors que j'allaitais Lucas exclusivement. Ce sont des cas rares mais qui existent, m'a-t-on dit. Enfin soit, durant ces périodes, la fatigue était excessive et Lucas semblait bien agité. En effet, il ne recevait pas la quantité de lait qui lui était nécessaire et demandait à téter plus fréquemment. J'étais désemparée, stressée et démoralisée et les douleurs des menstruations n'arrangeaient rien au tableau. Après avoir pris quelques conseils, je décidai de me reposer au maximum pendant ces quelques jours. Je m'installais confortablement dans mon lit avec mon bébé près de moi et je dormais tout en allaitant à sa demande. Nous étions corps à corps, nous profitions bien l'un de l'autre, nous dormions en même temps. Je récupérais.

Santina

Nous n'avions pas envie de donner quelque chose de chimique à notre bébé, alors même si la mini-pilule n'influence pas, nous ne l'avons pas utilisée. Mes règles sont revenues lorsque Isalyne avait 11 mois et j'ai été enceinte directement après. Nous avions prévu de toutes façons un 2ème bébé aussi proche que possible d'Isalyne.

Nadia

ALLAITEMENT ET NOUVELLE GROSSESSE – CO-ALLAITEMENT

Si une nouvelle grossesse arrive alors que le premier enfant est toujours allaité, des inquiétudes peuvent se manifester chez vous. Ce n'est pas courant d'allaiter un enfant en étant enceinte. La décision de continuer cet allaitement n'appartient qu'à vous seule. Toutefois, le regard du père peut influencer la décision.

Si vous avez des sentiments ambigus par rapport à la poursuite de votre allaitement lors de la grossesse, vous pouvez très bien vous laisser vivre et évoluer au rythme de vos sensations afin de découvrir ce que vous désirez. Souvent, lors des tétées, les mamelons sont douloureux à cause d'un changement hormonal, ce qui peut faire naître des sentiments de rejet pour votre enfant. Vous pouvez alors diminuer la fréquence des tétées jusqu'au sevrage éventuel. Mais suivant l'âge de votre enfant et son besoin de téter, il appartient à vous seule d'envisager cette opportunité. Il est important de savoir que souvent l'enfant se sèvre de lui-même avant la naissance car à partir du 4ème mois de grossesse, le lait maternel diminue et apparaît le colostrum qui se prépare à répondre aux besoins du bébé à venir. Le lait change donc de goût et ne répond plus aux besoins nutritionnels de l'enfant plus âgé. Malgré tout, certains enfants continuent à téter et c'est à la mère de prendre une décision en rapport à ses exigences et envies.

Si vous désirez sevrer, se référer au chapitre Sevrage, page 267. Des sentiments de culpabilité peuvent naître de la décision de sevrer. D'autres compensations et attitudes positives remplaceront l'allaitement. Vous pouvez favoriser une nouvelle relation par des activités, de l'attention, des câlins pour permettre de mieux vivre la nouvelle situation.

Si vous désirez continuer l'allaitement de votre aîné, vos sentiments vont évoluer au fur et à mesure que la naissance se rapproche. Vous aurez certainement des questions, quant au bon déroulement de la grossesse et de la santé du bébé à naître.

Les besoins du nouveau-né passent avant tout. Les mères qui pratiquent le co-allaitement ne devraient cependant pas se tracasser de savoir si elles ont assez de lait pour leur bébé puisque, comme nous l'avons expliqué plus haut, plus les seins sont stimulés, plus il y a du lait. La production s'adaptera au profit des besoins de chacun.

Le fait de permettre à votre aîné de téter à la naissance de son frère ou de sa sœur est un merveilleux cadeau que vous lui offrez. Grâce à cette acceptation, celui-là ne se sentira pas rejeté. Bien sûr, il aura reçu la directive de devoir partager vos seins. Allaiter deux enfants d'âge différent en même temps, c'est-à-dire pratiquer le co-allaitement, peut sembler être un défi et n'est pas très facile. Des accommodations doivent être envisagées, modulées au jour le jour pour la satisfaction de chacun.

Il arrive que l'enfant plus âgé demande à téter presque aussi souvent que le bébé. Au début, si vous n'êtes pas dérangée, vous pouvez allaiter les deux enfants en même temps. Par la suite, vous pourrez envisager d'allaiter votre bébé d'abord et puis le grand.

Vous pouvez prendre conseil auprès d'autres mères ayant vécu des situations similaires. Elles pourront ainsi parler de leurs sentiments et vous donner des idées pour que le co-allaitement vous soit agréable.

Si toutefois, après la naissance, cette pratique vous est désagréable, il vous sera toujours possible de sevrer votre aîné. Le père peut être d'un grand secours durant les tétées du bébé, pour l'occuper.

Je suis tombée enceinte de Nathalie alors que Francis avait 1 an et demi. Je m'étais dit que, peut-être, le goût du lait changeant, que Francis allait se lasser du sein. Et bien, pas du tout. Il a continué à venir régulièrement soulever mon pull, même si, gros ventre aidant, il y avait de moins en moins de place sur mes genoux. Peut-être était-ce pour lui un moyen de se rassurer ? « Même si maman n'a plus de place sur ses genoux, il reste une place dans son cœur pour moi ». Pourtant, le dernier trimestre, les tétées n'étaient plus agréables pour moi : une sensation qu'il pinçait, mordait. J'avais même voulu le sevrer, sans succès ! Au début de la vie de Nathalie, Francis avait naturellement repris le chemin du sein, à côté de sa petite sœur, et je dois dire que parfois, il tétait plus qu'elle ! Aujourd'hui, il a quatre ans, parle bien, et je comprends à présent que mon fils a un immense besoin d'amour ! Parfois, le soir, à l'heure de se coucher, il me boude « Tu ne m'aimes plus ! Tu ne me fais JAMAIS de câlins ! » (alors que je viens de passer ½ heure à lui en faire !). Peut-être alors ce retour accru au sein était-il un moyen pour lui de se rassurer, de se réconforter, de prévenir la jalousie vis-à-vis de sa petite sœur, de téter à la source « l'amour de sa maman… ». Au début, j'offrais le « premier lait » à Nathalie, puis quand elle était endormie, je laissais Francis vider ce sein. Les deux bébés avaient donc les deux seins en alternance. Puis, à la réflexion, j'ai craint que Nathalie ne manque de « lait de fond de sein », plus riche en corps gras. J'ai donc attribué un sein à chaque bébé : le gauche pour Francis, le droit pour Nathalie. Aujourd'hui, où Francis est pour ainsi dire sevré (il tète encore une ou deux fois par semaine environ), j'ai un sein « vide » et l'autre toujours en fonction. J'avais parfois l'impression que mes seins « savaient » qu'ils étaient attribués à des enfants d'âge (et de besoins) différents : un jour, Francis m'a dit : « Mon mimi a un goût salé et celui de Nathalie est sucré ».

Nancy

J'ai arrêté d'allaiter mon premier bébé car je désirais une nouvelle grossesse et ne souhaitais pas allaiter en étant enceinte.

Marthe

Les tétées sont devenues subitement douloureuses. Les mamelons étaient très sensibles et rien ne diminuait la douleur. Verdict du test : une nouvelle grossesse. William était toujours très attaché à ses multiples tétées quotidiennes. J'avais donc envisagé le co-allaitement. Mais à partir du cinquième mois de grossesse, il s'est mis à téter de moins en moins souvent, et surtout de moins en moins longtemps. A la fin de la grossesse, il ne tétait plus, il prenait le mamelon puis s'en détournait immédiatement avec une terrible grimace. Il a continué à s'assurer régulièrement de « son autorisation d'accès » au sein. J'imaginais qu'après la naissance du bébé, il recommencerait à téter. Il n'en fut rien. Il a essayé 2 ou 3 fois mais n'arrivait plus à vraiment téter.

Patricia

J'aimerais arrêter d'allaiter Zoé vers l'âge d'un an pour avoir le retour des règles afin d'essayer d'être de nouveau enceinte.

Sandrine

QUAND VOUS VOULEZ VOUS ABSENTER ET ALLAITER

Sachez qu'il est tout à fait possible d'allaiter votre enfant avec la reprise de votre emploi ou si vous désirez vous absenter. Vous pouvez ajuster la poursuite de votre allaitement suivant votre situation personnelle (travail à mi-temps, à temps plein, l'âge de votre bébé à la reprise de votre activité, …), vos possibilités et vos envies.

Quels sont vos sentiments quant au retour à la vie professionnelle ?

Avant d'être enceinte, vous étiez sur le marché de l'emploi, et vous n'imaginiez peut-être pas votre vie sans emploi. La nécessité sociale d'être diplômée, d'avoir une situation, une identité sociale et bien sûr un gain pécuniaire en est la principale responsable. Mais vous venez d'avoir un bébé, et vous prenez conscience de l'importance de votre présence auprès de lui. Vous devez donc faire un choix. Peut-être êtes-vous confrontée à certaines contraintes, vous n'avez pas les moyens, vous êtes seule. Travailler à l'extérieur est votre seule façon de survivre. Vous n'avez donc pas le choix. Il se peut que vous désiriez rester avec votre enfant, mais vous n'osez pas retarder le moment de votre reprise au travail. Si vos obligations ne doivent pas absolument être tenues, vous pouvez essayer d'obtenir un plus long congé de maternité pour prolonger la période d'allaitement.

Voici quelques possibilités :

- Obtenez un congé d'allaitement de 2 mois après les 15 semaines de congé de maternité.
- Octroyez-vous, avec l'accord de votre employeur, une pause carrière ou un congé sans solde si c'est possible pour vous.
- Travaillez éventuellement à la maison.
- Travaillez à temps partiel pendant un certain laps de temps.
- Modifiez votre horaire en fonction des besoins de votre bébé.
- …

Demander à son employeur pour prolonger son congé de maternité ou pour tirer son lait durant son travail peut paraître chez les unes très difficile. Il y en a qui ont même peur de perdre leur travail. Cependant, on n'est pas remplacé en 2 secondes et si c'était le cas, c'est que l'allaitement peut être une excuse pour changer de vie. Un employeur qui comprend bien la valeur d'une femme ne va pas la remplacer pour les quelques mois d'allaitement car investir dans une nouvelle personne, c'est recommencer à zéro, pour la société, ce n'est pas bénéfique.

Anne

Si on a la malchance de connaître des problèmes de santé avant l'accouchement, le congé de maternité est réduit à 8 semaines après l'accouchement, ce qui est beaucoup trop court pour récupérer d'une grossesse et mettre un allaitement en route. J'ai heureusement pu prendre mes vacances juste après et prolonger ainsi mon congé de 4 semaines. Si j'avais dû reprendre le travail après 8 semaines, je suis sûre que j'aurais arrêté l'allaitement à ce moment. Dans l'intérêt des bébés, je crois qu'il serait utile de militer pour que la partie du repos de maternité à prendre obligatoirement après l'accouchement passe de 8 à 12 semaines. C'est dommage que dans le monde d'hommes où nous vivons, la durée totale du repos de maternité ne soit pas augmentée et que les congés pris avant l'accouchement soient considérés comme congés de maladie.

Michèle

J'ai réussi à adapter un peu mes horaires. Au départ, je n'ai pas repris à temps plein, j'ai repris à 4/5 temps en prenant un congé parental morcelé. Comme l'idée de prolonger l'allaitement ne m'était pas venue assez tôt, mon employeur ne souhaitait pas que je prenne un congé d'allaitement. J'ai pu obtenir 6 mois de congé parental dans l'année de la naissance. Alors, jusqu'à ce que Sofia ait un an, je prends un jour de congé par semaine car je n'aurais pas pu reprendre mon activité comme auparavant.

Carole

Comment concilier travail et allaitement ?

Il y a bien sûr diverses façons de procéder lorsque vous désirez continuer à allaiter tout en travaillant, en continuant des études ou même en reprenant une activité bien spécifique. Tout dépend de votre motivation. Désirez-vous allaiter de façon exclusive, afin de préserver votre enfant des infections, des maladies, des allergies, … ou alors désirez-vous uniquement garder une ou deux tétées affectives qui vous aideront tous les deux à accepter plus facilement la séparation ?

Dans les deux cas, plus la période d'allaitement exclusif de votre enfant est longue avant la reprise de votre activité, plus vous avez de chances de maintenir l'allaitement longtemps. L'idéal est de recommencer à travailler après 3 mois minimum.

Choisir l'alimentation de votre bébé

Si vous désirez que votre enfant ne reçoive que votre lait, vous devez exprimer celui-ci pour qu'il lui soit donné durant vos absences. Avant la reprise du travail, de préférence 2 à 3 semaines avant de vous séparer de votre bébé, vous pouvez exprimer du lait pour avoir des réserves que vous congèlerez pour les jours où vous n'avez pas l'occasion de tirer du lait (voir : Conservation du lait, page 261 ; Extraire le lait maternel, page 253). Sur le lieu de travail vous pouvez prévoir des pauses pour exprimer du lait pour le lendemain. Les seins stimulés régulièrement produisent la quantité de lait nécessaire aux besoins de votre bébé et évitent l'engorgement. Le lait récolté est conservé au frigo, dans un box frigo ou à température ambiante s'il n'y a pas d'autres possibilités. Attention aux températures trop élevées surtout en été.

Vous offrez le sein à votre bébé le matin chez vous et puis avant de le quitter, soit à la crèche ou chez la gardienne. Prévenez votre employeur de votre désir d'allaiter et prenez des dispositions pour avoir un endroit où tirer du lait avec discrétion. Exprimez le lait aux différentes pauses prévues au travail et juste avant de repartir. La loi octroie depuis le 01 juillet 2002 une pause d'allaitement d'une heure par jour que vous pouvez prendre à votre meilleure convenance et à celle de votre employeur. Parlez-en avec lui.

Si votre bébé est gardé dans un endroit près de votre lieu de travail vous pouvez l'allaiter éventuellement sur le temps de midi. C'est une séance d'expression de lait en moins à effectuer. Dès votre retour, proposez une tétée de retrouvailles en demandant que votre bébé ne reçoive rien d'autre pendant l'heure qui précède votre arrivée. Votre bébé peut être allaité exclusivement ainsi jusqu'à l'âge de 5-6 mois.

Dès que vous introduisez des solides dans l'alimentation de votre bébé à l'âge de 6 mois, vous n'avez plus besoin de tirer du lait. Votre bébé peut recevoir des solides par la personne qui s'occupe de lui. Lorsque vous êtes avec votre bébé, offrez-lui le sein à la demande matin et soir ainsi que les week-ends et jours fériés à votre meilleure convenance.

Dans le cas où vous ne désireriez garder que quelques tétées affectives, votre bébé peut éventuellement recevoir du lait industriel durant votre absence jusqu'à 6 mois. Vous n'avez pas besoin de tirer votre lait durant vos heures de travail. Cependant, assurez-vous que l'introduction du lait industriel ne sera pas trop précoce, afin de privilégier la sécrétion lactée. Des études effectuées ont mis en évidence qu'avant 5 mois, il était préférable de bien stimuler les seins, plus de 3 ou 4 fois par jour, pour bien maintenir la sécrétion lactée. L'introduction précoce d'aliments solides ou de lait industriel diminue le nombre de tétées. Les seins sont moins stimulés. La production lactée diminue (Cohen et al, 1994). Ainsi, dans certains cas, il peut être nécessaire que vous preniez des dispositions.

Envisagez de donner le lait maternel à la tasse ou au biberon-cuiller, pour éviter la confusion sein-tétine qui risque d'engendrer une perturbation au niveau de la succion de votre bébé (voir : Confusion sein-tétine, page 185). Vous pouvez faire accepter à une gardienne ou une puéricultrice de donner le lait par un autre moyen que le biberon. Ce n'est certes pas facile mais vous pouvez l'envisager et insister un peu pour que ces méthodes soient utilisées pour le bien de votre bébé.

Vous devez étudier votre situation particulière et voir les concessions que vous êtes prête à consentir pour concilier allaitement et travail. Ces situations ne sont pas toujours simples à organiser, mais lorsque tout est mis en place, vous pouvez vous sentir fière de la démarche que vous effectuez pour nourrir votre enfant de votre lait.

Les puéricultrices des crèches ou les gardiennes ne sont pas toujours préparées à accepter une mère allaitant son enfant. Elles doivent fournir un effort, en acceptant de changer leurs habitudes et en respectant vos recommandations.

Choisissez l'endroit et les personnes à qui vous confiez votre bébé en vous assurant que celui-ci ne manquera de rien et qu'il sera bien entouré. La poursuite de l'allaitement peut vous permettre d'être comblée. Choisissez un établissement ou une gardienne en faveur de l'allaitement maternel pour avoir plus de facilités. La communication avec les puéricultrices, la gardienne, de façon à s'intéresser à elles, à leur travail, et non seulement à votre enfant, permet à celles-ci d'être prises en considération et de se sentir estimées. Entourez-vous de mères ayant vécu ou vivant les mêmes objectifs. Vous serez encouragée et stimulée à poursuivre votre démarche. Des groupes d'information, d'entraide et de soutien à l'allaitement permettent de réunir des mères qui allaitent et leurs enfants (voir : Groupes de soutien à l'allaitement, page 219).

Mon plus grand plaisir actuel, c'est d'allaiter Théo avant de le confier à la crèche. C'est un moment de bonheur total où je le sens « à moi » et moi « à lui » avant d'aller au travail et de le confier à « l'étranger ».

Claire

Quand mon bébé aura 3 mois, je reprendrai le travail. Je pense que je continuerai d'allaiter.

Sylvie

J'ai eu d'énormes difficultés à combiner travail et allaitement. En tant qu'indépendante, la reprise du travail s'est faite très rapidement (+- 15 jours après l'accouchement). L'opportunité m'était donnée d'aller au service de la maternité pour tirer mon lait avec un tire-lait électrique car je tiens un commerce dans la galerie de la clinique. Ma mère pouvait ainsi pendant la journée donner les biberons à Florian. Pour les qualités nutritionnelles de bébé, c'était génial, mais pour moi, ce fut la course folle et le stress en plus pendant 3 mois. J'ai dû hélas arrêter cette combinaison étant épuisée physiquement et nerveusement.

Dominique

Aujourd'hui, mon bébé a 5 mois. A la crèche, il reçoit du lait industriel. Et lorsqu'il est avec moi, je l'allaite. Je travaille à mi-temps, ce qui facilite la poursuite de l'allaitement. Je suis heureuse de vivre cette période intense avec mon bébé.

Caroline

J'ai repris le travail. Et ça se passe à merveille. Le matin, j'allaite mes trésors, la tétée en elle-même dure ¼ d'heure, mais c'est l'occasion de gros câlins. Nous faisons tous les 3 notre plein d'affection. La journée, je tire mon lait, 2 voire 3 fois. Ils viennent de commencer la panade et j'en suis bien contente car stimuler avec un tire-lait, ce n'est pas très gai. Le soir, la tétée de retrouvailles est très brève, mais ils sont si contents de retrouver ma chaleur et ma tendresse. Ensuite la tétée du soir est rassurante, plus longue et parfois somnifère. Je suis sûre de leur avoir consacré suffisamment de mon temps. Je me suis rendu compte que les soirées passent tellement vite qu'on en oublierait de câliner car il y a trop de choses à faire toutes plus importantes les unes que les autres. Les tétées nous permettent de passer tous les jours de vrais moments tendresse ensemble, essentiels à notre survie affective dans le tourbillon de notre vie.

Sylvie, mère de jumeaux

J'ai un congé d'allaitement d'un an et demi. Je compte allaiter Zoé longtemps.

Kallima

Lorsque je suis retournée travailler, j'avais la chance que mon bébé soit gardé près de mon lieu de travail car j'allais le faire téter dans le courant de l'après-midi.

Fabienne

J'ai repris le travail, à mi-temps aux Pays-Bas, lorsque Ugo avait 3 mois et demi. J'avais pris à cette époque un congé parental à mi-temps. Je travaillais 4 heures par jour, tous les jours de la semaine. J'avais fait quelques réserves de lait tiré avec un tire-lait manuel. Le lait était conservé dans des sachets stériles confectionnés à cet effet, au congélateur. J'emmenais mon tire-lait avec moi sur mon lieu de travail où je pouvais tirer une quantité de lait suffisante pour le lendemain. Je n'étais pas gênée de dire que j'allais tirer du lait. J'allais aux toilettes, ne disposant pas d'un local adapté. Je tirais du lait devant l'évier. Cela ne me posait absolument pas de problème si une femme rentrait pendant ce temps-là. Lorsque j'avais des déplacements, j'avais mon petit sac avec moi. Je demandais simplement à m'isoler quelque part. Cela n'a jamais posé de problème. En Allemagne, j'avais même la possibilité d'avoir un local où on me laissait tranquille. Lorsque j'estimais que c'était le moment de tirer du lait, je m'absentais ¼ d'heure. Je mettais le lait tiré dans un frigo box. Rentrée à la maison, je le mettais au frigo et le lendemain, je le remettais à la personne qui gardait Ugo. J'ai allaité Ugo complètement jusqu'à 6 mois. J'ai donc tiré du lait au travail pendant 2 mois et demi. A partir de ce moment-là, il a commencé à prendre des soupes, des fruits, … Les tétées ont été espacées. Je lui ai donné alors le sein le matin et le soir. Ugo n'a jamais reçu que mon lait.

Anne

Zoé avait 3 mois lorsque j'ai repris le travail. J'ai tiré mon lait au jour le jour pour qu'elle le reçoive à la crèche. Vers 5 mois, on a introduit les solides uniquement en mon absence, avec moi, elle aimait téter. A partir de ce moment-là, je ne devais donc plus tirer du lait expressément pour la crèche. Cependant, pour ne pas avoir les seins engorgés, je tire de temps en temps du lait sur mon lieu de travail. Ce lait est congelé et c'est son père qui, à l'occasion, lors de mes cours du soir, qui le lui donne. Je suis professeur de psychologie et je me trouve confrontée à devoir travailler un jour par semaine de 13h30 à 21h. C'est l'horreur car je ne prends pas le temps de tirer mon lait alors lorsque je rentre à la maison, mes seins sont engorgés et sont douloureux. A la limite, il y a les toilettes, un peu froides, où je pourrais tirer du lait à la pause. Ce n'est pas l'idéal. C'est le seul jour qui soit vraiment pénible pour moi.

Sandrine

Le tendre tête-à-tête que j'avais avec Pierre a été de courte durée puisque dès qu'il a atteint 8 semaines, je devais retourner travailler. Un travail à temps partiel, heureusement, pas trop loin de la maison. Comme je travaillais dans la même entreprise que son papa, nous avions demandé pour avoir des horaires alternés. Nous tenions à le garder nous-mêmes. Pierre tétait juste avant le début de mon travail. Mon mari, m'amenait Pierre pendant ma pause et je l'allaitais. Pour les fois où cela n'était pas possible ou parce qu'il dormait, j'avais loué un tire-lait électrique qui me suivait comme mon ombre. Les collègues étaient compréhensifs et souvent, j'avais droit à une petite pause supplémentaire (rémunérée juste pour tirer mon lait). Il n'y avait pas de problème de conservation puisqu'il y avait des frigos sur les lieux. Nos petits pots de lait ont tout d'abord étonné puis ont fini par faire partie du paysage. J'essayais souvent de travailler le soir, de 20 heures à minuit car Pierre avait l'habitude de dormir à ce moment. Malgré mes efforts, après quelques semaines, nous avons donné des compléments de lait adapté. Mais Pierre n'aimait pas cela, c'était une torture de lui donner ces biberons, cela prenait une éternité et il ne buvait jamais la moitié. En fait, Pierre faisait une confusion sein-tétine.

Sa succion s'est modifiée presque imperceptiblement et j'ai produit moins de lait.

Patricia

Mon entourage (famille, médecin, ...) me disait que lorsque je recommencerais à travailler, je n'aurais plus assez de lait. Mon bébé avait 4 mois et demi lorsque j'ai repris le travail, il n'avait reçu que du lait maternel depuis sa naissance, je souhaitais qu'il en soit encore ainsi jusqu'à 6 mois. Mon désir était tellement fort que j'y suis arrivée. Cela n'a pas toujours été facile. Il m'a fallu beaucoup de courage pour tirer du lait, surtout au début. Tirer son lait à l'aide d'un tire-lait manuel adapté n'est pas douloureux, ça ne demande pas tellement de temps et avec un peu d'entraînement, c'est très simple. Bien sûr, c'est beaucoup moins agréable que d'avoir son bébé dans les bras et de le sentir téter. Toutefois, c'est une façon d'être encore un peu près de lui tout en étant à l'extérieur. Lorsque je déposais mon lait, le matin, à la crèche, j'avais l'impression que Robin n'était pas tout seul, un peu de moi restait avec lui. J'étais organisée, je me déplaçais toujours avec mon tire-lait et dès que j'avais un moment, je tirais du lait. Au début, j'étais un peu mal à l'aise mais j'ai vite pris de l'assurance, on s'habitue et les collègues aussi. J'ai tiré du lait au bureau (parfois simplement en me retournant face au mur lorsqu'il y avait quelqu'un dans chaque bureau), aux toilettes, dans le train, dans la voiture, ... Toujours de façon très discrète. Je ne pense pas avoir mis quelqu'un mal à l'aise, personne ne devait voir mes seins. Avant d'entreprendre cette démarche, je n'aurais jamais pu être capable de le faire. Mais, c'était tellement important pour moi que mon bébé reçoive du lait maternel pour le prévenir des infections que je me suis donné cette priorité et les moyens de tirer assez de lait. Ce qui m'a beaucoup aidée, ce sont les réserves de lait conservées au congélateur avant de reprendre mon travail. Bien sûr, tirer du lait au jour le jour, c'est possible mais peut être stressant, parfois il peut arriver de ne pas avoir l'occasion d'en tirer. Personnellement, je déposais toujours une réserve de lait congelé tous les lundis dans le congélateur de la crèche dans le cas où je n'aurais pas eu assez de lait la veille. Puisque mon lieu de travail était proche de la crèche, j'ai régulièrement allaité mon fils à midi. J'avais non seulement l'occasion de prendre mon bébé dans les bras la journée mais je pouvais le voir évoluer dans son milieu d'accueil. Pendant que j'allaitais Robin, je discutais avec les puéricultrices. Elles m'apprenaient toujours quelque chose au sujet de mon bébé. Même lorsque le moment des repas de légumes est arrivé, je venais encore lui donner son « dessert ». Et quel dessert ! Un vrai moment de bonheur pour tous les deux en plus de tous les avantages nutritionnels pour une meilleure santé.

Isabelle

Il est très difficile mais néanmoins possible de concilier travail et allaitement. Lorsque j'ai dû reprendre le travail et mettre ma fille à la crèche, elle avait 2 mois et 3 semaines. Ne voulant pas la sevrer à ce moment, j'ai procédé comme suit : 3 tétées « en direct » : une le matin, vers 7h30 et 2 le soir, vers 20h et 23 h et 2 tirages de lait, un à 12h30, durant ma pause midi et un autre à 17 heures, juste avant de quitter le boulot et d'aller chercher ma fille à la crèche. De la sorte, je remplissais un grand biberon que ma fille recevait pour son dîner du lendemain et qu'il fallait bien compléter vers 16h d'un biberon de lait en poudre. J'avais donc 2 tire-lait, un manuel et un électrique loué à la mutuelle dont j'amenais chaque matin sur mon lieu de travail les éléments stérilisés. Le plus difficile au boulot : trouver un frigo pour stocker les tire-lait puis le lait, et un endroit calme pour tirer mon lait. A partir de 4 mois, ma fille a pu recevoir un biberon de soupe à midi et celui de lait maternel vers 16 heures, ce qui a permis de supprimer le lait en poudre. Quand j'y repense, c'était tout de même un peu dingue ! Mes soirées ou du moins ce qu'il en restait après avoir donné 2 tétées, le bain, pris mon propre repas et préparé les casse-croûte pour le lendemain, se passaient à laver et à stériliser des tire-lait ! Je ne regrette pourtant pas de l'avoir fait !

Michèle

J'ai recommencé à travailler alors qu'Isalyne avait 6 mois et mes collègues ne l'ont pas vraiment accepté. Étant donné qu'aucune de mes collègues n'a allaité son enfant au-delà du congé de maternité, elles étaient étonnées, perplexes. Le problème qui résulte de mon emploi, c'est au niveau de l'horaire d'Isalyne qui prend bien son temps, le matin afin de se ressourcer pour la journée. Ainsi commencer à travailler à 8h15, c'est parfois un peu juste. J'ai tout de même pu avoir, pour le second semestre, l'avantage de commencer à 9h15, ce fût une bonne chose. Cependant, pour après Pâques, ma directrice m'avait remis un horaire à 8h15.

« J'aurais des difficultés, si je continue à allaiter, vous avez fait des efforts jusqu'ici, … ». J'ai eu comme réponse : « Eh bien d'ici là, tu arrêteras, il ne faut tout de même pas pousser ! ». Je suis enseignante dans l'enseignement supérieur. Plus on avançait dans le temps, plus les réflexions du genre : « Il faut tout de même bien arrêter un jour ! ». Heureusement que je n'ai pas été influencée par leurs réflexions. Et si ce n'était pas parce que suis enceinte de mon 2ème bébé, je continuerais à allaiter aussi longtemps que cela nous convienne à toutes les deux. A la crèche, le gros problème c'était d'imposer un rythme car avec moi, Isalyne demandait à téter souvent jusqu'à 6 mois. Ce qu'elle aimait, c'était rester contre moi. Ce qui m'a rassurée, c'est une de mes amies qui avait vécu la même chose, son enfant la réclamait constamment, elle le portait toute la journée et lorsqu'il est entré à la crèche, il n'y a pas eu de problème. C'est vrai qu'avec Isalyne, je n'ai eu aucun problème non plus, à ce niveau-là, elle s'est très bien adaptée à sa nouvelle vie.

Nadia

L'allaitement et le travail ne me paraissaient pas compatibles avec une activité professionnelle intense et prenante. Je suis heureuse de témoigner aujourd'hui car j'aimerais que toutes les femmes très actives sachent que ce n'est pas si difficile. L'allaitement permet non seulement de gagner du temps mais également d'être très disponible à la fois physiquement et mentalement au travail car lorsqu'on sait que son enfant reçoit le meilleur de nous-mêmes à la crèche, qu'il n'est pas malade, qu'il est bien dans sa peau, c'est plus facile d'être attentif et d'être productif au travail. Je pense que toutes les mamans devraient le faire quelle que soit l'envie qu'elles ont de rester dans le coup au boulot. Au départ, pour moi, ce n'était pas concevable, puis grâce aux réunions sur l'allaitement, j'en ai reçu l'idée. Avec quelques témoignages de femmes ayant allaité tout en travaillant, j'ai réfléchi, pourquoi pas ? Je me suis préparée longtemps à l'avance. J'ai commencé assez tôt une réserve de lait car l'angoisse, c'est toujours de se dire : je ne suis pas là et si mon enfant n'a pas assez, il ne sera pas bien. Lorsque j'ai repris le travail, Sofia allait à la crèche déjà depuis une semaine afin de bénéficier d'une période d'adaptation. Sofia avait 3 mois, j'avais 4 litres de lait en réserve au congélateur. Mais la plus grosse difficulté rencontrée était de donner mon lait d'une autre manière qu'au sein. Sofia ne voulait prendre ni le biberon ni le biberon-cuiller. Elle n'acceptait rien. Alors, j'ai commencé à paniquer. J'ai demandé à ne reprendre le travail qu'à mi-temps, jusqu'à ce qu'elle ait atteint l'âge de 4 mois. Je la mettais à la crèche le matin, entre 9h et 11h. Les 3 jours qui ont précédé ma reprise, j'ai remplacé la tétée de 11-12h par du lait dans le biberon-cuiller. C'était pénible : Sofia râlait beaucoup ! J'essayais de la distraire, de la faire rire en lui donnant le biberon-cuiller. Je ne voulais pas qu'elle risque de faire la confusion sein-tétine. Elle prenait 30-40 ml et se rattrapait pendant les autres tétées, qui étaient encore au nombre de 8 à 3 mois et 10 jours. Les 2 premiers jours (demi-journée) à la crèche, elle n'a pris que 40 ml. Le 3ème jour, elle avait pris 100 ml : c'était parti ! En fait, je paniquais parce que je ne voulais pas que Sofia se trouve dans une situation où elle aurait eu fort faim. Je ne voulais pas qu'elle ressente ce malaise et désirais qu'elle adopte la méthode de nutrition que j'avais décidée pour elle. Sofia a donc pris mon lait en mon absence. A la crèche, Sofia prenait très peu de lait et elle se réservait pour boire plus au sein et ceci, de 3 mois et demi à 5 mois et demi. A partir de cet âge, on a introduit des solides. Elle prenait plus de lait le matin, le soir et la nuit que pendant la journée à la crèche. Avec son père qui s'occupe d'elle à la reprise de la crèche jusqu'à ce que je rentre à la maison vers 19 heures elle recevait également mon lait. Je suis conseiller du Directeur Général de la SNCB, je vis à Liège et travaille à Bruxelles. Le matin, je parts à 6h30-7h et je reviens vers 18h30-19h. J'ai donc 12 heures d'absence. Je la nourris le matin avant de partir, le soir, elle a 2 à 3 tétées avant d'aller dormir et puis une fois la nuit. J'ai tiré du lait sur mon lieu de travail 3 fois par jour, pendant deux mois. Je ramenais à peu près 400 à 450 ml par jour. Grâce à la « valisette » de mon tire-lait, la conservation du lait se fait très bien. Je la range directement dans le frigo en mettant les sachets réfrigérants dans le surgélateur et lorsque je pars au travail, je mets les sachets dans la « valisette ». Ce lait n'est, en principe, pas congelé, il est directement utilisé à la crèche le lendemain. Les jours où je n'ai pas pu tirer du lait à cause des circonstances du travail, je suis allée dans ma réserve. C'est donc intéressant et même rassurant d'avoir une réserve de lait congelé. Le fait de savoir qu'elle avait mon lait à la crèche, cela me rassurait lorsque je partais le matin. Je savais qu'elle recevait le meilleur qui soit au niveau alimentaire et qu'elle gardait au moins ce goût qui venait de moi, qui me rassurait très très fort. Sofia s'est très bien acclimatée à la crèche grâce, je pense, au lait que je lui donne. C'est une enfant épanouie. Depuis l'âge de 6 mois, Sofia prend une tétée vers 5h le matin, puis à la crèche, elle prend de la soupe à 10h, une purée de légumes à 12h, une panade de fruits à 16h. Elle n'a pratiquement plus de lait à la crèche, ce qui me permet de ne plus tirer de lait. Vers 17h30, son père lui donne 80 ml de lait au biberon-cuiller. Et dès que j'arrive ou quand elle est avec moi, elle tète le plus possible. Je conçois bien que l'utilisation du biberon-cuiller et le fait qu'au début, Sofia n'accepte pas de boire mon lait autrement que par le sein soit une contrainte pour les puéricultrices. Ce n'était pas forcément une réticence de leur part car je crois qu'on aime procéder avec ce que l'on connaît, l'inconnu est toujours plus difficile. Mais je leur suis reconnaissante car elles l'ont fait et elles ont réussi. D'autres puéricultrices dans d'autres crèches peuvent en faire autant.

Carole

EXTRAIRE LE LAIT MATERNEL

Il y a deux possibilités pour extraire du lait maternel, soit par massage aréolaire ou à l'aide d'un tire-lait.

Différentes situations :

- Votre bébé est prématuré.
- Votre bébé est hospitalisé ou vous êtes hospitalisée.
- Votre bébé est malade et incapable de téter au sein.
- Vous devez prendre des médicaments incompatibles avec l'allaitement.
- Vous devez être séparée de votre enfant.
- Vous reprenez le travail et désirez poursuivre l'allaitement.
- Vous avez un engorgement.
- Vous souhaitez faire un don de lait
- …

Tirer votre lait demande du temps au départ et de la patience afin d'ajuster vos seins à ce mode d'extraction. Il importe beaucoup de se mettre dans de bonnes conditions pour bien stimuler les seins et déclencher le réflexe d'éjection. Une atmosphère calme et sereine, une position confortable, un endroit où l'on se sent à l'aise, une photo de votre bébé, de la musique douce, un verre d'eau à proximité, … tout cela vous aide à déclencher le réflexe d'éjection du lait.

Massage aréolaire

Si vous exprimez votre lait manuellement ou par massage aréolaire, il vous faut de la patience. Ce qui peut nécessiter un accompagnement par un professionnel de la santé pour les premières fois. L'avantage de cette méthode est qu'elle est gratuite puisqu'elle ne nécessite aucun matériel et qu'on peut extraire son lait n'importe où, n'importe quand. Vous pouvez contrôler la force de la pression exercée sur vos seins puisque c'est vous qui les manipulez. La méthode est douce et ne peut blesser le sein. Toutefois, cette méthode comporte des inconvénients. Vous pouvez vous fatiguer rapidement par le mouvement répétitif de vos doigts. Le risque de contamination du lait est plus élevé, puisque les doigts touchent le lait éjecté. Il est donc déconseillé d'extraire du lait manuellement pour un bébé prématuré par exemple.

Comment procéder ?

Il existe différentes façons d'extraire manuellement le lait maternel. La description ci-dessous est simple. Cependant vous pouvez adapter votre méthode et fignoler votre technique au fur et à mesure que vous l'essayez.

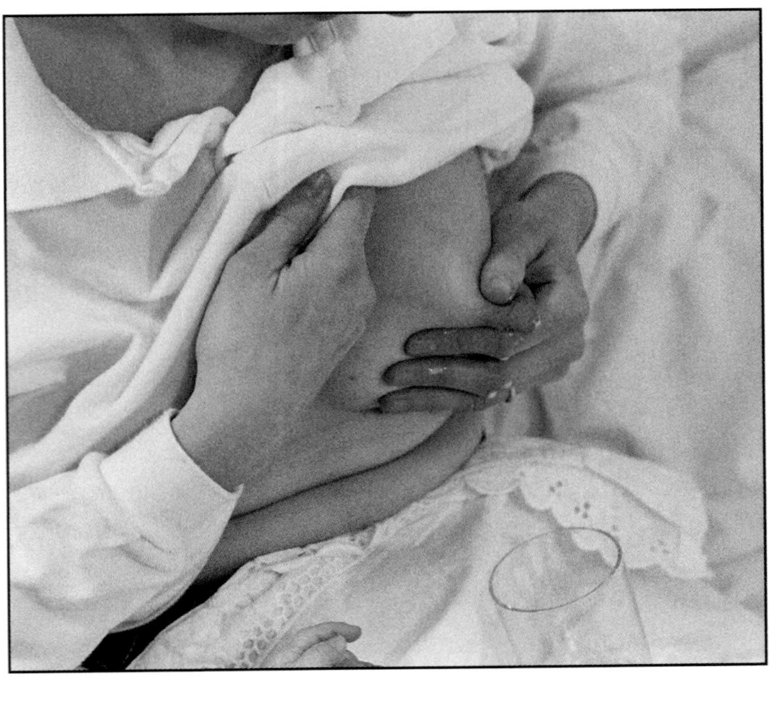

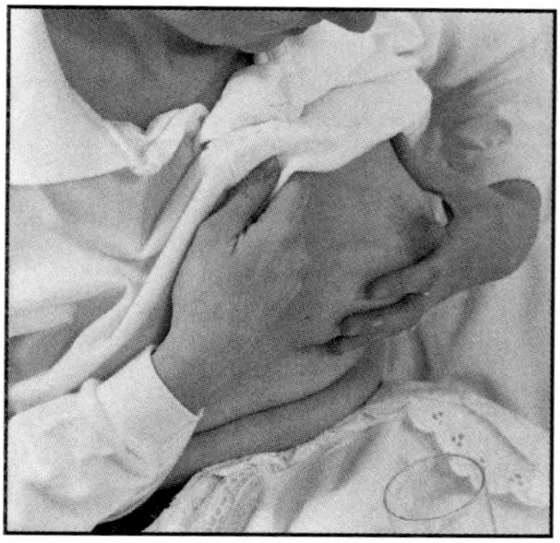 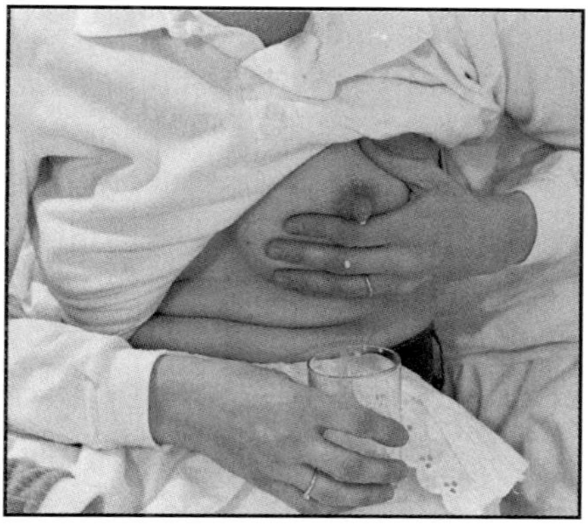

• Avant toute chose, lavez soigneusement vos mains au savon, rincez-les et essuyez-les avec un linge propre.

• Le pouce est placé au-dessus du sein à la hauteur de l'aréole. Les autres doigts sont en dessous du sein. La main forme la lettre C.

• Poussez le pouce vers l'intérieur du sein du début de l'aréole jusqu'au mamelon.

• Le pouce et l'index compriment l'aréole, sans jamais toucher le mamelon et font des mouvements de pression, comme la langue du bébé lors de la tétée.

• Le lait jaillit parfois rapidement, mais parfois, vous devez attendre, le temps que le réflexe d'éjection se fasse.

• Tournez autour du sein afin de bien drainer tous les canaux lactifères.

• Recueillez le lait dans un bol.

Tire-lait

Tirer votre lait à l'aide d'un tire-lait vous demande de faire un choix sur le tire-lait qui vous convient le mieux, en fonction de votre besoin. Si l'usage d'un tire-lait n'est que passager ou occasionnel, le choix de celui-ci sera bien différent que si vous devez tirer du lait pendant un laps de temps plus long. Par exemple, parce que votre bébé est prématuré et qu'il est dans l'incapacité de téter pendant quelques mois.

Différents tire-lait

- Tire-lait avec une poire
- Tire-lait électrique
- Tire-lait manuel
- Tire-lait à piles ou semi-électrique

Tire-lait avec une poire

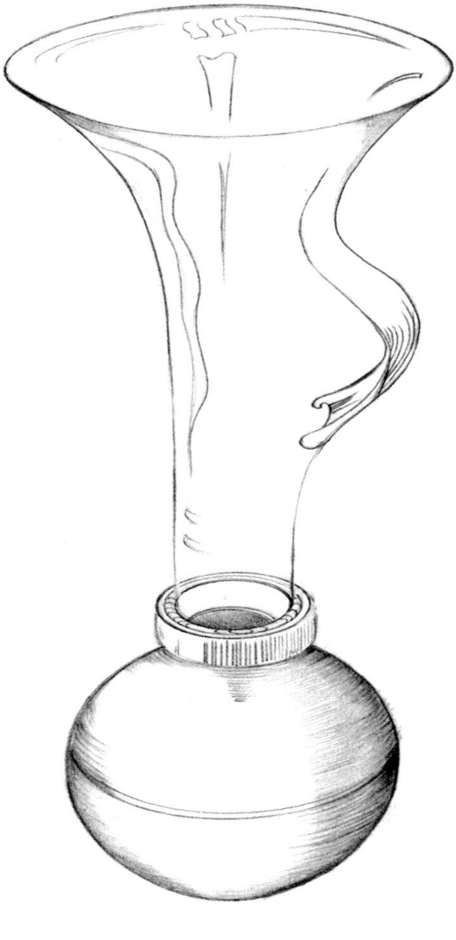

Le tire-lait est composé d'une poire et d'un collecteur. La stimulation du sein est créée par la pression exercée par la poire en caoutchouc. L'embout en verre s'adapte sur le mamelon et l'aréole. Ce genre de tire-lait est bon marché et on le trouve facilement en pharmacie et dans les magasins de puériculture, et également dans les grandes surfaces. La quantité de lait que l'on peut recueillir dans le réservoir est de 20 à 25 ml. Ce modèle n'est pas très efficace et est très difficile à nettoyer. Il n'est pas vraiment apprécié des mères.

Tire-lait électrique

Le tire-lait électrique est composé d'un moteur qui permet d'imiter le rythme de succion le plus proche de celui de votre bébé lorsqu'il tète le sein. En général, ce tire-lait permet une extraction efficace. Il est idéal pour une utilisation en clinique pour des bébés prématurés par exemple. A domicile, il peut être loué car son prix d'achat est très cher. Le set d'allaitement doit être acheté. Celui-ci est personnel à chaque mère ce qui lui garantit une hygiène parfaite.

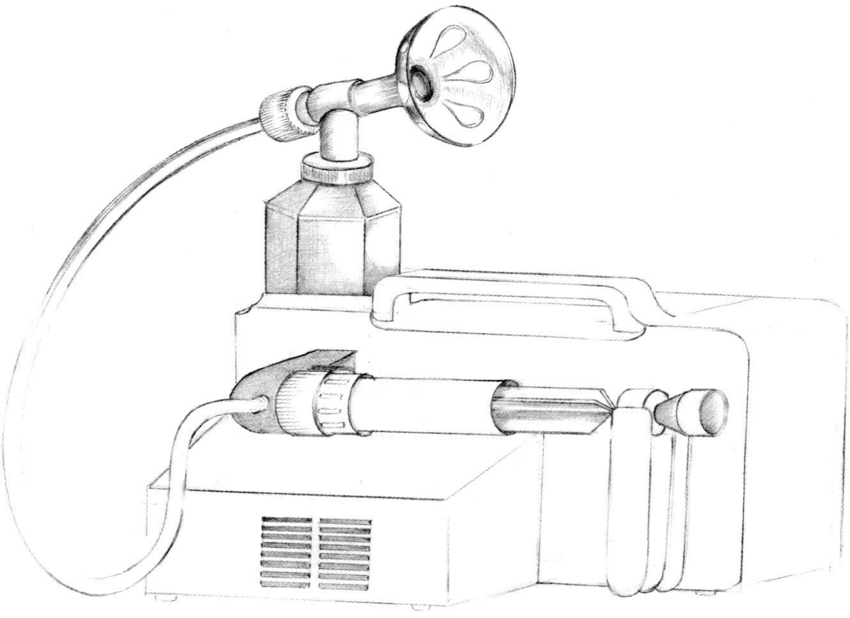

Il existe des sets d'allaitement doubles qui permettent de stimuler simultanément les 2 seins, ce qui favorise l'expression du lait en un temps réduit. C'est un gain de temps pour vous. Vous pouvez louer les tire-lait électriques dans les pharmacies et dans certaines mutualités.

Tire-lait manuel

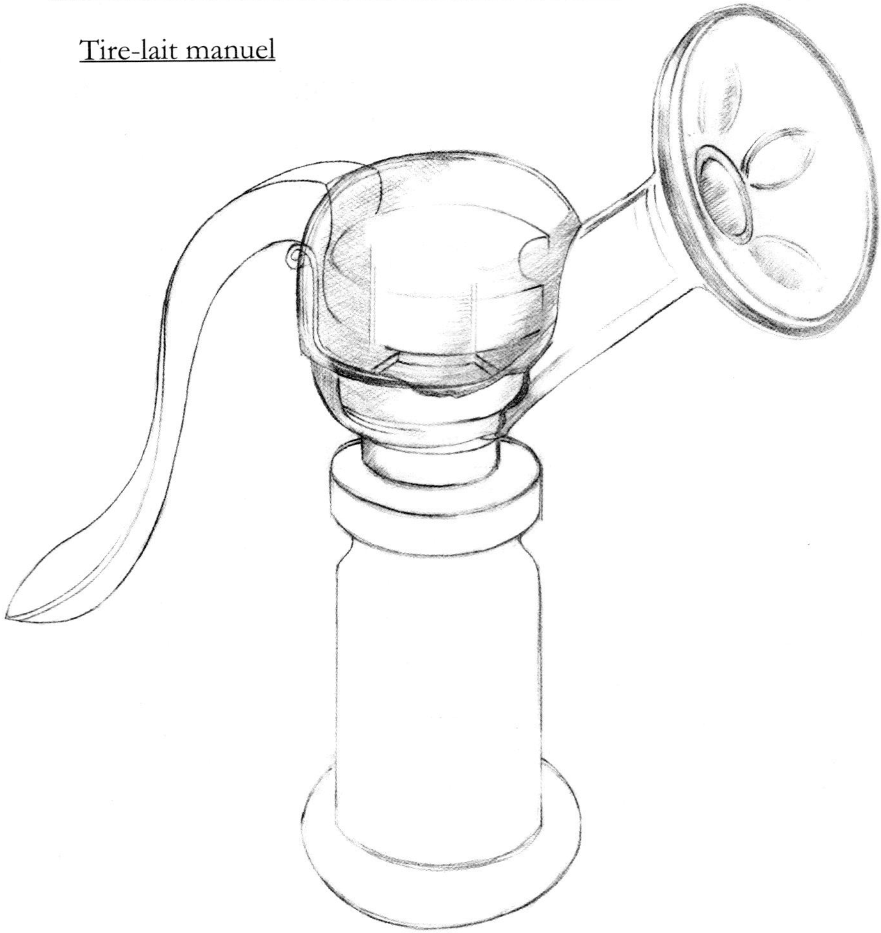

C'est un tire-lait facile à utiliser, qui peut se transporter partout ; il est silencieux et n'est pas trop cher. Vous en trouvez en pharmacie ou dans les magasins de puériculture. Certains modèles peuvent fonctionner à l'aide d'une main, ce qui peut vous permettre de tirer votre lait en même temps que vous allaitiez votre bébé.

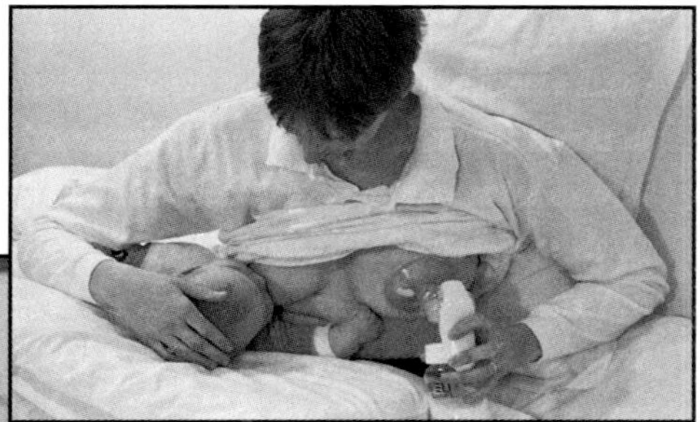

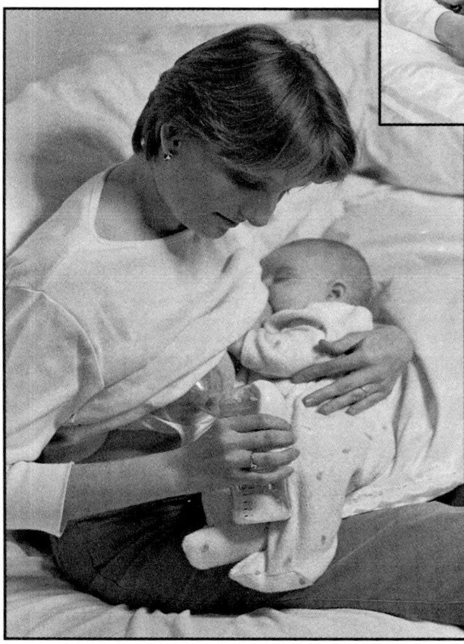

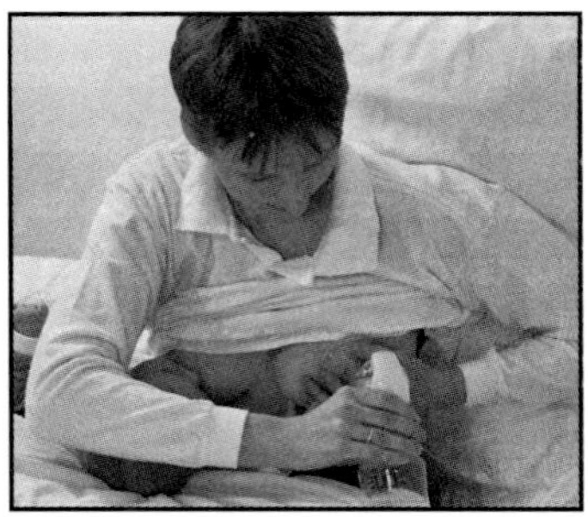

Tire-lait à piles ou semi-électrique

Comme le tire-lait électrique, celui-ci fonctionne automatiquement lorsqu'il est branché sur le secteur. Il vous permet de ne fournir aucun effort, ce qui ne vous fatigue pas la main. L'inconvénient est qu'il est bruyant et parfois, il est douloureux.

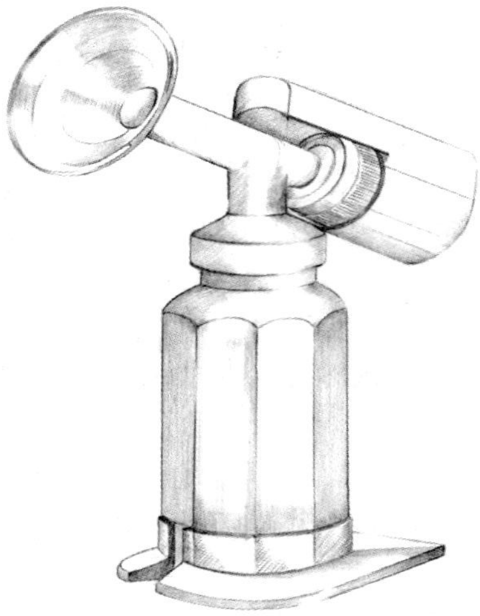

Quelques conseils pour une bonne utilisation des tire-lait

• Référez-vous au mode d'emploi de chaque tire-lait.

• Utilisez un embout doux et bien adapté à vos seins. Préférez les embouts en silicone qui s'appuient et entourent votre sein délicatement sans le blesser. Si un embout vous fait mal, ne l'utilisez plus. Tirer votre lait ne doit pas faire mal.

• Le fait de tirer votre lait à l'aide d'un tire-lait, implique que la stimulation est moins forte que la succion réelle de votre bébé. Ainsi, la durée peut être un peu plus longue qu'une tétée normale.

• Extraire du lait vous demande un certain entraînement tant sur le plan physiologique que sur le plan psychologique. C'est donc tout à fait normal que vous n'obteniez que des quantités de lait minimes lors des premières tentatives d'extractions. Ne vous découragez pas.

Moment idéal pour tirer du lait

Vous devez être rassurée quant au moment où vous tirez du lait, car tous les moments sont bons si on se réfère au processus et au mécanisme de la lactation. Si vous entraînez vos seins en les stimulant de façon régulière à un moment identique chaque jour, ceux-ci produiront du lait en réponse à cette stimulation. Si vous tirez du lait tous les matins, par exemple, vous entraînez vos seins à produire efficacement à ce moment-là. Le processus de la lactation enregistre les périodes de stimulations et s'y prépare. Le moment que vous optez pour tirer du lait doit répondre à vos critères de bien-être, en fonction de votre temps, de votre état émotionnel, des besoins de votre enfant, ...

Le matin semble chez beaucoup de mères une période de la journée idéale pour bien tirer du lait, avant que votre bébé n'ait tété.

Plus les seins sont stimulés, plus la production de lait est abondante. Ceux-ci ont besoin d'un entraînement pour être le plus efficaces possible et répondre aux besoins de votre bébé. Ne stimulez pas plus vos seins que ce dont vous avez besoin, cela peut s'avérer gênant, attention à la surproduction.

Conservation du lait maternel

Pour un bébé né à terme et en bonne santé, pour un usage courant, le lait récolté après avoir été tiré soit manuellement, soit par un tire-lait, doit être versé dans un récipient propre et stérile.

Le lait maternel se conserve :

• A température ambiante, pendant 10 heures (entre 19°C et 22°C) (Barger et Bull, 1987).

• Au frigo (éviter la porte du frigo), pendant 8 jours (de 0° à 4°C) (Pardov et al, 1994).

• Dans le petit congélateur, au-dessus du frigo, il peut être conservé 2 semaines.

• Au congélateur horizontal, 3 à 4 étoiles, maintenu constamment en dessous de -19°C, pendant au moins 6 mois.

Le lait maternel conservé à température ambiante est de meilleure qualité que celui qui est conservé au frigo, qui lui-même est de meilleure qualité que celui conservé au congélateur.

Pour la congélation, il existe des sacs en plastique stériles qui sont prévus à cet effet. Ces petits sachets recueillent le lait directement. Ils sont étanches à l'air et à l'humidité, ce qui garantit la qualité du lait maternel. Vous pouvez directement réchauffer le lait dans le sachet. Vous en trouvez facilement en pharmacie et dans le commerce.

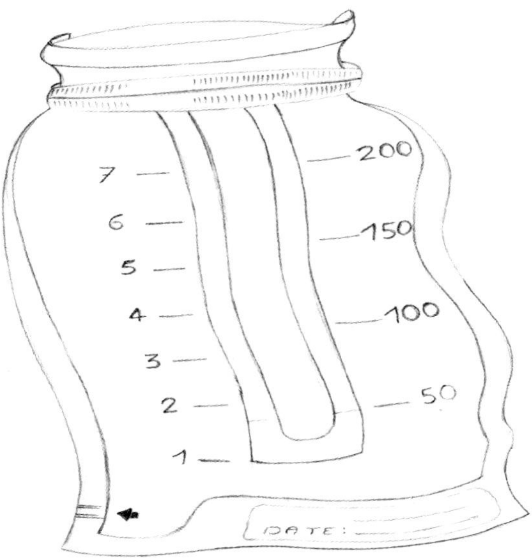

Décongélation du lait maternel

Pour remettre à température le lait pour sa consommation, il suffit de faire couler de l'eau tiède sur le sachet ou le récipient. Ou alors, réchauffez le récipient dans l'eau chaude mais pas bouillante. Évitez les fours à micro-ondes, car ils détruisent une partie des cellules et des éléments anti-infectieux (Quan et al, 1992 ; Sigman et al, 1989).

Évitez de laisser dégeler à température ambiante ou sur une source de chaleur. Ne surgelez jamais un lait qui a été décongelé.

Pour Laura, j'essayais de tirer mon lait à la main et j'avais péniblement quelques gouttes. Or, dans un livre, je voyais une photo d'une maman dont sortait un jet de lait ! J'ai persévéré et quand par hasard, j'ai eu les doigts mouillés de lait, ils ont beaucoup mieux glissé. J'ai pu remplir des biberons. Parfois, il m'arrive de temps en temps avec un tire-lait manuel, de tirer du lait, que je congèle pour avoir à l'occasion plus de liberté.

Kallima

J'avais une certaine dextérité à tirer mon lait à l'aide d'un tire-lait électrique. J'avais énormément de lait pour répondre aux besoins de mes bébés, j'en étais très fière. Plus je tirais, plus j'avais du lait.

Emilia

J'ai découvert avec horreur après quelques jours que mes biberons de lait maternel étaient réchauffés au four à micro-ondes. C'est moi qui ai appris aux puéricultrices que le four à micro-ondes n'était vraiment pas idéal, et j'ai dû prêter à la crèche mon propre chauffe-biberon ! Les puéricultrices ne sont pas correctement informées, ni les crèches convenablement équipées. Comme quoi, l'allaitement a réellement besoin d'être promu en Communauté française !

Michèle

Lorsque j'avais commencé à tirer du lait, il me fallait au moins ½ heure pour tirer 80 ml mais au fur et à mesure que je le faisais, ça allait beaucoup mieux. Je me relaxais au maximum, assise. J'essayais de ne pas trop réfléchir à ce que je faisais et de le faire le plus naturellement possible. Au début, le rapport avec la machine n'était pas évident.

Anne

Une fois pour une raison précise, j'ai voulu tirer mon lait et à ma grande stupéfaction, je n'arrivais à tirer que quelques petits millilitres alors qu'à ce moment-là, j'allaitais à 100 % mon bébé. Alors, je me suis fait la réflexion suivante : « Et dire qu'il y a des mamans qui tirent leur lait pour mesurer si elles en ont assez ». En fait, rien ne saurait remplacer la stimulation produite par la bouche du bébé.

Emmanuelle

Une de mes amies m'avait dit que vers le 2ème mois après la naissance, elle n'avait plus eu une seule goutte de lait durant environ 3 jours. J'ai eu peur et j'ai donc commencé à pomper mon lait afin de congeler quelques centilitres de lait maternel. Ces quelques centilitres sont vite devenus quelques litres. Je tombais dans un cercle vicieux dont j'ai eu difficile à me sortir. Heureusement, au bout de 2 mois, j'ai enfin rendu le tire-lait au pharmacien et mes « montées de lait » s'étaient régularisées.

Martine

J'ai essayé de tirer mon lait mais depuis la naissance de Thomas, je n'y parvenais que lorsqu'il tétait d'un sein et que je tirais de l'autre.

Cindy

Quand Pierre a été opéré, il a d'abord reçu son lait par gavage. Quand son état s'est amélioré, on m'a proposé de le lui donner au biberon. Ils tenaient à vérifier la quantité ingurgitée, il aurait été dangereux pour lui de boire trop (juste après une chirurgie digestive importante). J'avais eu tout le loisir pendant toutes les séances d'extraction auxquelles j'avais eu droit de remarquer que le lait venait en jets puissants pendant un bon moment puis beaucoup plus modérément par la suite. J'ai donc proposé de tirer mon lait avant la tétée. Quand je mettais Pierre au sein et bien que je vienne de tirer du lait pendant environ 20 minutes, je sentais ces petits picotements qui m'annonçaient que le lait « était prêt ». Mon bébé provoquait par sa succion un nouveau réflexe d'éjection.

Patricia

Dès mon retour à la maison et pendant 4 jours, il n'aurait pas fallu me parler de le remettre au sein. Grâce aux biberons à base de lait maternel que je tirais, Sylvain a repris du poids, il a commencé à faire des sourires de bien-être, à avoir de cycles réguliers. J'avais finalement un bébé avec lequel on pouvait avoir une relation. Je ne voulais plus entendre parler d'allaiter mais j'avais et j'ai toujours le désir qu'il reçoive quelque chose de moi, c'est pourquoi tant que c'est possible, je tirerai mon lait pour le lui donner au biberon. J'utilise un tire-lait électrique avec 2 embouts. Au départ, le 1er tire-lait que j'avais emprunté en pharmacie me faisait affreusement mal et en plus je ne réussissais à tirer que 15 ml, ce fut la panique. Non seulement, je n'arrivais pas à nourrir Sylvain, mais en plus, je ne savais pas tirer du lait. Mon mari en catastrophe a réussi à trouver le tire-lait actuel, très doux. Je tire beaucoup plus de lait qu'il ne boit, presque le double et je congèle le surplus.

Monique

Pour ma part, lorsque je tirais du lait après une période d'adaptation, je réussissais à tirer 80 ml de lait. Certaines nuits, je me levais pour tirer du lait car Sofia dormait très longtemps depuis à peu près 6 semaines. Ayant l'habitude de m'éveiller, j'en profitais et puis, je me recouchais. En une semaine et en pleine nuit, j'avais déjà réussi à obtenir une assez grande quantité de lait. Parfois, il m'est également arrivé de tirer du lait lorsque Sofia tétait à l'autre sein, j'avais un bon résultat. Cependant, je n'aimais pas beaucoup car je perdais le plaisir d'allaiter, ce n'était plus qu'un acte technique. J'ai acheté la petite « valisette femme active» contenant un tire-lait, deux petits pots et les sachets de congélation pour la conservation. Cela vaut la peine d'investir dans du bon matériel.

Carole

J'ai tiré du lait partout, dans mon bureau, dans ma voiture sur l'autoroute, en avion, dans les hôtels à l'étranger. Pour conserver le lait, je pouvais avoir accès aux congélateurs des cuisines des hôtels. Dans les avions, la température est toujours assez basse pour que le lait reste congelé dans la « valisette » à cet usage quelle que soit la longueur du trajet. Seul le laps de temps entre l'aéroport et la maison pouvait avoir un impact sur la bonne conservation des sachets. Personnellement, je n'ai jamais eu de problème à ce niveau-là.

Anne

Parfois, lorsque j'essayais de tirer du lait et que rien ne venait, je m'arrêtais un instant et je fermais les yeux en pensant à Robin ou je regardais sa photo. Je respirais très fort et je sentais le lait monter. Je reprenais mon tire-lait et le miracle se produisait. C'était génial de voir tout ce lait qui jaillissait. J'avais l'impression que cette production était infinie.

Isabelle

VIII. SEVRAGE

« Separare » en latin, qui signifie « séparer », sevrer au sens figuré, c'est « priver » ; au sens courant, c'est cesser d'alimenter un enfant en lait pour lui donner une nourriture solide.

QUAND SEVRER MON ENFANT ?

La tendance à introduire des aliments solides de plus en plus tôt est apparue avec l'utilisation de plus en plus fréquente du lait industriel. Dans les années 70, les mères ont cru que c'était meilleur pour la santé de leur bébé de donner le plus tôt possible des aliments. C'est surtout l'industrie alimentaire pour des raisons financières et même parfois certains médecins qui poussaient les mères à agir de la sorte.

Il est important de se rendre compte que plus l'introduction des solides est tardive, mieux les nourrissons se développent et sont en bonne santé grâce au lait maternel. Le remplacer par une alimentation moins nutritive peut engendrer des carences. Le système digestif des bébés est encore immature avant l'âge de 6 mois. Certains solides introduits trop tôt risquent d'être mal absorbés et causer des réactions désagréables et d'augmenter les risques d'allergie (voir : Allergies, page 214). Ils seront mieux assimilés après 6 mois.

A partir de 4, 5, 6 mois, les dents apparaissent, l'enfant suce ses doigts, le besoin de mâcher se fait sentir, il attrape très bien les objets, et s'assied sans problème. Il commence tout doucement à être prêt à recevoir une alimentation moins liquide et plus diversifiée.

Dans les siècles passés, voici ce que l'on disait : « *Qui a bientôt des dents, bientôt perd ses parents* ».

Comment s'y prendre ?

Prenez quelques précautions avant ce changement pour aider votre enfant à bien réagir :

• Une première démarche à avoir est la transmission à votre enfant du plaisir de la nourriture. Le plaisir ou les craintes du parent face à la nourriture ont une influence importante.

• Le moment du repas doit être agréable, ce doit être un moment de fête, un moment privilégié où vous êtes tous à table. Un moment que vous appréciez et que vous vous réjouissez de vivre. Pour votre enfant, s'asseoir à la table des grands et ainsi participer à l'activité familiale est un privilège. Le sevrage doit être un temps de fête : « *L'enfant grandit et fut sevré et Abraham fit un grand festin le jour où l'on sevra Isaac* »

(Genèse 21.8).

• Emmenez votre enfant faire les courses. Montrez-lui les légumes, les fruits. Apprenez-lui les noms des aliments. Admirez les formes, les couleurs. Humez les odeurs. Laissez-le toucher les aliments que vous achetez.

• Nommez-lui les aliments qu'il va manger, laissez-le toucher et manger avec les doigts. Même s'il ne mange pas grand-chose, présentez-lui son met dans son assiette ou sur la tablette de la chaise. Cela lui permet de s'adapter petit à petit à cette nouveauté.

• Votre enfant connaît ce dont il a besoin, ce qui lui convient ou non. Il ressent la faim, il ressent la satiété. Ne le forcez pas à manger ou ne l'obligez pas de finir ce qu'il a commencé, même s'il a mangé très peu de choses et que vous estimez que ce n'est pas assez pour lui.

• Pour son premier repas, par exemple, sa première cuiller de soupe, l'important est que vous preniez le temps de vous mettre à l'aise et de profiter au maximum de cet instant.

• Proposez-lui un aliment à la fois pendant 2, 3, 4 jours pour vous permettre de vérifier son assimilation. Vous pouvez contrôler si les selles sont normales, si votre enfant présente un érythème fessier, s'il fait des gaz, s'il se contorsionne, s'il fait une éruption de boutons, s'il digère bien... Ainsi, vous identifiez l'aliment qui peut être perturbateur, celui qui cause une allergie éventuelle chez votre enfant, et donc vous pouvez l'éliminer temporairement.

Choisir le bon moment

Le meilleur moment est celui que vous choisissez avec l'avis de votre mari ou conjoint et non celui choisi par votre entourage qui vous pousse éventuellement à arrêter l'allaitement. Si vous désirez allaiter au-delà de 12 mois, vous pouvez le faire, sachez que l'OMS préconise un allaitement exclusif pendant 6 mois environ et la poursuite de l'allaitement jusqu'au moins 24 mois. D'après Borresen, 1995, les bébés allaités exclusivement jusqu'à l'âge de 8 ou 9 mois se développent harmonieusement.

Un sevrage réussi est un sevrage où vous et votre enfant êtes satisfaits de l'évolution et de la nouvelle situation.

Le sevrage devrait être un temps de dialogue et de plaisir. Médicalement, pour votre bébé, il n'y a pas d'indication de le sevrer. L'idéal, c'est d'attendre le moment où votre enfant réclame de lui-même autre chose à manger. Vers 6 mois, il attrape tout ce qu'il trouve à sa portée et le met en bouche. Il peut commencer à sucer des petits morceaux de pain, de fruits, ... Si votre bébé de 6 mois demande à téter plus souvent, c'est certainement parce que son appétit augmente. Peut-être est-il prêt à manger des aliments solides.

Cependant, même si vous lui présentez des aliments variés, le lait maternel peut toujours lui fournir une bonne partie de son alimentation. Le lait maternel peut rester d'ailleurs l'aliment principal au départ.

Prévoyez du temps pour introduire des aliments solides. La transition en est plus douce. Car, si vous devez reprendre le travail prochainement et que votre bébé refuse son nouveau mode d'alimentation, vous pouvez vous stresser ou vous angoisser. Si vous vous y prenez assez tôt, avant la reprise de vos activités professionnelles, vous n'aurez pas besoin de forcer votre bébé à manger des solides.

Il vaut mieux que vous évitiez de commencer à sevrer en période de stress, de fatigue, de changement tel que déménagement, troubles familiaux, … ou de maladie.

Chaque situation est unique, chaque sevrage l'est aussi. Vous reprenez le travail après 3 mois de congé de maternité et vous désirez continuer l'allaitement. Vous ne désirez pas continuer l'allaitement. Vous ne travaillez pas et vous allaitez votre enfant mais vous désirez simplement qu'il commence à manger des solides. Vous laissez faire la nature et vous permettez à votre enfant de suivre son rythme, … A chaque situation, vous êtes une mère unique et votre bébé est unique aussi.

Sevrage précoce ou liquide

Avant 6 mois, si vous sevrez votre bébé parce que vous désirez arrêter d'allaiter, vous devez lui proposer un lait industriel de premier âge. Si votre famille a des tendances allergiques, il est logique de conseiller des laits hypoallergéniques (d'une efficacité discutable) qui diminuent le risque de sensibilisation, mais qui ne l'annulent pas totalement. Celui-ci peut être donné dans un but de prévention.

Un lait industriel très cher n'est pas forcément le meilleur. Il arrive qu'une industrie de lait artificiel teste un nouveau produit mis sur le marché au prix le plus élevé. Ces produits doivent faire leurs preuves. Si vous le choisissez, vous risquez simplement de faire participer votre enfant à cette expérience. Choisissez une marque qui convient à votre budget.

Lorsque vous passez du sein au biberon, vous aurez peut-être des difficultés pour faire accepter à votre bébé le biberon qu'il ne connaît pas. Au départ, il est plus facile que ce soit une autre personne que vous qui lui donne le biberon. Vous lui expliquez au préalable le pourquoi de ce changement (reprise du travail, envie d'arrêter d'allaiter pour être plus indépendante, ...).

Offrez à votre bébé un moment important de tendresse, de corps à corps, de câlins, en remplacement de la tétée.

Sevrage tardif ou solide

A partir de l'âge de 6 mois, vous pouvez tout doucement introduire des aliments mous. Il n'est pas nécessaire de vous précipiter sur tous les aliments, introduisez-les un à la fois pendant quelques jours afin de tester leur assimilation et la réaction de votre bébé. A cet âge, son alimentation reste encore fort liquide. Elle peut prendre la forme semi-liquide. Vous mixez ou moulinez les aliments ou vous les réduisez en bouillie. Votre bébé les avalera facilement. Il ne fait pas trop d'efforts et ne s'étrangle pas. Jusqu'à 12 mois, les aliments peuvent être hachés ou écrasés à la fourchette et après un an, il peut manger facilement des aliments coupés en morceaux.

Boissons

Tant qu'il est exclusivement allaité, votre bébé n'a pas besoin de recevoir d'eau, celle-ci est contenue dans le lait maternel, même en période de grande chaleur (Brown et al, 1986 ; Goldberg et Adams, 1983). Toujours à partir de 6 mois, vous pouvez introduire de l'eau qui deviendra la boisson de base après le lait. Vous n'avez pas vraiment besoin d'introduire des boissons sucrées car elles favorisent les caries.

Quelques conseils

• Attendez de préférence 6 mois (période de la vie du nourrisson où l'élaboration du système digestif arrive à une plus grande maturité physiologique et immunitaire) avant l'introduction des solides. Vous diminuez ainsi les risques d'allergies.

• Évitez les produits laitiers, les œufs, les arachides, les fruits rouges et les légumes rouges, le fromage fondu (car il contient du lysozyme : protéine allergisante du blanc d'œuf utilisée comme additif) avant l'âge d'un an pour les allergies (pour plus de détails, voir : Allergies, page 214).

• N'introduisez pas les charcuteries et les fritures avant l'âge de 2 ans.

• Les petits pots pour bébés, vendus sur le marché, peuvent éventuellement servir pour un déplacement ou lorsque vous n'avez pas le temps de cuisiner. Cependant, en faire un aliment unique n'est pas très indiqué, car les légumes et les fruits ne sont pas frais. De plus, un petit pot coûte très cher par rapport aux différents aliments qui entrent dans sa composition. En général, ces préparations comprennent divers aliments mélangés, et si votre enfant présente des symptômes allergiques, vous aurez du mal à trouver l'allergène potentiel.

• Ne rajoutez pas du sucre pour les fruits réduits en compote, votre enfant apprécie très bien le goût unique du fruit. Ceux-ci contiennent déjà du sucre.

• Évitez de mélanger des biscuits avec des fruits, comme la panade que nos mères nous faisaient, car le mélange des deux fermente dans l'estomac et votre enfant peut ressentir des ballonnements et produire des gaz excessifs.

• Vous pouvez présenter à votre enfant les aliments cuisinés pour tous. Vous n'accumulez pas une casserole pour l'un, une casserole pour les autres. Facilitez-vous la tâche.

• Présentez à votre enfant les aliments sous leur forme la

plus naturelle possible. Il apprend ainsi à reconnaître les différents aliments.

• Vous pouvez congeler des petites quantités d'aliments pour les jours où vous n'avez pas le temps de les préparer.

Ce n'est pas parce que le sevrage a commencé qu'il est interdit de donner de temps en temps une tétée si votre bébé le souhaite et que vous en avez envie. A titre indicatif, avant l'âge d'un an, offrez le sein avant le « repas » solide. Si l'allaitement est toujours en cours après l'âge d'un an, proposez le sein à votre enfant après le repas. Le lait est considéré dans ce cas comme un dessert.

Vers 6 mois, sont apparues les deux premières dents. C'est aussi le moment où Aurore a réclamé à manger. Les solides introduits étaient assez réduits par rapport à l'allaitement mais les selles sont devenues assez dures avec des saignements au moment de la défécation. A cet instant, j'ai téléphoné à une animatrice de La Leche League qui m'a conseillé d'allaiter juste avant le repas et de lui donner le repas un peu comme un dessert. En suivant cet enseignement, les selles sont redevenues moins dures, mais pas de la consistance normale pour un bébé allaité. Puis, elles ont recommencé à prendre une coloration verte. Et là, j'en ai parlé, à une spécialiste de l'allaitement, et en appliquant les conseils, c'est-à-dire proposer les deux seins à chaque tétée afin que la petite puisse profiter au maximum du lait gras de fin de tétée, les selles sont redevenues plus brun jaune et de consistance mi-molle, mi-solide (enfin ce sont des selles de bébé !). Toutefois, de temps en temps, elles sont encore vertes, surtout extérieurement. Et je pense que cela peut provenir de la spiruline que nous mangeons en grande quantité dans la famille. (La spiruline est une micro algue d'eau douce très riche en calcium et en fer. Elle se présente sous la forme d'une poudre verte que nous saupoudrons sur nos plats au moment de les consommer).

Martine

A 6 mois, Thomas a commencé avec les solides, la fameuse banane que je lui donnais « traditionnellement » à la cuiller. Nous avons donc remplacé (je souligne car j'ai compris depuis que ce n'est pas toujours faisable, du point de vue du bébé, ni le meilleur moyen pour vivre un allaitement « naturel », à long terme) les tétées par un repas de légumes à midi, de fruits à 16 heures ; puis, Thomas avait 8 ou 9 mois, j'ai eu l'opportunité d'un « job intérimaire ». Le matin, je confiais mon bébé à mes parents lesquels, malgré mon opposition formelle, s'empressaient de lui donner un grand biberon de lait le matin et un peu avant que je vienne le rechercher. Ce qui ne l'empêchait pas de téter joyeusement au réveil, lors de nos retrouvailles et au coucher. Mais ces fichus biberons ont dû freiner pas mal son appétit et ma production de lait. Quoi qu'il en soit, vers 10 mois, mon petit bonhomme ne tétait plus qu'une fois par jour. Thomas avait été allaité pendant 11 mois. Je trouvais que ce n'était pas mal. Le sevrage définitif s'est fait tout simplement, en oubliant une tétée, puis une autre. Un beau (?) jour, je me suis réveillée en me disant que ça faisait une semaine que Thomas n'avait plus tété. Francis, lui, était fort exigeant. Il n'était pas question de parler de sevrage. « Pourtant, Chère Madame, il faudrait bien qu'il passe aux solides ! » (le pédiatre). J'ai traîné jusqu'à 6 mois. Puis, j'ai essayé. Fruits : non-merci. Légumes : berk ! Viande : mais qu'est-ce que tu me mets dans la bouche ? Céréales : un ange passe. Jus (pressés sous tous les modes d'absorption possibles et imaginables) : tu n'en as pas marre, dis ? Bref, c'était l'épreuve de force. Et à l'époque, je n'avais pas encore suffisamment confiance en mon bébé et mon maternage pour oser le laisser faire à son gré ! Francis a finalement consenti, bon gré, mal gré à passer aux solides. Je crois qu'en fait, ce n'est que vers l'âge de 9 mois-1 an qu'il a commencé à s'intéresser réellement au contenu des assiettes. Encore ne faisait-il que picorer au grand drame de son père qui grognait : « Il ne mange rien, cet enfant-là ! ».

Nancy

Un soir, alors que Catherine était complètement sevrée depuis plus d'un mois, je lui ai proposé le sein, juste pour le plaisir, sans trop y croire. Le lait est remonté, elle a bu, lentement, comme pour faire durer le plaisir. Quelle joie ! J'étais rassurée. Elle n'avait pas oublié. Lorsque mon mari est entré dans la pièce, j'étais un peu embarrassée. Il a souri, il n'en revenait pas, il trouvait ça génial. A partir de ce moment-là, j'ai réellement accepté l'idée de la sevrer, en me disant que tous les bons moments de l'allaitement étaient « gravés » en elle pour toujours.

Anonyme

Aux alentours de 5 mois et demi, j'ai introduit le repas. Pauline l'a accepté sans aucune difficulté mais je rendais un petit complément au sein, comme dessert ! Ensuite, la panade vers 6 mois.

Nathalie

Lorsque j'ai pris la décision de sevrer Tristan contre mon gré pour respecter le souhait de mon mari, il me semblait juste qu'il ait sa part de participation au sevrage. Le père peut avec douceur séparer la mère de son enfant. Il me fallait donc une opportunité pour permettre à Tristan de faire grandir leur relation. J'ai donc pris des cours du soir de dessin. J'avais bien pris le temps d'expliquer à Tristan que j'étais déterminée et confiante. Son papa s'en est bien occupé, il le mettait au lit et il avait une bonne tétée quand il me retrouvait le matin. Pour éviter des drames d'endormissement, je ne lui faisais pas faire de sieste pour qu'il soit bien fatigué et pour que son père trouve plus facile de l'endormir. J'essayais d'éviter toute situation négative car mon mari se disait être « mauvais père ». Un échec aurait été dur pour lui. Pendant un mois, 2 fois par semaine, ça s'est passé ainsi. Puis, un soir, juste avant de partir pour mon cours, ma mère qui était venue passer la journée, nous proposa de prendre Tristan pour la nuit. J'étais prise au dépourvu, le « pourquoi pas ? » de la bouche de mon mari me laissait perplexe. J'avais l'impression que je ne pouvais décider. Heureusement, tout s'est bien passé. Petit à petit, Tristan réclamait moins de tétées. J'ai profité du fait qu'il n'avait plus eu le sein depuis 3 jours pour le sevrer complètement. Il s'endormait seul sans le sein et les tétées du matin avaient été progressivement arrêtées. Finalement, j'ai arrêté l'allaitement car je sentais qu'il le fallait. J'avais besoin de retrouver mon mari. Nous avons enfin réussi à sevrer Tristan, j'en ai parfois la nostalgie mais il était nécessaire pour moi de penser à autre chose, de grandir en quelque sorte. Cependant, ce n'est pas facile car le petit ne s'endort pas sans moi ou son père et se réveille souvent la nuit. Parfois, c'est difficile car s'il voit mes seins, il me les réclame. Je sais que si je craque, il en voudra encore et encore et il faudra recommencer.

Muriel

Je me mettais toujours des échéances, j'allaiterai 3 mois, je continuerais bien jusqu'à 5-6 mois et ainsi de suite. Le temps passe et je sens que je ne suis toujours pas prête à arrêter, mon bébé non plus. Lorsqu'on est à la maison, je lui prépare son repas, la plupart du temps, elle pleure, elle n'en veut pas. Ce qu'elle désire, c'est le sein, alors je jette tout et je la mets volontiers au sein.

Sandrine

Pour l'introduction des solides, je préfère donner à ma fille des aliments lorsqu'elle en a envie. Je me plais à la regarder découvrir la nourriture avec goût et envie. Je ne veux pas la contraindre à manger si elle ne le désire pas. Elle a toute la vie devant elle pour manger des solides, on n'est pas à 15 jours près ! Elle se met à table avec nous, dans sa chaise et par imitation, elle a envie de faire comme nous.

Marthe

Vers 5 mois, Pierre a goûté des fruits, des légumes, tout doucement, il s'est mis à manger comme un grand. Il n'a pas longtemps accepté de recevoir sa nourriture écrasée. Vers 8 mois, il mangeait des petits morceaux et refusait les purées. Il voulait manger la même chose que nous. Je ne sais toujours pas comment il faisait, il n'avait pas une seule dent. A son tour, vers 5 mois, William s'est mis à essayer d'attraper la nourriture dans mon assiette, le temps des panades était venu. Il en mangeait de grosses quantités, ça lui plaisait, il faisait plaisir à voir. Il continuait à faire de petites tétées rapprochées tout au long de la journée et de la nuit aussi. Il a progressivement mangé les mêmes repas que toute la famille, beaucoup plus tôt que son frère, pour qui j'avais longtemps préparé des menus séparés. C'était tellement plus simple d'adapter le repas familial. A un an, il a appris à se servir d'une paille, il était très fier de faire comme Pierre. Après, il a bu directement au verre. Nous n'avons essayé les tasses à bec que bien plus tard. Le but était de limiter le nombre journalier de verres renversés. Mais, la tasse renversée laissait aussi s'échapper son contenu. Nous avons finalement trouvé une tasse « anti-goutte », quel soulagement ! Lucas, lui, a commencé à manger des fruits, puis de la purée de légumes vers 6 mois et demi. Il mange « presque » la même chose que moi, régime sans lait à cause de son eczéma oblige, nous n'avons pas toujours le même menu que le reste de la famille. Maintenant qu'il sait l'exprimer, il ne trouve pas cela marrant du tout.

Patricia

Lorsque Danaë a été sevrée, étant donné que nous avons procédé de façon progressive, il me semble qu'elle n'en ait pas été affectée. Par contre, pour Nadia, ce fut plus dur d'accepter de terminer cette aventure malgré que ce soit son choix. Ma fille a été allaitée 15 mois. De comme par un commun accord, Danaë n'a plus demandé le sein.

Edmond

Je pensais que lorsque s'arrêterait l'allaitement, nous serions prêts tous les 2. Ce ne fut pas le cas car à 5 mois, Thomas ne voulait plus le sein. Pourquoi ce sevrage si précoce ? J'ai d'abord cru qu'il faisait la grève de la tétée. J'ai donc insisté pendant 2 semaines en ayant donné des biberons de lait industriel pour le nourrir, pour qu'il ne manque de rien. Il ne réclamait pas le sein, il était maussade et il pleurait tous les soirs, il était inconsolable. Je le forçais à prendre le sein mais il refusait. En le forçant, peut-être se remémorait-il les durs moments d'après naissance ? A la naissance, Thomas était un peu somnolent. J'aurais dû lui faire confiance et attendre qu'il réclame le sein au lieu de le forcer. Les accoucheuses l'obligeaient à prendre le sein, elles le poussaient vers moi en empoignant sa tête. Je trouvais cet acte assez violent mais je pensais que c'était la bonne méthode et qu'on devait absolument lui donner le sein. Pourtant, Thomas était serein, il ne pleurait pas, il était né à terme, en bonne santé avec un poids tout à fait normal. Je pense que Thomas a subi un traumatisme qu'il n'a pas oublié. Toujours maintenant, alors qu'il a 9 mois, si je touche son menton, il recule de frayeur. J'étais perdue et inquiète. Pourtant, une chose était sûre, j'avais du lait. Mais je ne comprenais pas. Jusqu'à 7 mois, j'ai essayé tous les jours de le mettre au sein mais il n'en voulait vraiment plus. Mon erreur fut de ne pas patienter et de ne pas avoir eu confiance en Thomas, de mieux analyser la situation, pourquoi cette grève de la tétée ? Aujourd'hui, je peux comprendre car vers 8 mois, Thomas, alors qu'il n'était plus au sein, ne voulait pas boire de lait au biberon car il faisait une poussée dentaire et souffrait. A mon avis, sa première grève de la tétée était certainement due à une poussée dentaire et non à un refus du sein catégorique. D'ailleurs, comment est-ce qu'à 5 mois, un bébé pourrait-il décider de ne plus se nourrir au sein s'il n'a pas eu d'autre alternative pour se nourrir ? En lui donnant un biberon de lait, puis un autre et encore un autre, il avait son alternative et pouvait faire son choix. Mais là n'est pas la seule raison, lorsque Thomas avait 4 mois, j'ai appris que je devais être hospitalisée et subir une anesthésie totale. Je me suis littéralement inquiétée de savoir ce qu'adviendrait de Thomas et de l'allaitement durant mon absence. Je pensais que je devais sevrer mon enfant pour qu'il ne subisse pas cette séparation et depuis cet instant, chaque fois que je prenais mon bébé pour l'allaiter, je n'étais plus sereine, je pensais que je lui rendais un mauvais service en continuant l'allaitement, qu'il valait mieux arrêter et le sevrer tout doucement. J'imagine avoir inconsciemment fait passer un message à mon enfant, lui dictant le comportement que j'aurais aimé qu'il fasse sans que j'intervienne, c'est à dire s'arrêter de lui-même à réclamer le sein. Finalement, je n'ai pas encore, à l'heure actuelle, pris la décision de me faire opérer.

Cindy

A 5 mois et demi, on a introduit les solides car j'avais l'impression qu'elle en avait vraiment envie. Elle nous regardait d'une façon si expressive. Elle a goûté et avalé sa première cuiller sans problème. J'étais toute contente que ça se passe bien. Sofia a aimé tout de suite les solides tout en continuant l'allaitement. Elle aimait tellement manger que j'avais au début l'inquiétude qu'elle ne veuille plus de mon lait. Mais il n'en était rien.

Carole

J'aurais tellement aimé que le sevrage soit progressif, naturel, mais là, passer de l'allaitement exclusif au sevrage total radicalement à cause de la maladie fut une épreuve terrible. J'ai eu un engorgement bien sûr que j'ai soigné en tirant mon lait mais pas trop et de moins en moins pour ne pas stimuler mes seins et que ma production de lait se tarisse spontanément. Le plus dur fut de jeter mon lait. Pour moi, ce fut terrible, mais pour Adrien aussi, car lorsque je le prenais dans les bras, il cherchait à téter, il refusait le biberon lorsque c'était moi qui le lui donnais. Par contre, avec Zoé, mon 4ème bébé, tout coulait de source. Ce fut un allaitement relax et naturel. A partir de 6 mois, Zoé est allée en crèche. Je l'allaitais le matin et le soir et elle recevait le déjeuner, la soupe au dîner et un goûter à la crèche. J'ai gardé la tétée du matin et du soir jusqu'à 12 mois, moment où elle ne cherchait plus du tout le sein, elle se nourrissait suffisamment avec tout le reste. Ce fut un sevrage naturel, tel que je l'avais toujours imaginé. Ce qui était bien, c'est qu'elle n'a pas eu de lait en poudre, ni biberon, elle a bu directement au verre.

Françoise

IX. LEXIQUE

Fente labiale : *malformation congénitale, absence de continuité plus ou moins complète des tissus de la lèvre supérieure (Herzog-Isler et Honigmann, 1996).*

Fente palatine : *malformation congénitale, absence de continuité au niveau du palais (Herzog-Isler et Honigmann, 1996).*

O.M.S. : *Organisation Mondiale de la Santé*

O.N.E. : *Office de la Naissance et de l'Enfance*

Ocytocine : *hormone sécrétée par l'hypothalamus favorisant les contractions de l'utérus et les canaux lactifères pour expulser le lait. Il produit le réflexe d'éjection.*

Œstrogène : *hormone sécrétée par l'ovaire qui forme et maintient le fonctionnement des organes génitaux et des seins de la femme (Larousse 2000).*

Progestérone : *hormone sécrétée par le corps jaune de l'ovaire pendant la 2ème partie du cycle menstruel et préparant l'utérus à une éventuelle grossesse (Larousse 2000).*

Prolactine : *hormone de l'antéhypophyse qui a notamment pour rôle de favoriser la lactation après l'accouchement.*

Sténose du pylore : *rétrécissement des parois du tube reliant l'estomac aux intestins.*

U.N.I.C.E.F. : *United Nations International Children Emergency Fund (Fonds d'Urgence des Nations Unies pour l'Enfance)*

X. BIBLIOGRAPHIE

Livres

Besson PG, Werthmann K. L'enfant allergique, deux causes méconnues : le lait et les œufs. Grand-lancy : Éditions Jouvence, 1998

Billot R. Les jumeaux, de la conception à l'adolescence. Paris : Éditions Balland, 1997

Brazelton TB. Points forts, les moments essentiels du développement de votre enfant. Mesnil-sur-l'Estrée : Éditions Stock, 1993

Bumgarner N. Le bambin et l'allaitement. Saint-Hubert, Québec : Editions La Leche League International, 1982

Challamel MJ, Thirion M. Mon enfant dort mal. Paris : Éditions Retz-Presses-Pocket, 1993

Clarck C. Le livre de l'allaitement maternel. Québec : Éditions Guy Saint-Jean, 1989

Comité pour la promotion de l'allaitement maternel de l'hôpital Sainte-Justine. L'allaitement maternel. Québec : Éditions Hôpital Sainte-Justine, 1999

Didierjean-Jouveau C. La voie Lactée, l'allaitement maternel. Saint-Etienne : Éditions Jouvence, 1999

Faÿ-Sallois. Les nourrices à Paris au XIX Siècle. Paris : Éditions Payot et Rivages, 1997

Ferragu C. Lorsque l'enfant tète, relation de proximité et autonomie, une image de la petite enfance. [Mémoire de maîtrise de sciences de l'éducation]. Université de Rennes, 1993

Fontanel B, d'Harcourt C. Bébés du monde. Paris : Editions de La Martinière, 1998

Gotsch G. L'allaitement tout simplement. Québec : La Leche League International, 1997

Infor-Allaitement. Guide de l'allaitement, 2000

Kerkhoff-Gromada K. Jumeaux : Allaitement et maternage. Québec : Éditions La Leche League International, 1992

La Leche League France. Cahier de l'allaitement N°1, en maternité. 1997

La Leche League France. Cahier de l'allaitement, N°2, à la maison. 1997

La Leche League France. Cahier de l'allaitement, N°3, en néonatalogie. 1998

Lawrence RA, Lawrence RM. Breastfeeding, a guide for the medical profession. Saint-Louis : Editions Mosby, 1999

Le Berre N, Queinnec H. Soyons moins lait. Mens : Edition Terre vivante, 2000

Leboyer F. Pour une naissance sans violence. Édition Le Seuil, 1980

Leduc H. Pourquoi soigner votre enfant par homéopathie ? Bruxelles : Éditions Didier Hatier, 1991

Linder MD, .Maupas C. L'allaitement de mon enfant. Maxéville : Éditions Parents Hachette, 2000

Loupan CB. Croire en son enfant. Éditions Robert Laffont, 1987

Mohrbacher N, Stock J. Traité de l'allaitement maternel. Québec : Éditions La Leche League International, 1999

Naouri A. L'enfant bien portant de 0 à 2 ans. Paris : Édition Le Seuil, 1993

OMS. Quantité et Qualité du lait maternel. Rapport sur une étude collective de l'OMS consacrée à l'allaitement au sein. Genève, 1987

OMS, sous la direction de Akre J. L'alimentation infantile, bases physiologiques. Supplément au volume 67, 1989 du Bulletin de l'OMS, Genève, 1996

OMS UNICEF. Le conseil en allaitement. Cours de formation, 1993

Papiernik E, Zazzo R, Pons JC, Robin M. Jumeaux, triplés et plus… Paris : Éditions Nathan, 1995

Passebecq A. Votre santé par la diététique et l'alimentation saine. Guide pratique d'application immédiate. Éditions Dangles, 1976

Poland J, Maxwell Malmstrom P. Jumeaux, mode d'emploi. Marabout, 2000

Royal College of midwives. Pour un allaitement réussi, physiologie de la lactation et soutien aux mères. Paris : Édition Masson, 1998

Sears W. Être parent le jour… et la nuit aussi, comment aider votre enfant à dormir ? Éditions : La Leche League International, 1992

Thirion M. L'allaitement. Paris : Éditions Albin Michel, 1999

Thirion M. Les compétences du nouveau-né. Paris : Éditions Albin Michel, 1994

Walter P. Guide de l'allaitement et du sevrage. Paris : Éditions Syros, 1995

Vidéos

Bayot I, Van Der Horstadt J. L'allaitement, le temps d'y penser. Production : La goûte de lait, Liège, PAS durée 21'30», 1995

Minot C et Minot P. Tirer le lait. Production : Médialactée, France, durée 15', 1996

Conférences et formations

Courdent M. Faible prise de poids. Congrès La Leche League Belgique, Bruxelles, mai 1998

Coussement C. Les prématurés. Formation, Bruxelles, mai 2002

Coussement C. Les rythmes du nouveau-né. Formation d'approfondissement, Bruxelles, mai 1998

Guy M. L'allaitement est-il un élément important dans la cohésion familiale ? Le couple, l'enfant, le sein. Congrès Hôtel Dieu, avril 1993.

La Leche League Belgique. Les problèmes de mamelons. Séminaire, avril 2002

Steiger C. Allaitement des prématurés. Congrès La Leche League Belgique, Bruxelles, mai 1998

Brochures

Allaitement maternel, guide à l'usage des professionnels de la santé. Centre d'Éducation du patient, 2002

Association Pharmaceutique Belge. L'alimentation du nourrisson. Journal de pharmacie de Belgique, N°4, 1999

Herzog-Isler C, Honigmann K. Laissez-nous prendre le temps, comment allaiter au sein les enfants présentant une fente labiale et palatine. Medela AG Édition spéciale 1996

Infor-Allaitement. Allaiter, oui mais ai-je assez de lait ? Bruxelles, 1995

Infor-Allaitement. Comment tirer votre lait et le conserver ? Bruxelles, 1999

Infor-Allaitement. J'attends des jumeaux, j'ai envie de les allaiter. Bruxelles, 2002

Infor-Allaitement. Prévenir et guérir les douleurs aux mamelons. Bruxelles, 1997

La Leche League international : Problèmes de succion et d'allaitement : panorama des solutions, 1993

Le choix d'allaiter. Collection : Éducation pour la santé, pour mieux vivre, Vanves : CFES

OMS et UNICEF. Protection, encouragement et soutien de l'allaitement maternel. Le rôle spécial des services liés à la maternité. Genève, 1992

OMS UNICEF. L'allaitement et la médication maternelle, recommandations pharmaceutiques de la huitième liste modèle OMS des médicaments essentiels. 1995

UNICEF. L'allaitement maternel, pour grandir en bonne santé. Objectifs 2000, tenir la promesse, 1999

Articles

Amstrong HC. Le point sur : l'alimentation à la tasse. Section de la nutrition, UNICEF New York. Recherche en action N°8, juin 1998

Archavsky IA. Immediate breastfeeding of newborn infant in the prophylaxis of the socalled physiological loss of weight. (texte en russe). Vopr. Pediatr., 1953 (20(45)

Astbury J et al. Birth events, birth experiences and social differences in postnatal depression. Aust J Public Health 1994, 18(2) : 176-84

Auer A, Kerkhoff-Gromada K. A case report of breastfeeding quadruplets : factors perceived as affecting breastfeeding. JHL 1998, 14 (2) : 135-41

Barros FC et al. Use of pacifiers is associated with decreased breast-feeding duration. Pediatrics 1995, 95 : 497-99

Bhowmick S et al. Rickets caused by vitamin D deficiency in breast-fed infants in the southern United States. Am J Dis Child 1991, 145 : 127-30

Boiron S. Arachide : l'un des 3 principaux allergènes de l'enfant, d'après : Allergie – La redoutable arachide. Panorama du Médecin 1999, 4621 : 24

Borresen H. Rethinking current recommendations to introduce solid food between four and six months to exclusively breastfeeding infants ». J Hum Lact 1995, 11(3) : 201-04

Brown K et al. Milk consumption and hydration status of exclusively breast-fed infants in a warm climate. K Pediatr 1986, 108 : 677-80

Bruwier S, Päques V. Stimulations oro-faciales en néonatalogie. Dossiers de l'allaitement, hors série, La Leche League France, mars 2000

Campbell B and Petersen WE. Immune milk – a historical survey, Dairy Sci Abstr, 1963, 25 : 345-58

Chapman DJ, Perez-Escamilla R. Identification of risks factors for delayed onset of lactation. J Am Diet Assoc. 1999, 99 : 450-54

Christensson K. Fathers cans effectively achieve heat conservation in healthy new born infants. Acta Paediatr 1996, 85 : 1354 – 60

Chua S et al Influence of breastfeeding and nipple stimulation on postpartum uterine activity. Br J Ob Gyn 1994, 101 : 804-05

Clark G, Lincoln DW, Merrick L. Dopaminergic control of oxytocin release in lactating rats. Journal of endocrinology 1979, 83 : 409-20

Claudinin M et al. Requirements of newborn infants for long chain plyunsaturated fatty acids. Acta Paediatr Scand Supp 1989, 351 : 63-71

Clyne P, Kulczycki A. Human breast milk contains bovine IgG; relationship to infant colic ? Pediatrics 1991, 87(4) : 439-44

Cobo E. Characteristics of the spontaneous milk ejecting activity occuring during human lactation. J. Perinat Med. 1993, 21 : 77-85

Colley J, Corkhill R. Influence of passive smoking and parental phlegm on pneumonia and bronchitis in early childhood. Lancet 1974, 2 : 1031

Cohen R et al. Effects of age of introduction of complemantary foods on infant breast milk intake, total energy intake, and growth : a randomised intervention study in Honduras. Lancet 1994, 344 : 288-93

Cohen R et al. Determinants of growth form birth to 12 months among breastfed Honduran infants in relation to age of introduction of complementary foods, Pediatrics 1995, 96(3):504-510

Corsini GU. Evidence for dopamine receptors in the human brain mediating sedation and sleep. Life sciences, 1977, 20(a) : 1613-18

Coulter-Danner S. Bébé hypotonique et bébé somnolent : les conséquences sur l'allaitement. Dossiers de l'allaitement, hors série, La Leche League France, mars 2000

Dagnelie P et al. Nutrients and contaminants in human milk from mothers on macrobiotic and omnivorous diets. Eur J Clin Nutr, 1992, 46 : 355-66

Dahlstrom A et al. Nicotine and cotinine concentrations in the nursing mother and her infant. Acta Paediatr Scand, 1990, 79 : 142-47

De Carvalho M et al. Does the duration and frequency of early breastfeeding affect nipple pain ? Birth 1984, 11 : 81-84

De Carvalho M et al Frequency of breastfeeding and serum bilirubin concentration. Am J Dis Child, 1982, 136 : 737-38

De Marzo S et al. Initial weight loss and return to birth weight criteria for breastfed infants : challenging the rules of thumb. Am J Dis Child 1991, 145 : 402

De Ravignan J. Et si c'était la mère à boire. Dossiers de l'allaitement, hors série, La Leche League France, mars 1997

Dettwyler KA. A time to wean, dep of Anthropology. College Station Texas. B Abs, 8/94

Dewey K et al. Growth of breastfed and formulated infants from 0 to 18 months : the DARLING study, Pediatrics 1992, 89(6):1035-1041

Dewey K et al. Maternal weight-loss patterns during prolonged lactation. Am J Clin Nutr 1993, 58 : 162-66

Dossiers de l'allaitement, N°31. Comment s'assurer que le bébé reçoit suffisamment de lait ? La Leche League France, juin 1997

Dossiers de l'allaitement, N°31. Impact de la technique d'allaitement sur l'engorgement mammaire, les mastites et les coliques du nourrisson. La Leche League France, juin 1997

Dossiers de l'allaitement N°37. Le sein dans tous ses états. La Leche League France, décembre 1998

Dossiers de l'allaitement, N°41. Allaiter un bébé souffrant de reflux gastro-œsophagien. La Leche League France, décembre 1999.

Dossiers de l'allaitement N°43. Infections maternelles et allaitement. La Leche League France, juin 2000

Dossiers de l'allaitement N°43. Les selles du nourrisson allaité. La Leche League France, juin 2000

Dossiers de l'allaitement N°44. Breastfeeding and the risk of breast cancer. La Leche League France, Int J Epidermial 1999, 28 : 396-402

Dossiers de l'allaitement N°44. Tour d'horizon : les allergies alimentaires. La Leche League France, septembre 2000

Dossiers de l'allaitement N°48. Le point sur l'engorgement. Leche League France, septembre 2001

Dossiers de l'allaitement N°52, Tour d'horizon sur le lait humain, avril 2004

Duggin J. Breastfeeding triplets – it can be done ! Breastfeed Rev 1994, II (10) : 469-70

Dusdieker L et al. Effect of supplemental fluids on human milk production. J Pediatr 1985, 106(2) : 207-11

Elias M et al. Sleep / Wake patterns of breast-fed infants in the first 2 years of life. Pediatrics 1986, 77(3) : 322-29

Enger SM et al. Breastfeeding experience and breast cancer risk among post-menopausal women. Cancer Epidemiology, Biomarkers & Prevention 1998, 5(7) : 365-69

English R, Hitchcock N. Nutrient in takes during pregnancy, lactation and after the cessation of lactation in a group of Australian women. Br J Nutr 1968, 22 : 615-24

Erickson, Mazhari E. Investigation of the role of human breast milk in caries development. Pediatr Dent 1999, 21 (2) : 86-90.

Glasier AS, Mc Neilly AS, Howie PW. The prolactin response to suckling. Clinical Endocrinology, 1984, 21 : 109-16

Goldberg N, Adams E. Supplementary water for breast-fed babies in a hot and dry climate - not really a necessity. Arch Dis Child 1983, 58 : 73-74

Greer F. Do breastfed infants need supplemental vitamins ? Pediatr Clin North Am 2001, 48(2) : 415-23

Greiner T, Didierjean-Jouveau C. Travail, droit des femmes et allaitement. Dossiers de l'allaitement, hors série, La Leche League France, mars 2000

Gross B. Breastfeeding, natural fertility control / LAM : an effective option. NMAA International Conference Proceedings 1997, 88-93, B Rev, 1998 (1) : 42.

Gunther M. The neonate's immunity gap, breastfeeding and cot death. Lancet J, 1975, 441

Hamburger RN. Allergy and the immune system. Am Sci 1976, 64 : 157

Hartmann P. Régulation de la synthèse du lait chez les femmes. Dossiers de l'allaitement, hors série, La Leche League France, mars 2000

Heinig M et al. Lactation and post-partum weight loss. Mechanism regulating Lactation and Infant Nutrient Utilization 1992, 30 : 397-400

Host A et al. A prospective study of cow's milk allergy in exclusively breastfed infants. Acta Pediatr Scand 1988, 77 : 663-70

Houston MJ et al. Factors affecting the duration of breastfeeding : I. Messurement of breast milk intake in the first week of life. Early Human development, 1983, 8 : 49-54

Howie PW. Protective effect of breast-feeding against infection among infants in a Scottish city. Br med. j. 1990, 300 : 11-16

Jackson DA, Imong SM, Silprasert A et al. Circadian variation in fat concentration of breast milk in a rural northern Thai population. Br J Nutr 1988, 59 : 349

Jakobsson I, Lindberg T. Cow's milk protein causes infant colic in breastfed infants : a double blind study. Pediatrics 1983, 71 : 268-71

Järvinen KM. Human milk immunology in relation to the development of cow's milk allergy in the breast-fed. Academic Disertation 1/09/2000

Kajosaari M, Saarinen UM. Prophylaxis of atopic disease by six months total solid food elimination. Acta pediatr. Scand. 1983, 72 : 411-13

Kendall-Tackett K. Breastfeeding and the sexual abuse survivor. JHL 1998, 14(2) : 125-30, B Abs 1998, 17(4) : 27-28

Kennedy K, Visness C. Contraceptive efficacy of lactational amenorrhoea. Lancet 1992, 339 : 227-30

Kleinman RE and Walker WA. The enteromammary immune system : an important concept in breast milk host defense.
Dig Dis Sci, 1979, 24 : 876

Koetsawang S. The effects of contraceptive methods on the quality and quantity of breastmilk. Int J Gynaecol Obstet 1987, 25(suppl.)

Kramer M. Do breastfeeding and delayed introduction of solid foods protect against subsequent obesity ? J Pediatr 1981, 98 : 883-87

Labbok MH, Hendershot GE. Does breastfeeding protect against malocclusion ? An analysis of the 1981 child health supplement to the national health interview survey. Am J Prev Med 1987, 3 : 227-32

Lang S. La tasse : une méthode d'alimentation infantile. Dossiers de l'allaitement hors série, La Leche League France, mars 2000

Lemons J et al. Differences in the composition of preterm and term human milk during early lactation. Pediatr Res 1982, 16 : 113-16

Levin A. Quel avenir pour la médecine néonatale. Dossiers de l'allaitement, hors série, La Leche League France, mars 1997

Lipwoorth L, Bailey LR, Trichopoulos D, Natl J. History of breast-feeding in relation to breast cancer risk. Review of the epidemiologic literature Cancer Inst. 2000, 92(4) : 302-12

Little R et al. Maternal alcohol use during breast-feeding and infant mental and motor development at one year. New Engl J Med 1989, 321 : 425-30

Luuli. Breastfeeding while pregnant. Lactnet, may 1998, Dossiers de l'allaitement N°38, La Leche League France, mars 1999

Lust K et al. Maternal intake of cruciferous vegetables and other foods and colic symptoms in exclusively breast-fed infants. Am J Diet Assoc 1996, 96(1) : 46-48

Marie-Dit-Calais C, Dufour M. Optimiser l'allaitement dans un service de néonatalogie. Dossiers de l'allaitement, hors série, La Leche League France, mars 1997

Mata LJ and Wyatt GR. Host resistance to infection. Am J Clin Nutr, 1971, 24 : 976-86

Masters W, Johnson V. Human Sexual Response. Boston : Little, Brown & Company, 1966

Mastitis, Causes and Management Department of Child and Adolescent Health and Development. World Health Organization, Genèves, 2000 (référence : WHO/FCH/CAH/000.13)

Mathur N et al. Anti-infective factors in preterm human colostrum. Acta Paediatr Scand 1990, 79 : 1039-44

Mead L et al. Breastfeeding success with preterm quadruplets. Jognn 1992, 21(3) : 221-27

Meier P. Coordination Succion/respiration. Dossiers de l'allaitement, hors série, La Leche League France, mars 1997

Menella JA, Gerrish CJ. Effects of exposure to alcohol in mothers's milk on infant sleep. Pediatrics 1998, 101 (5) : p.e 2

Menella JA. Infant's suckling responses to the flavor of alcohol in mother's milk. Alcohol Clin Exp Res 1997, 21 (2) : 581-85, B. Rev 1998 ; 6 (2) : 37

Moon J, Humenick S. Breast engorgement : contributing variables and variables amenable to nursing intervention. Jognn 1989, 18(4) : 309-15

Moscone S, Moore J. Breastfeeding during pregnancy. J. Hum. Lact. 1993, 9(2) : 83-88

Nehlig A, Debry G. Consequences on the newborn of chronic maternal consumption of coffee during gestation and lactation. J Am Coll Nutr 1994, 13(1) : 6-21

Neifert M et al. Lactation failure due to insufficient glandular development of the breast. Pediatrics 1985, 76 : 823-28

Neifert M, Seacat J. Lactation insufficiency : a rational approach. Birth 1987, 14 : 182-88

Newcomb PA, Egan KM, Titus-Ernstoff T et al. Lactation et cancer du sein en post-ménopause. Am J Epidemiol 1999, 150(2) : 174-82

Newman J. Allaitement maternel, Les propriétés immunologiques du lait maternel. Le magazine organon de la femme et de la santé, 1997

Newman J. Breastfeeding problems associated with the early introduction of bottles and pacifiers. J. Hum Lact 1990, 6(2) : 59-63

Newman J. L'initiative Hôpital ami des bébés. Radford A (Grande-Bretagne), Ruiz L (Espagne), Lebane D (Algérie), dossiers de l'allaitement, hors série, La Leche League France, mars 2000

Newman J. Programme de promotion et de soutien à l'allaitement. Dossiers de l'allaitement, hors série, La Leche League France, mars 1997

Niefert M et al. Nipple confusion : toward a formal definition. J. Pediatrics 1995, 126(6) : s125-29

North K, Fleming P, Golding J et al. Pacifier use and morbidity in the first six months of life. Pediatrics 1999, 103 (3) : p.e 34

Nylander G. Gestion de l'allaitement pour un démarrage réussi. Dossiers de l'allaitement, hors série, La Leche League France, mars 1997

Odds F. Factors that predispose the host to candidosis. Chap. 8 dans Candida and Candidiasis : A review and bibliography, 2ème éd., Londres : Baillere Tindall, 1988

Page Ferrarello D. Allaitement de triplés. Consultante en lactation. Lactnet, 27/01/98

Palmer B. The influence of breastfeeding on the development of the oral cavity : a commentary. JHL 1998, 14(2) : 93-98

Perez A et al. Clinical study of the lactational amenorrhoea method of family planning. Lancet 1992, 339 : 968-70

Perez-Escamilla R, Seguea-Mill S, Canahuati J, Allen H. Prelacteal feeds are negatively associated with breastfeeding outcomes in Honduras. J Nutr 1996, 126 : 2765-73. B Abs, Feb. 1997.

Pinilla T, Birtch L. Help me make it through the night : behavioral entrainment of breast-fed infants' sleep patterns. Pediatrics 1993, 91(2) : 436-44

Prentice A et al. Body mass index and lactation performance. Eur J Clin Nutr 1994, 48 (suppl. 3) : S 78-89

Prentice A. Calcium supplementation during breastfeeding. New Engl J Med 1997, 337 (8)

Quan R et al. Effects of microwave radiation on anti-infective factors in human milk. Pediatrics 1992, 89 : 667-69

Ravellia ACJ, var der Meulenc JHP, Osmonde C, Barkere DJP, Blekerb OP. Alimentation infantile et tolérance en glucose, profil lipidique, pression sanguine et obésité. Arch Dis Child 2000, 82 : 248-52

Raymond JL. Approche fonctionnelle de l'allaitement et malocclusions. Revue d'Orthopédie Dento faciale, Volume 34/2000, Numéro 3

Relier JP. Revue Internationale de Pediatrie, janvier 1993, N°230

Righard L et al. Breastfeeding patterns; comparing the effects on infant behavior and maternal satisfaction of using one or two breasts. Birth 1993, 20(4) : 182-85

Righard L, Alade M. Effects of delivery room routines on success of first breast-feed. Lancet 1990, 336 : 1105-07

Rigo J. Allaitement maternel et alternatives à l'allaitement maternel. Service universitaire de Néonatalogie, ULg, CHR Citadelle, Liège 2000

Riordan J et Auerbach K Breastfeeding and Human lactation. Boston et Londres ; Jones et Bartlett, 1993, 81-103

Riordan J et Nichols F. A descriptive study of lactation mastitis in long-term breastfeeding women. J Hum Lact, 1990, 6(2) : 53-57

Saarinen UM. Prolonged breast-feeding as prophylaxis for recurrent otitis media. Acta paediatr. Scand. 1982, 71 : 567-71

Saint L et al. The yield and nutrient content of colostrum and milk of women from giving birth to one month post partum.
Br J Nutr, 1984, 52 : 87-95

Saint L et al. Yield and nutrient content of milk in eight women breast-feeding twins and one woman breast-feeding triplets.
Br J Nutr, 1986, 56 : 49-58

Schulte P. Minimizing alcohol exposure of the breastfeeding infant. J Hum Lact 1995, 11(4) : 317-19

Schwetterle F. Allaitement maternel, cheminement d'un projet de service. Dossiers de l'allaitement, hors série, La Leche League France, mars 1997

Sigman M et al. Effects of microwaving human milk : changes in IgA content and bacterial count. J Am Diet Assoc 1989, 89 : 690-92

Sills I et al. Vitamin D deficiency richets : reports of its demise are exaggerated. Clin Pediatr 1994, N : 491-93

Specker B. Nutritional concerns of lactating women consuming vegetarian diets. Am J Clin Nutr 1994, 59 (suppl.) : 1182S-86S

Specker B. Sunshine exposure and serum 25 - hydroxyvitamin D concentrations in exclusively breast fed infants. J Pediatr 1985, 107 : 372-76

Steldinger R et Luck W. Half lives of nicotine in milk of smoking mothers : implications for nursing (letter).
J Perinat Med, 1988, 16 : 261-62

Sutphen J. Pediatric gastroesophageal reflux disease. Gastro Clin N Amer 1990, 19(3) : 617-29

Taylor B et al. Transient IgA deficiency and pathogenesis of infantile atopy. Lancet 1973, ii : 111-13

Van Der Hofstadt J. L'allaitement maternel, modèle essentiel de l'expression de l'intersensorialité. conférence, Alicante, 1996

Vandenplas Y, Bahna SL, Bousquet J et al. Extraintestinal manifestations of food allergy in infants and children. Nutr Res 1992, 12 : 161

Von Kries R, Koleztko B, Sauerwald T et al. Breastfeeding and obesity : cross sectional study. BMJ 1999, 319 : 147-50.

Walker Wa. Absorption of protein and protein fagments in the developing intestine : role of immunologic / allergic reactions. In : Current issues in feeding the normal infant. Pediatrics (suppl.), 1985, 75 : 167-171

Watson DK and Lascelles AK. Mechanisms of transfer of immunoglobulins into mammary secretion of ewes. Austr J Esp Biol Med Sci, 1973, 51 : 247-54

Weber F. Le danger des micro-ondes : la preuve scientifique. mars 1992.

Wiessinger D. A breasfeeding teaching tool using a sandwich analogy for latch-on. JHL 1998, 14 : 51-56.

Williams J, Anatomy and physiology of breastfeeding : assessment of the mother, présenté à la International Lactation Consultant Association Conference, Chicago, Illinois, juillet 1992

Williams N. Aspects psychologiques de l'allaitement. d'après : Maternal psychological issues in the experience, of breastfeeding. Dossiers de l'allaitement N°35, juin 1998, La Leche League France, JHL 13 (1), 1997, 57-60

Williams N. Maternal psychological issues in the experience of breastfeeding. JHL 13 (1), 1997, 57-60

Wong WW, Hachey DL, Insull W et al. Effect of dietary cholesterol on cholesterol synthesis in breast-fed and formula-fed infants. J Lipid Res 1993, 34 : 1403

Woolridge M et al. Do changes in pattern of breast usage alter the baby's nutrient intake ? Lancet 1990, 336 : 395-97

Woolridge M et al. Effect of a traditional and a new nipple shield on sucking patterns and milk flow. Early Human Dev, 1980,4 : 357-62

Woolridge M et Fisher C. Colic, overfeeding, and symptoms of lactose malabsorption in the breast-fed baby : a possible artifact of feed management ? Lancet 1988, 2(8605) : 382-84

Yamauchi Y, Yamanouchi H. Breastfeeding frequency during the first 24 hours after birth in full-term neonates. Pediatrics 1990, 86 : 171-75

Ouvrages collectifs

Allaiter. Aubert-Godard A, Ben Soussan P, Didierjean-Jouveau C, Ekoué L, Roques N, Thirion M. Ramoville Saint-Agne : Editions Erès, 1999

D'amour et de lait - Les cachiers du nouveau-né, N°3. Sous la direction d'Herbinet E. Paris : Editions Stock, 1993

L'art de l'allaitement maternel. Québec, Éditions : La Leche League International, 1995

XI. ADRESSES UTILES

En Belgique :

Allaitement-Infos,
asbl Charleroi-Naissance
Rue de la Brasserie 2
6061 Montignies-Sur-Sambre
Tél : 071/31 61 16 – 071/30 40 46

Banque de Lait
Clinique Universitaire d'Erasme
Route de Lennick 808
1070 Bruxelles
Tél : 02/555 31 11

Brussels Childbirth Trust (BCT)
Tél : 02/215 33 77
Conseillère en allaitement maternel :
S. Hopkinson
Rue Edmond Picard 47
1180 Bruxelles
Tél : 02/347 58 30
Susan.hopkinson@skynet.be
www.bctbelgium.com

Centre antipoisons de Belgique
Hôpital militaire Reine Astrid
Rue Major Bruyn 1
1120 Neder-Over-Heembeek (Bruxelles)
Tél : 070/245 245 (urgences)
Tél : 02/264 96 36 (administration)
Fax : 02/264 96 46
http://www.poisoncentre.be/Fr/INDEX.HTM

Comité fédéral de l'allaitement maternel
Cité administrative de l'Etat
Vésale 2/3, Bureau 19
Rue Montagne de l'Oratoire 20 bte 3
1010 Bruxelles
Tél : 02/210 42 24/49 69
Fax : 02/210 59 11
margueritemarie.munaut@health.fgov.be

Cybèle asbl
Informations pour l'allaitement des enfants
nés avec une fente labiale et /ou palatine
Rue de la Briqueterie, 6
1480 Tubize
Tél : 02/387 21 69 ; 0475/35 87 74
Cybele@yucom.be
http://users.skynet.be/AFLAPA/cybele

Fondation pour la prévention des allergies, Oasis
Rue de la Concorde 56
1050 Bruxelles
Tél : 02/511 67 61
http://www.oasis-allergies.org/
fpa@oasis-allergies.org

Infor-Allaitement
Rue de Braives 11
4210 Vissoul (Burdinne)
Tél/Fax : 085/71 29 37 ;
Permanence téléphonique : 02/242 99 33
Info@infor-allaitement.be
http://www.infor-allaitement.be

La Leche League Belgique (LLLB)
Bihay 32
6941 Heyd
Tél : 086/21 06 31
Répondeur national : 02/268 85 80
http://www.lalecheleague.org/Belgium.html

Réseau Allaitement Maternel (RAM)
Avenue du Bois William 32
5101 Erpent
Tél : 081/31 04 39
Fax : 081/31 01 76
Reseauallmat@biz.tiscali.be

VZW Borstvoeding
Gerd Van Kogelenberg
Keistraat, 11
3078 Meerbeek
Tél : 016/48 11 91
Mieke Viaene
Iepersestraat 89
8890 Moorslede
Tél/Fax : 051/77 18 03
Info@vzwborstvoeding.be
www.vzwborstvoeding.be

En France

Action pour l'Allaitement
19 rue de Dalhain
67200 Strasbourg
http://action.allaitement.free.fr/

Allaitement des jumeaux
11 rue Lafayette
63120 Courpière
Tél : 04/73 53 17 95
http://www.allaitement-jumeaux.com

Association française des consultantes en lactation (AFCL)
40 avenue Barthélémy Buyer
69009 Lyon
Tél : 04/72 38 21 06

Centre Ressource Documentaire pour l'Allaitement Maternel (CERDAM-IPA)
Hôtel Dieu
1 place de l'Hôpital
69002 Lyon
Tél/Fax : 04/78 42 09 16
Cerdam@info-allaitement.org
htpp://www.info-allaitement.org

Information pour l'Allaitement (IPA)
52 rue Sully
69006 Lyon
Tél/Fax : 04/78 93 02 08
Nathalie.roques@wanadoo.fr
www.info-allaitement.org

International Board of Lactation Consultant Examiners, Inc. (IBLCE)
Laure Marchand-Lucas
7 avenue de la Porte de Choisy
75013 Paris
Tél : 01/45 82 03 94
Fax : 01/45 86 62 36
Lmelucas@aol.com

Lactadonnées
La Leche League Base de données
30 avenue Pasteur
67600 Sélestat
Tél/Fax : 03/88 82 29 89
denot_wendling@compuserve.com

La Leche League France (LLLF)
BP 18
78620 L'Etang-la-Ville
Tél : 01/39.58.45.84
http://www.lllfrance.org

LLL France Formation
2 rue Pierre Ronsard
78180 Montigny le Bretonneux
Tél : 01/30 96 08 01
Fax : 01/30 60 06 78
113221.3214@compuserve.com

Medela France Sarl (matériel d'allaitement)
29 avenue des Grenots
91150 Etampes
Tél : 01/69 16 10 30
Fax : 01/69 16 10 32
Info@medela.ch
www.medela.ch

Société européenne pour le Soutien à l'Allaitement (SESAM)
6 rue Jarente
75004 Paris
Tél : 01/42 77 74 37

Solidarilait
26 boulevard Brune
75014 Paris
Tél : 01/40.44.70.70
http://perso.wanadoo.fr/anpalm

En Suisse :

Ameda AG (matériel d'allaitement)
Bösch 106
6331 Hüneneberg
Tél : 041/785 51 38
Fax : 041/785 51 50
www.ameda.com

Association Suisse des Consultantes en Lactation (ASCL)
Secrétariat VELB Suisse pour la formation francophone
Colette Dufour
Sur Vigny
1439 Rances
Tél/Fax : 024/459 20 52
Secretary.ch.french@velb.org

Fondation suisse pour la promotion de l'allaitement maternel
Franklinstrasse 14
8050 Zürich
Tél : 01/311 79 50
Fax : 01/311 79 51
http://www.allaiter.ch
stiftungstillen@bluewin.ch

International Baby Food Action Network (IBFAN)
CP 157
1211 Genève 19
Tél : 022/798.91.64
Fax : 022/798.44.43
www.ibfan.org/

La Leche League Suisse
Case postale 197
8053 Zurich
Tél : 056/83.15.80

Medela AG (matériel d'allaitement)
Medical Technology
Lättichstrasse 4b
6341 Barr
Tél : 041/769 51 51
Fax : 041/769 51 00
Info@medela.ch
www.medela.ch

OMS Unité de la nutrition
James Akré
1211 Genève 27
Tél : 022/791 33 25
Fax : 022 791 41 56
Akrej@who.ch
http://www.who.int/

Ailleurs :

La Leche League Canada
Case postale 874
Saint-Laurent
H4L4W3 Québec
Canada
Tél : 0514/525.3243

La Leche League Internationale (LLLI)
P.O. Box 4079
1400 N. Meacham Road
Schaumbourg
Illinois 60168-4079
U.S.A.
Tél : 0708/519 7730
Fax : 0708/519 0035
http://www.lalecheleague.org
lllhq@llli.org

World Alliance for Breastfeeding Action (WABA)
P.O. Box 1200
10850 Penang
Malaysie
Tél : 04/65.84.816
Fax : 04/65.72.655
Secr@waba.po.my
http://www.waba.org.br/

XII. REMERCIEMENTS

Je remercie tout particulièrement mon mari, Jean-Jacques Rousseaux, Pierre Houcmant pour les photographies de parents avec leur(s) bébé(s) ainsi que mon frère Fancesco Deleo pour les dessins techniques qui contribuent à l'enrichissement de mes propos, ainsi que Madame Béatrice Pirotte pour le graphisme de la couverture.

Je remercie également, le Docteur Christilla Coussement pour la relecture qu'elle a bien voulu consacrer à mon ouvrage, Madame Sophie Grignard de l'A.P.E.S.-ULg (Service Communautaire de Promotion de la Santé) pour la relecture et les conseils méthodologiques, Madame Elisabeth Matagne (La Leche League Belgique) et Madame Françoise Railhet, Responsable du Programme des Associés médicaux de La Leche League France) pour leur relecture et leurs conseils judicieux.

Un grand remerciement à tous les parents qui ont participé aux séances de photographie et à ceux qui ont témoigné généreusement de leur expérience et de leur vécu.

Merci à Monsieur James Akré (OMS Genève), au Docteur Marc Flausch (Centre néonatal de la Clinique Edith Cavell à Uccle), au Docteur Bart De Koning (Centre antipoisons), au Professeur Michel Limme (Orthodontiste, Université de Liège), à Madame Françoise Moyersoen (Réseau Allaitement Maternel) et au Docteur Douchka Peyra (Pédiatre) pour les articles qu'ils ont rédigés afin d'illustrer l'allaitement maternel.

Merci au centre de néonatalogie de la Clinique Edith Cavell à Uccle de m'avoir permis de photographier les mamans de bébés prématurés.

Merci à Madame Christiane Henry, kinésithérapeute, qui m'a donné la chance de rencontrer et d'aider des mères dans leur allaitement et pour les précieux conseils qu'elle m'a donnés pour l'élaboration de cet ouvrage.

XIII. INDEX

T

U

V

XIV. TABLE DES MATIÈRES

L'impression de cet ouvrage
a été réalisée par CLERC S.A.
18200 SAINT-AMAND-MONTROND (France)
Tél. : 02 48 61 71 71

pour le compte des Éditions DANGLES
18, rue Lavoisier – 45800 SAINT-JEAN-DE-BRAYE (France)

Dépôt légal Éditeur n° 2679 – Imprimeur n° 8849

Achevé d'imprimer en septembre 2004

Notes